# 目次

# はじめに

作業療法はリハビリテーション医学の一分野です。一九六三年（昭和三十八年）五月にわが国最初の作業療法士・理学療法士養成施設として国立療養所東京病院附属リハビリテーション学院が東京都清瀬市に開設され、学生の卒業に間に合わせるために一九六五年（昭和四十年）四月に専門職種としての身分や業務を定めた「理学療法士及び作業療法士法」が制定されました。その法律で作業療法士は治療や訓練の手段として作業を用いることが定められました。作業療法が始まり四十一年が経過しましたが、まだ精神障害者の作業療法は人間関係などの情緒的な側面を重視する考えが続いています。そうした考え方に満足できない精神科領域の作業療法士が集まり、作業の科学的解明を目的に三十年ほど前、「アクティビティ研究会」を設立し、作業分析や作業教授法の開発が行われました。その延長線上で筆者はデンマークと米国に文部省在外研究員として滞在し、薬理行動学の研究を行いました。デンマークには加速度計を用いて捉えた段通作業での上肢の動きの波形やネット段通の作品の写真などを持参し、これらをもとに有意義な議論を行い、貴重な助言を得ました。米国ではさらに多くの議論を薬理行動学や解剖生理学の研究者と重ねて帰国後、「作業療法関連科学研究会（society for interdisciplinary research works of occupational therapy：SIRWOT)」を立ち上げ、作業の科学的研究を始めたのです。

「ヒトはなぜ作業(仕事)をするのか」ということから考え始めました。最初の手がかりは臺　弘先生の「関さん、チンパンジーがヒトの掃除の手伝いをするんだよ。多摩動物園の吉原さんが書いた『わが友ジョーとその一族』を読んでごらんよ」と車中で言われた一言でした。読むと動物園の作業療法と言える内容で、私の性格がらすぐに吉原耕一郎さんに会いに行き、私たちの研究会での講演をお願いしました。チンパンジーが道具を使うという話は衝撃でした。その結果、チンパンジーの道具使用を調べることになり、偶然、新宿の紀伊国屋書店で『Prehistoric Man』という本に出会い、考古学の分野へと研究の方向が発展しました。多少の考古学的知識を得た時にデンマークに留学し、そこで石器を見、さらにリサと言うデンマークの素敵な女性の大家さんが石器時代の生活を体験できる公園や、いろんな遺跡に連れて行ってくれたことが、私の道具の研究に大きな弾みをつけてくれました。さらに米国のシカゴとデトロイトの博物館でアメリカ先住民の道具を見、オーストラリアのメルボルンの博物館でアボリジニの道具を見、図書館ではアボリジニの研究に関する本を調べました。その結果、ヨーロッパ、米国、オーストラリアと距離の離れた地域の石器時代の道具が同じ形態であることに感激したものです。そこで、改めて日本の縄文時代の遺跡（鳥浜貝塚－福井、三内丸山－青森、真脇遺跡－石川、福島は只見川沿いの遺跡、うきたむの里、長井市の縄文の森－山形など）と酒田市、加賀城市、福島市、仙台市など東北を中心に博物館を回り、縄文時代の道具と比較しているうちに、後述するヘリッヒ（Herig）の説が正しいと確信しました。そんなことから考古学の専門家の考えを聞きたいと考え、安斎正人さん（東京大学大学院）と大沼克彦さん（国士舘大学）に講演をお願いしました。安斎さんは旧石器時代からの石器の変遷と文化、大沼さんは石器の製作に造詣が深く、お二人の話から道具を使うのも作るのにも手と脳が重要な役割をはたしていることが明らかになり、道具と手と脳の関係を考古学の側面から補強することができました。

「ものを作るのは行動であり、道具はもの作りの必需品である」と考えれば、そこから「道具は地域や時代に関係なく手が触れる（接手面）部分は普遍である」というヘリッヒの考えは手の握り方の同一性のことを言っているのであり、それはネピア（Napier）が定義したpower gripとprecision gripの二つの基本的な握りに集約できるということも明確になってきました。そこで、考古学からロボット工学などの最先端技術までを道具を中心にまとめてみたいという構想を、金沢工業大学の鈴木良次先生と協同医書出版社の中村三夫さんに話し、作業療法関連科学研究会（ＳＩＲＷＯＴ）の学会シンポジウムという形で具体化することにしました。シンポジストには安斎さんと大沼さんに加えて、『わが友ジョーとその一族』以来の付き合いがある吉原さんにチンパンジーの道具使用について話してもらうことはすんなり決まりましたが、鈴木先生からは先史時代だけでなく近世の道具の研究をしている人のお話も必要であろうというアドバイスをいただき、安斎さんのアドバイスで道具の変遷と社会の関係を木工道具を通して研究されている渡邉晶さん（竹中大工道具館）にシンポジストとして参加をお願いすることになりました。そして導入は私が話し、総まとめと現在と未来の道具については鈴木先生が話すことになりました。シンポジウムは一日がかりの長丁場でしたが非常に面白くかつ有意義でしたので、本にまとめることになりました。

この本ではシンポジウムを忠実に再現できるようにしましたので、学問的な話と研究者の個人的な話題もあり、道具について楽しくかつ学際的で学問的な考えを知ることができると自負しています。医療から出発した発想や発見が、チンパンジーや考古学、木工技術から、果ては工学の先端技術までへと想像を広げ、こうしたシンポジウムを開くという現実の形になったことを思いますと、臺　弘先生が私に下さった「空想から科学へ」という言葉（フリードリヒ・エンゲルスの著書『空想から科学への社会主義の発展』から引かれた言葉）を座右の銘としてきたこの二十年ほどの時間が形になった本でもあります。今後、ますます医学は他の分野との関連を深めて研究を行い、臨床に役立てていく時代に入ると予想されます。もう医学だけの研究では医療も行えない時代です。医療はすべての工学（機械、電気、電子など）、化学・生化学などの分野の道具（計測など）を使わなければ何もできない時代になってきています。デンマークでランドラップ先生（Axel Randrup）に「interdisciplinary」という言葉を教えられ、それを私たちの研究会の名称に取り入れましたが、当時では珍しかったこの言葉が今では当たり前の時代になりました。今後はさらに多くの研究者との間にネットワークを作り、「もの」を作るという人間の機能の研究を進めることになります。この本はその第一歩であると言えるでしょう。今後は「もの」を作る機能における脳と手の関係や「もの」を作るのに必要な道具使用を覚える学習についての研究と脳障害（精神疾患から認知症などの）との関連などが研究対象として考えられています。そういった視点からこの本が医療以外の領域の人々にも読まれ、医療に対する批判や共同研究の参考になることを期待しています。

関　昌家

# I　シンポジウムの目的と流れについて

関　昌家

## はじめに

おはようございます。

今回のシンポジウムの提案者として、なぜこうした企画を立てたかという点について少し説明をします。私たちの研究会の名称は「作業療法関連科学研究会」と言います。その名の通り、私たちの関心の中心には作業療法があります。その一方で、作業療法は多くの関連する学問分野と強い関わりをもっているということも意味しています。道具とそれを使う人間というテーマの普遍性を考えればそれも当然のことと理解していただけると思います。ですから今回のシンポジウムも作業療法を専門としている人々に限らず、より広い範囲の人々にとっても興味をもってお聞きいただける普遍的な内容であるはずです。

さて、研究会ではこれまで年に一回行ってきました学会のたびごとにその関連科学領域の専門家をお招きして特別講演を企画してきました。霊長類学、考古学、脳の工学的アプローチ、認知神経科学、薬理行動学と非常に幅広いものでした。そこで今回の学会では今までの歩みのまとめの一つとして「道具」をキーワードにしたシンポジウムを企画しました。もちろんこれはまとめの一つの形であって、他にも脳科学の専門家を中心とした別のキーワードで別のアプローチからまとめを企画することも可能です。それについては改めてこれからの仕事の一つとして考えていきたいと思います。

## ヒトと道具の変遷

図1でご覧いただいているのが道具の「変遷」を表したものです。左上は、私がデンマークに在外研究員として滞在していた時から家族のように親しくしている友人が、おみやげに持ってきてくれたロイヤルコペンハーゲン社製のチンパンジーの置物です。ちょっと小さくてわかりにくいかもしれませんが、何か考えごとをしているチンパンジーの置物です。この格好が非常に興味深く思われます。チンパンジーがちゃんと考えごとをするということは最初に講演していただく吉原先生のお話の中で聞いていただけると思いますし、最後の鈴木先生のテーマである人間とテクノロジーとの関係の歴史とその展望に横たわる議論にまでずっと関わっていく基本的なイメージとして、是非とも念頭においていただけるとありがたいと思います。

このチンパンジーの置物の右隣にあるのが、多摩動物公園で吉原さんらがチンパンジーの道具使用の研究中にチンパンジーが作った石器です。石器と表現するのは議論もあることは承知しておりますが、作られた状況やそれを使った状況から考えて、あえて石器と呼びます。左下が縄文時代の人が作った石器、その右隣がＡＴＲの川人光男さんらが作ったロボットです。このロボットの写真は私がＡ

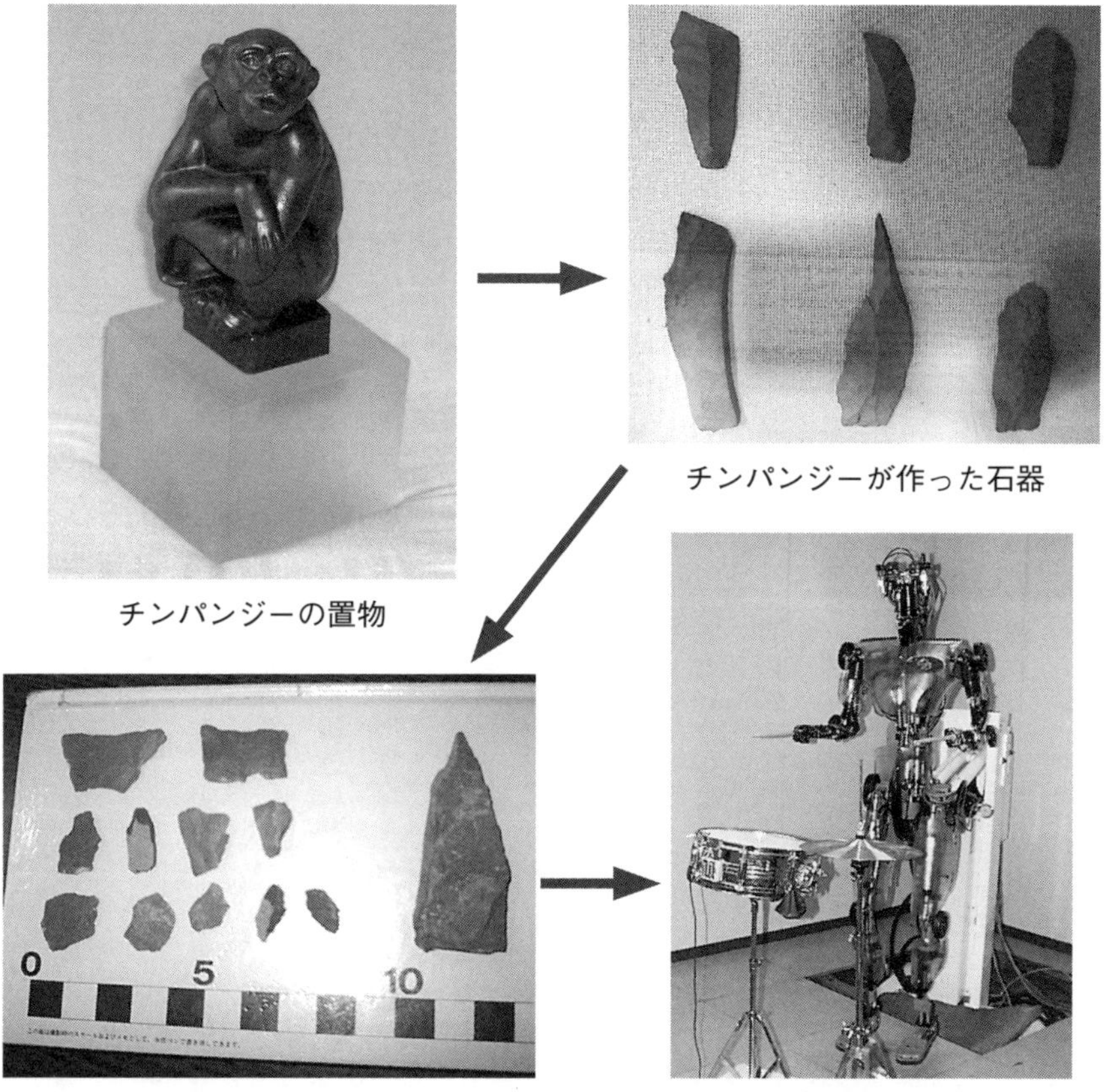

チンパンジーが作った石器
縄文人の石器

人型ロボット
(ATR にて。2003 年 3 月 31 日撮影)*

図 1　道具の変遷（チンパンジーからヒトへ）

左上はロイヤルコペンハーゲン社製のチンパンジーの置物。実際にチンパンジーがこのようなポーズをとることはないようだが、道具を作り、それを使う行動を見ると、環境の中でどんな道具を作ったらよいのかと考えているポーズに思えてくる。実際の道具は石器からロボットに発展しているのを見ると、この置物はその経過を想像させる。

〔* 株式会社国際電気通信基礎技術研究所 ATR の許可を得て掲載〕

TRに伺ってこれを撮影した時にはまだ製作中の状態でした。この四枚の写真から何を言いたいかですが、石器からロボットまでこれらのすべてはヒトが作ったものです。今日ではチンパンジーもヒト科として認められておりますので、こうして並べて見ますと私たち人間が物を作るという歴史が垣間見えるわけで、このシンポジウムの前置きにちょうど合うのかなと思いました。

## 作業療法でなぜ作業を用いるのか

表1をご覧下さい。これは作業療法士の法律です。この研究会のおおかたの会員の仕事は作業療法です。法律も作業を通じて障害をもった人たちの治療をするということを明記しております。この表の中で赤字（本書の図では太字部分）で書いてありますように、私どもに必要な治療や訓練の主たる技術は手芸、工作、その他の作業を患者さんに行ってもらうことです。しかし、「なぜ作業をすることが必要なのか」、そして「作業をすると何が改善するのか」が、私自身、作業療法を行ってきている中でずっと疑問でした。

表1　作業療法の法律による定義

| |
|---|
| この法律で「作業療法」とは、**身体又は精神**に障害のある者に対し、主としてその**応用的動作能力**又は**社会適応能力の回復**を図るため、**手芸、工作その他の作業**を行わせることをいう。<br>(理学療法士及び作業療法士法、第2条2)<br>理学療法士は、身体に障害のある者に対し、主としてその基本的動作能力の回復を図るため、治療体操その他の運動を行わせ、及び電気刺激、マッサージ、温熱その他の物理的手段を加えることをいう。 |

作業療法の基本は作業を使うことである。その理由を見出し、科学的に証明することが作業療法関連科学研究会（SIRWOT）の基本であり、著者の研究の基本である。

そこで「作業とは何か」ということを絶えず考えてきたのですが、論理的に分類していくと、図2のように活動（作業）は「道具」と「材料」と「加工・製作技術」の三つの要素がなければできないということがわかってきました。すなわち「道具」はその形態と使用方法が決まっている。「材料」は「材質」の違いと材質を加工する「技術」で制約されている。加工と製作する「技術」は最初からあったのか後からできたのかという議論がありますが（たとえば、素材の動物の屍骸や硬い木の実があり、偶然そこに石の切片や石があり、偶然にその石の切片や石を拾い、好奇心から使ったら上手く食べ物が得られた。あるいは石を弄んでいたら、石の切片ができ、そこにあった動物の屍骸に使ってみた。あるいは木の実に石をぶつけている時に偶然、木の実が割れたといったことから道具として発展させた）、それについてはここでは触れないことにして、「材料」は「素材」の違いで、作業で使う「加工・製作技術」に制約されている。「加工・製作技術」は脳と手の機能と生活環境に制約されている。活動は「道具」「材料」「加工・製作技術」の制約を受けているとも言えます。言い換えますと、作業でどのような「技術」を使うかということには、当然ですが、使う必然性があります。この図にありますように「加工・製作技術」は生活環境と機能に依存していますし、「技術」として現在まで残り、使われてきた理由でもあります。同様にこの図をご覧いただくと、「道具」も完全にその形は手の機能に依存しますし、使い方は脳の機能に依存します。進化論で言えば手も脳も当然、進化してきているわけですが、そこに注目すると、どうも人間以外の動物も何か「道具」を使っているのではないかという発想が出てきます。

もう一つ重要なことは、いくら機能が基にあっても生態系がなければ生活環境もないわけで、私た

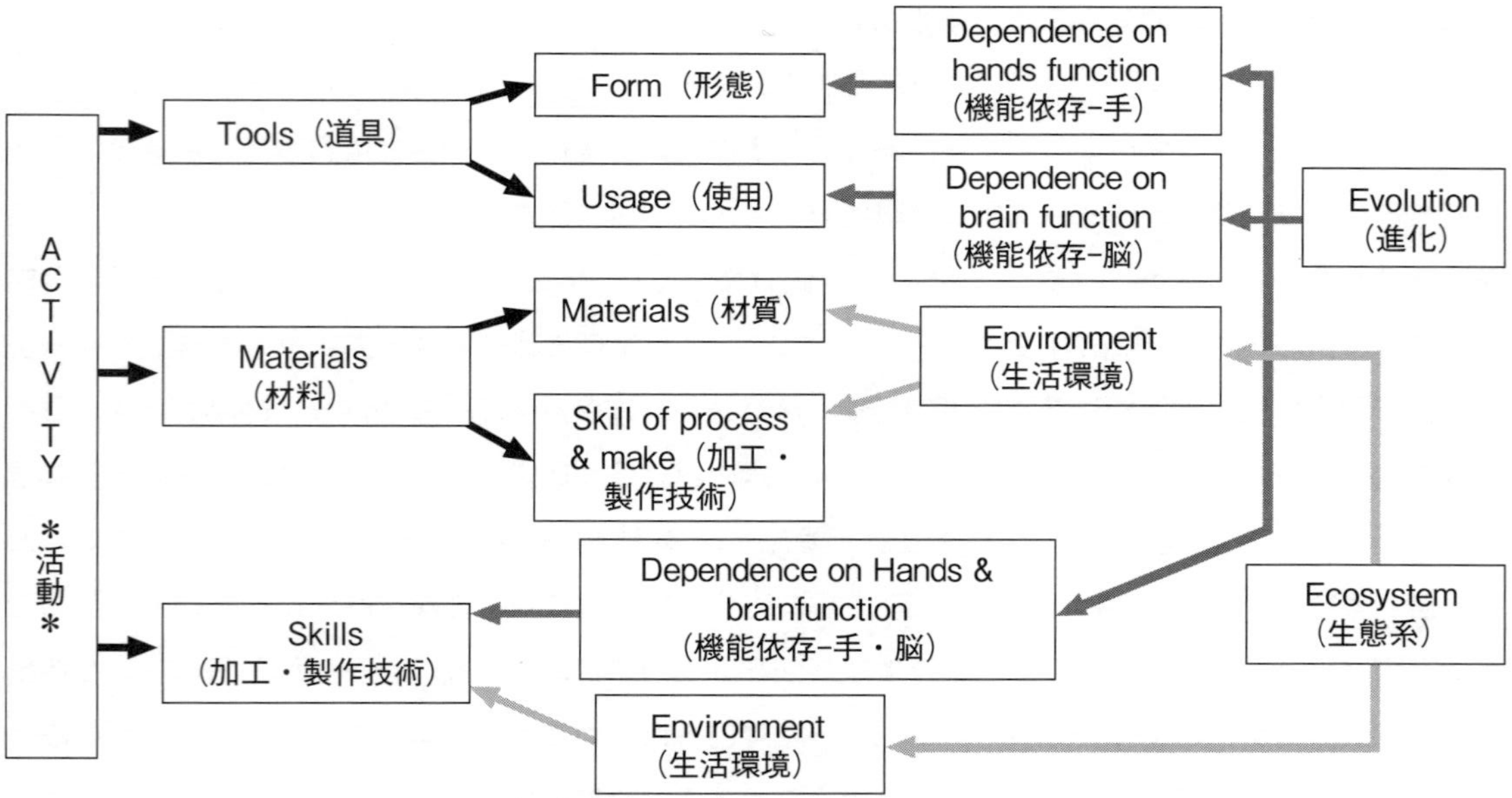


図２　作業療法の構成（Structure of Occupational Therapy）

作業は多くの活動の総和である。道具を使い材料を加工して作品を作り上げる。加工には技術が必要である。道具は形態と使う方法があり、材料の多くは材質が加工されてはじめて材料となる（鉱石から鉄、綿花から綿糸など）。道具の形態は手の機能により、使用方法は脳機能により決まる。材料は生活環境から得ている。

作品は道具と材料を技術を使って作るが、加工や製作技術は道具と手と脳により、材料は生活環境により決められる。

ちが生活の中で物を作るということは機能への依存と、その機能を必要とする生活環境がないと成り立たず、物はできあがらないという発想になるわけです。

## 道具と手の機能

図3をご覧下さい。手の機能というのは面白いメカニズムをもっています。そのメカニズムについてはこのシンポジウムのまとめで鈴木先生がお話されると思いますが、整形外科医のネピア（Napier）が述べているように、手には基本的に二種類の握り方しかないということに注目していただきたいと思います。ここにあるようにpower grip（握力把持）とprecision grip（精密把持）の二種類です。冷静に考えますと、人間の生活の中で使われている手の把持機能はこの二つしかないことがわかります。これが基本で、その応用的な使い方が多様にあるということです。とかく見た目の多様さにだまされてしまいがちですが、基本はこの二つです。道具と手の機能がどこで関係してくるかということを調べたのがここにあるヘリッヒ（Herig）という人の有名な研究です。本は一九三四年に書かれています。彼は石器をたくさん集めて、集めた石器とその当時使われていた道具とを比較したのです。具体的な方法は石器に煤を付け、それを握った時に手のひらのどこに煤が付着するかを調べたのです。その煤の付き方を比較していった結果、その当時、使われていた道具と石器との間に違いはほとんどないという結論に達したのです。彼が考えたのは、手が道具と接する部分、いわゆる接手面は道具の違いにかかわらず不変で永久に変わらない。他方、道具の尖端部分、いわゆる作用面のほうは変化して行くということです。彼の扱った道具は広範で、義手のことまで書いてあります。彼の描いた図面

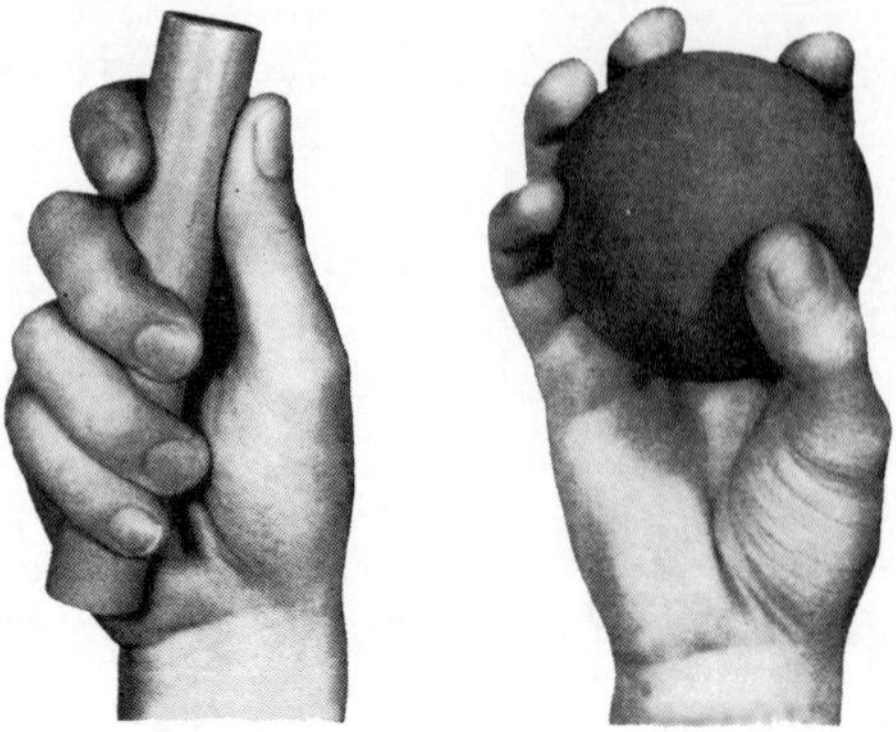

A power grip posture　A precision grip posture

Napier JR

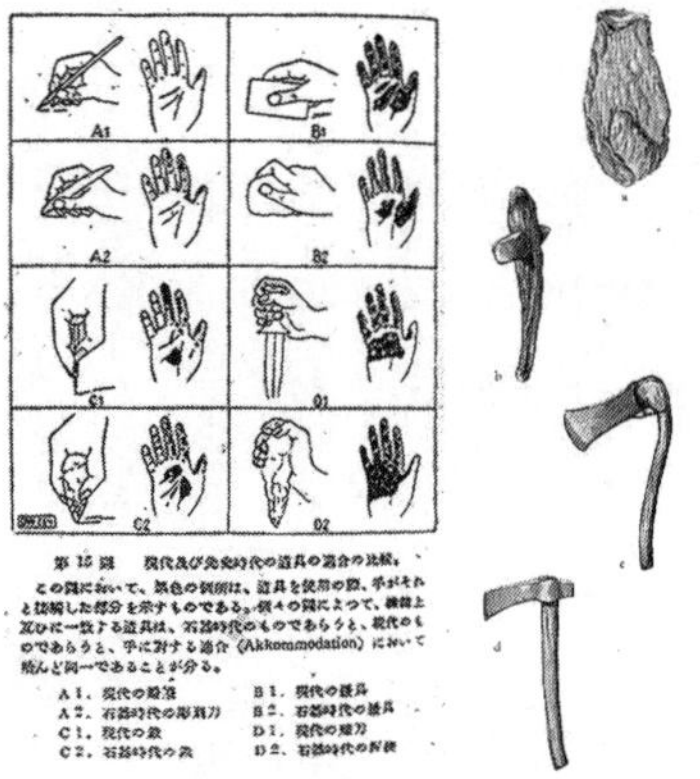


Herig F

図３　手の基本的機能と道具の進化（Basic function of human hands and evolution of tools）

道具はすべて手の構造と機能に依存しており、ネピアはものを握る機能を２種類で説明している。ネピアの定義に従えば道具の形、使用方法は決まっている。ヘリッヒは道具の変化は作用面（図で説明すると斧の刃の部分）だけで、接手面（斧の柄の部分）は変化しないと述べている。

を見ますと、私から見れば今の義手よりも優れたところもあります。彼の発想は非常に面白くて、たとえば建物の柱も「手」だと、手が物を支えるという発想から建築の基本も生まれてきたのだと言うわけです。

私もこのヘリッヒの考えたことは正しいのではないかと思っていろいろと調べて見たのですが、石器から青銅器、鉄器と材料は変わり、道具の先は変化していくけれども、その道具を握るほうは変わらないということはやはりヘリッヒの考えが正しいと考えるようになりました。それを詳しく理解していくためには、やはり考古学の専門家のお話を聞いたほうが早くて正確だということになります。大沼先生と安斎先生に講演をいただくのはそうした理由からです。そしてこうした道具の変化が多彩にみられるのは金属や石を素材とするものよりも木を素材にする木工であろうと考えました。そこで渡邉先生に木工のための道具、いわゆる大工道具の変化と変化を促す状況について講演をいただくことになりました。

## 道具の変化と作業技術の関係

各先生のお話の前振りとして、私自身がいろいろと調べた石器を少し紹介します。石器は世界中で発見されています。素材が変わるだけで形があまり変わっていません。図4はデンマークの博物館に展示されているもので、左の短剣は「世界一美しい石器」と説明されているものです。大沼先生と安斎先生に伺ったところ、おそらく儀式などに使われたものであろうということです。黒い背景の上に並べられたものはデンマークの国立博物館に展示してある道具です。図5は斧です。上段の左はデン

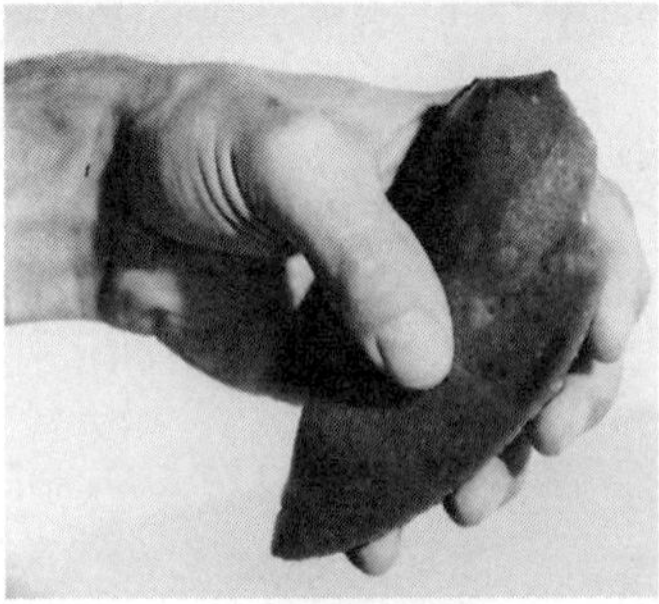

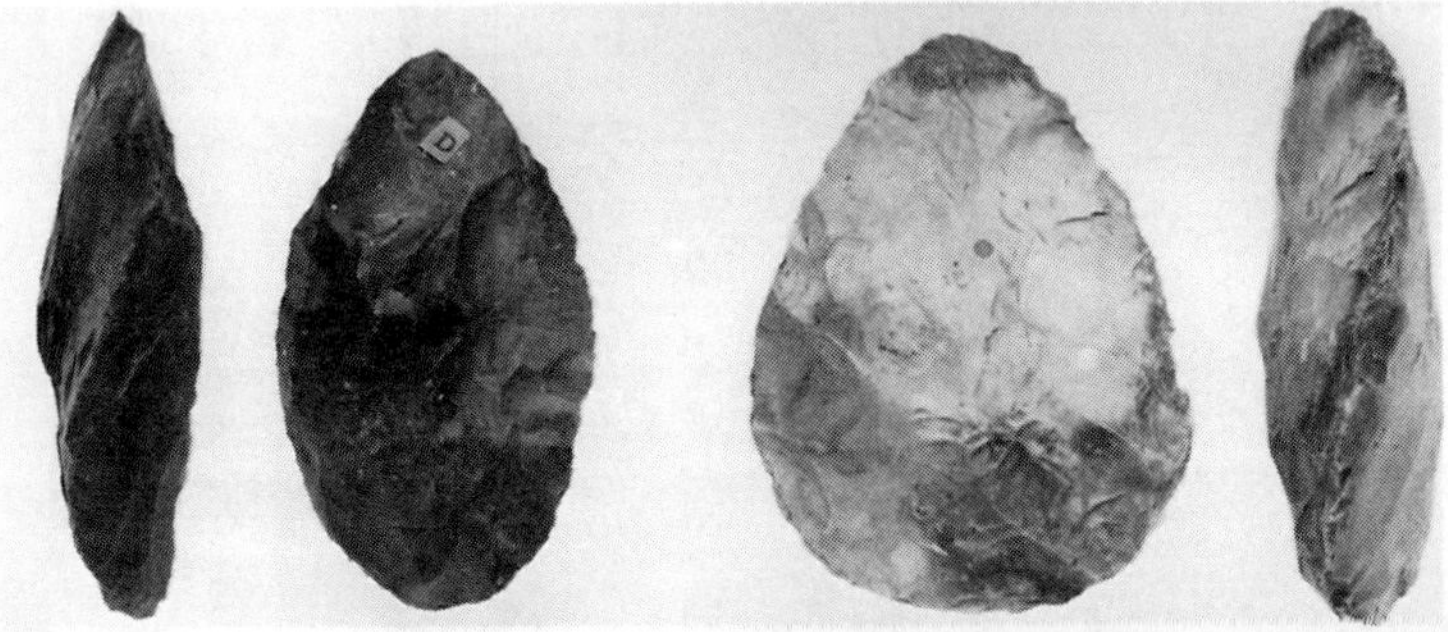

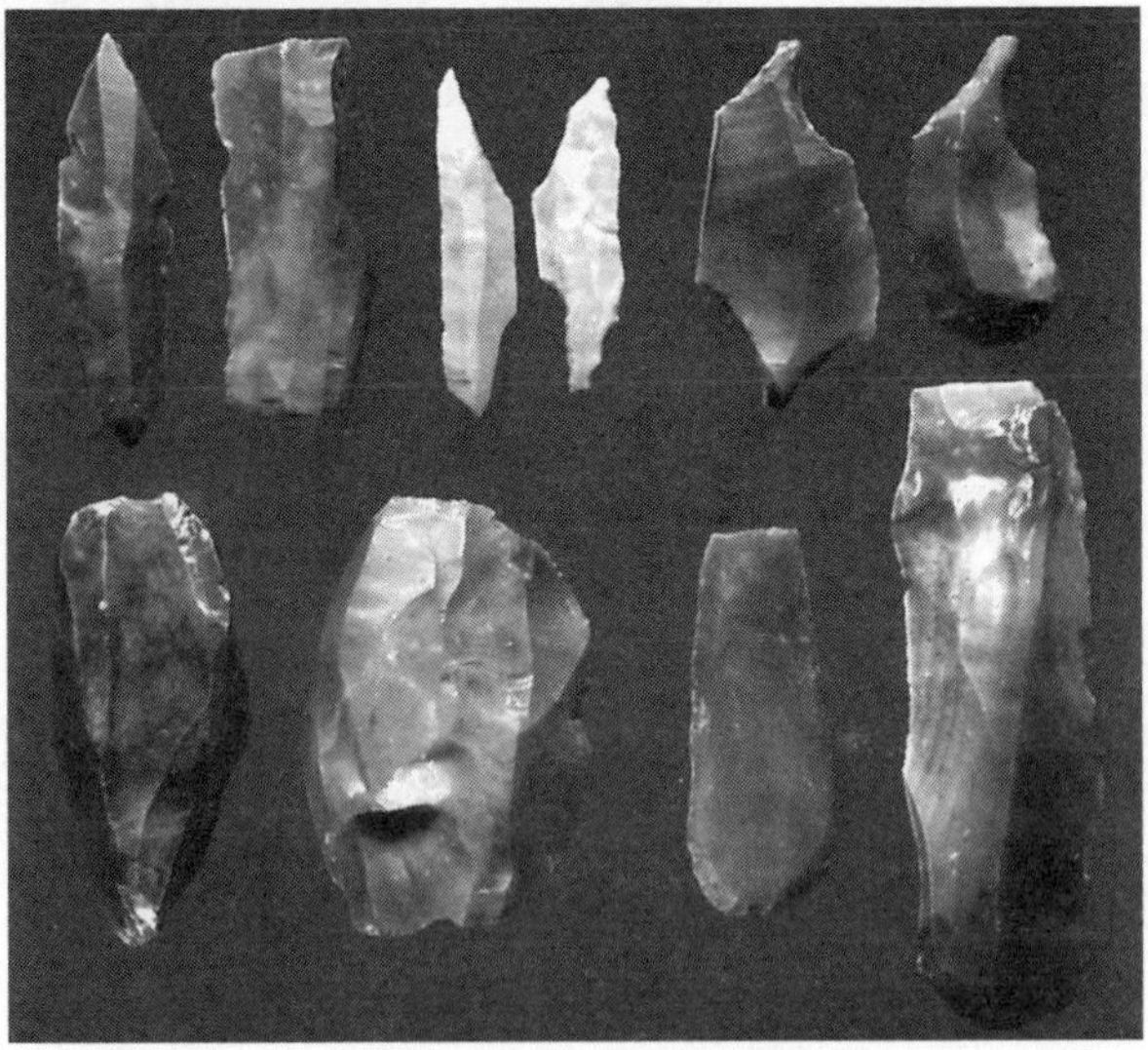

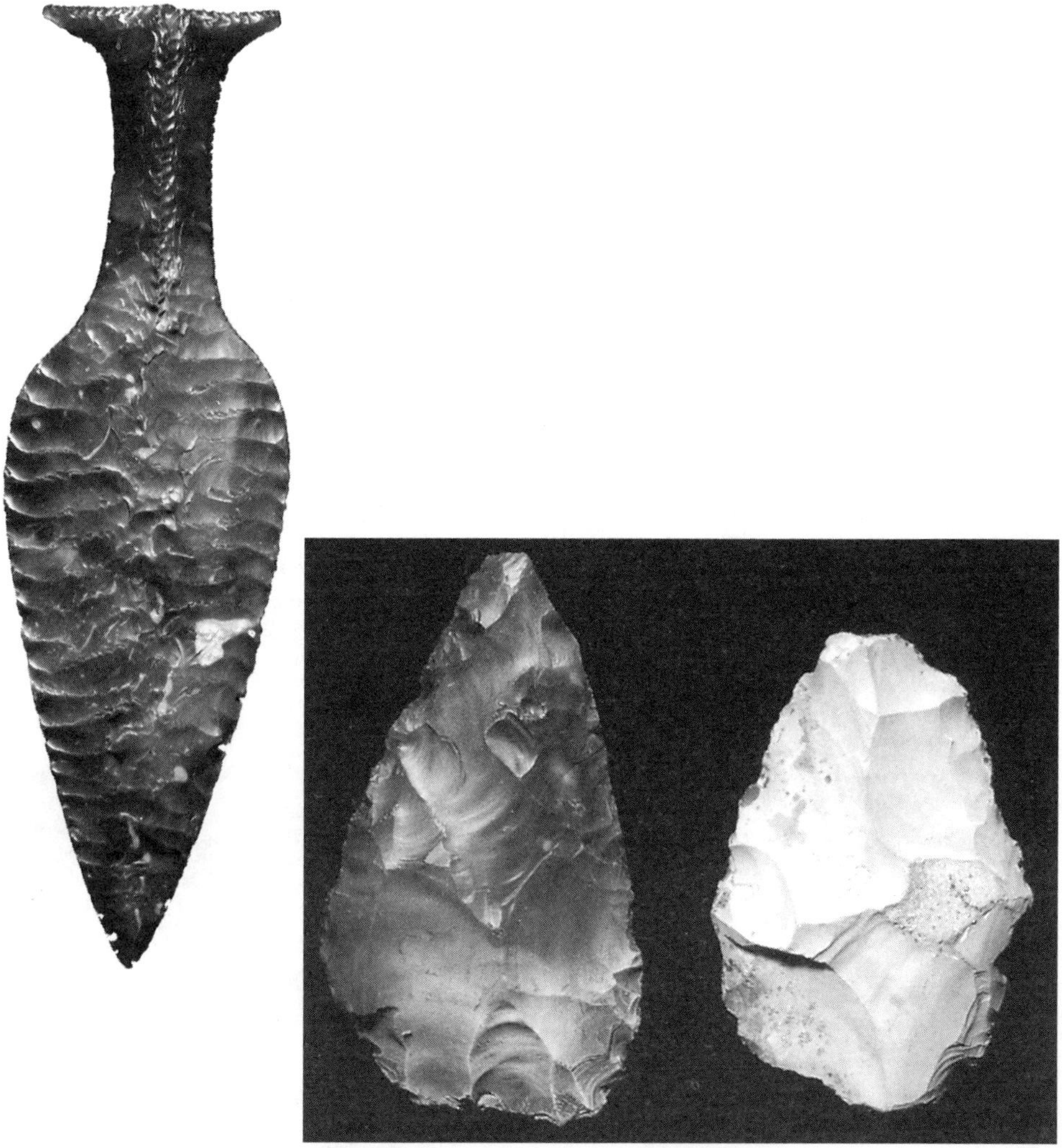

図４　デンマークの石器時代の道具（Several stone tools of the stone age in Denmark）

世界でもっとも美しいとデンマークの国立博物館で言う短剣。儀式に使われたと考えられる。日本の石器と比較すると石の色が豊富である。

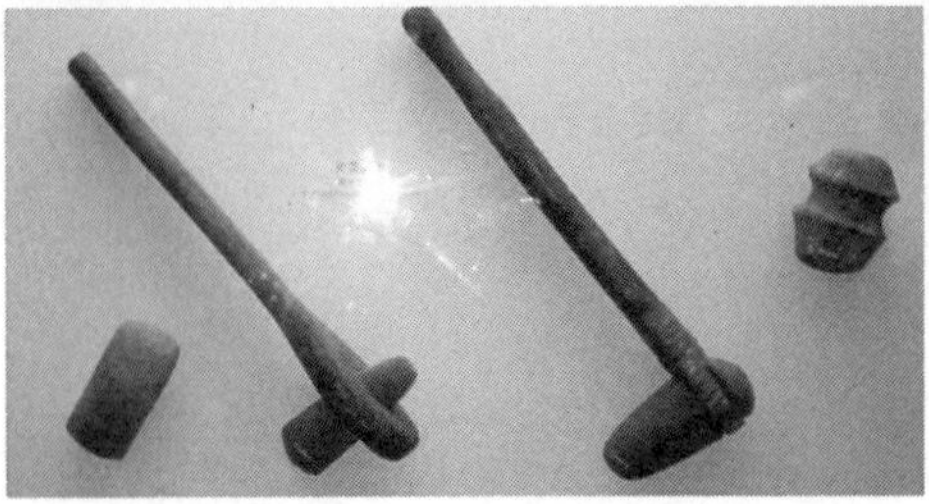

Denmark（stone age）

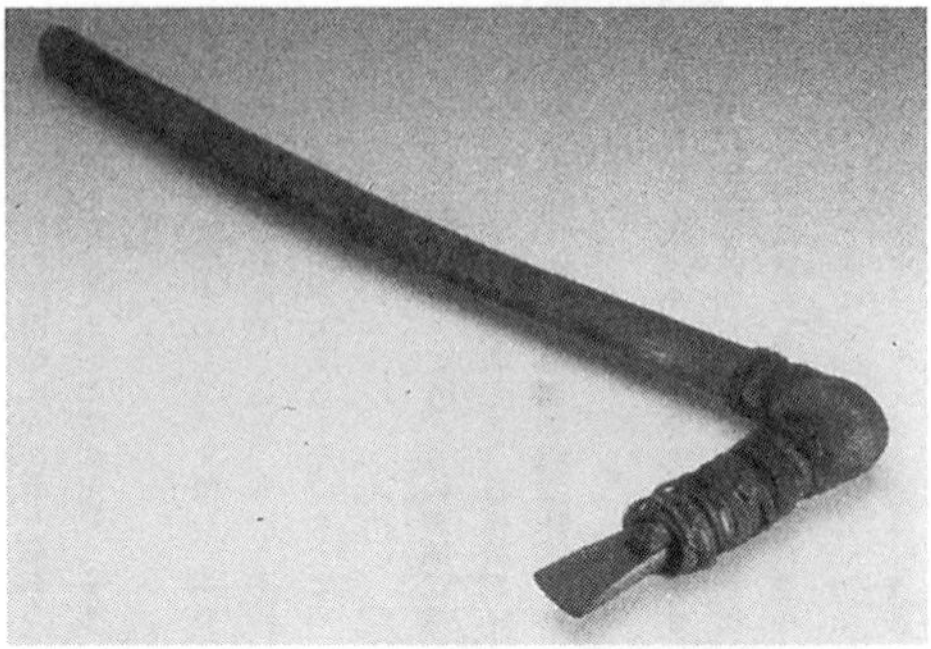

5000 years before
（found ax from glacier in the Alps）

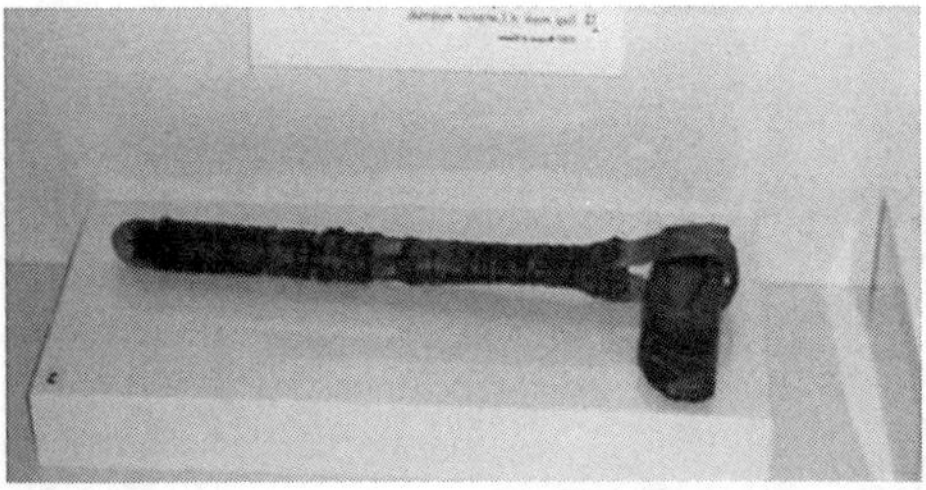

Australia（aborigine）

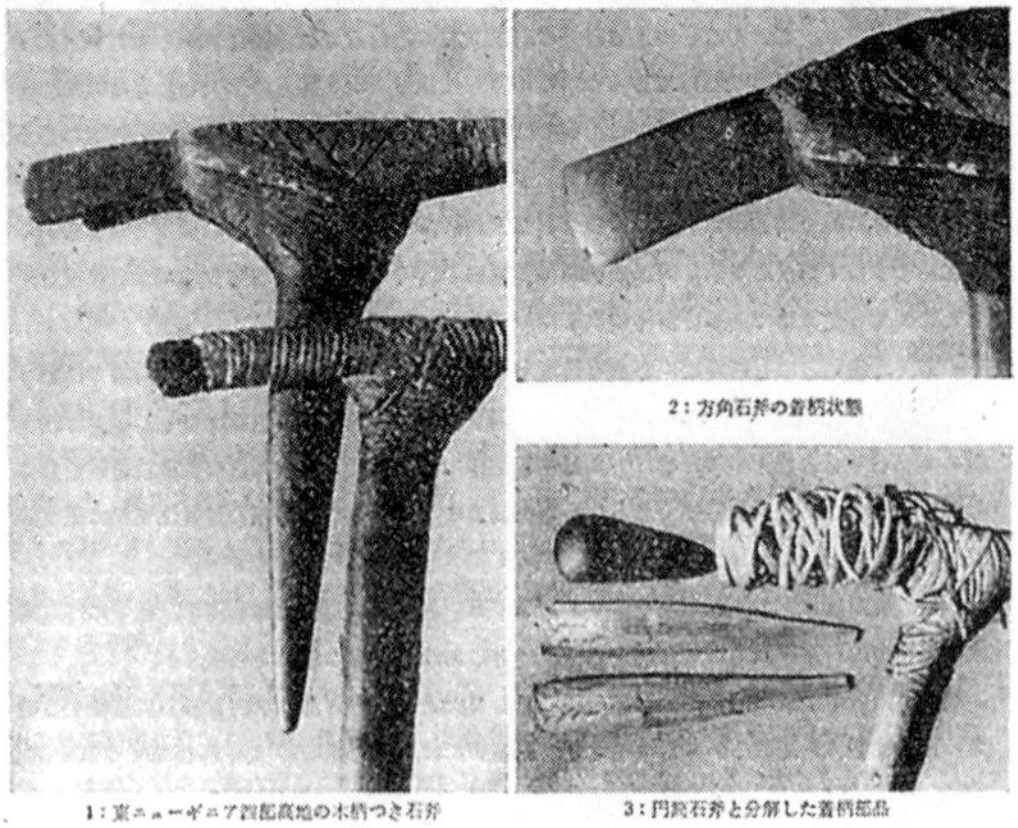

2：方角石斧の着柄状態

1：東ニューギニア西部高地の木柄つき石斧

3：円筒石斧と分解した着柄部品

Papua New Guinea

図５　世界の斧（Ax in the world）

マークの石器時代の斧で、下段左はメルボルンにある博物館のアボリジニの記念館に展示してある斧、上段右はご存知の方も多いと思いますが、アルプスの氷河の中から発見され、通称「アイスマン」と呼ばれている五千年前のミイラが持っていた斧です。そして下段右はパプアニューギニアの斧で、今でも実際に使われているそうです。北欧、オーストラリア、ヨーロッパアルプス、ニューギニア、わが国の縄文時代も加えて、地域、文化、生活環境の違いを超えて、石器時代と呼ばれる時代のすべて斧の柄の部分は、素材（石の種類と鉄）や固定の仕方が異なりますが、ご覧のようにどれもほとんど同じ形状です。すなわちヘリッヒが唱えた「道具の接手面は変わらない」という考えが正しいことを証明しております。その握り方はネピアの power grip です。次に考えるのは、今、私たちが作業療法で使っている道具にヘリッヒの考えとネピアの握り方を当てはめてみることです。図6は道具と素材を比較したものです。図の上段左から右下に向かって材料は紙、布、皮、銅版、プラスチック、そして木と並べてあります。その各材質に対応して道具もハサミとナイフ類、銅版の金切りバサミとプラスチック用のカッターとノコギリが並びます。道具をよく見ると、ハサミは power grip を繰り返し、ナイフ類とノコギリは power grip で道具を把持します。すべてグリップは同じです。power grip を基本にした、道具の目的に応じた握り方です。

道具の握り方が基本的には変わらないのならば、同じ手を使う作業の技術も変わらないのではないかと考え、作業技術を整理したのが図7です。たとえば図の上段の「平織り」は種目により名称が変わりますが、使う技術はその名前がいろいろと変わってもその方法は変わりません。下段の接着は素材が変わると接着剤として使う材料が異なります。木は釘や化学接着剤、粘土は粘土と水、革は革紐、

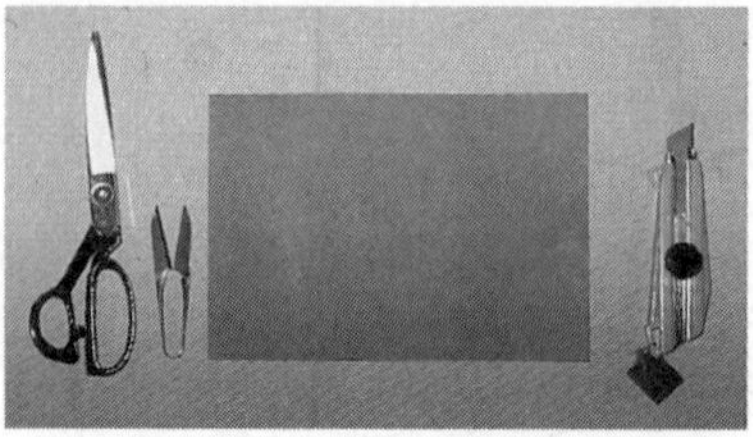

材料：紙、道具：ハサミとナイフ類

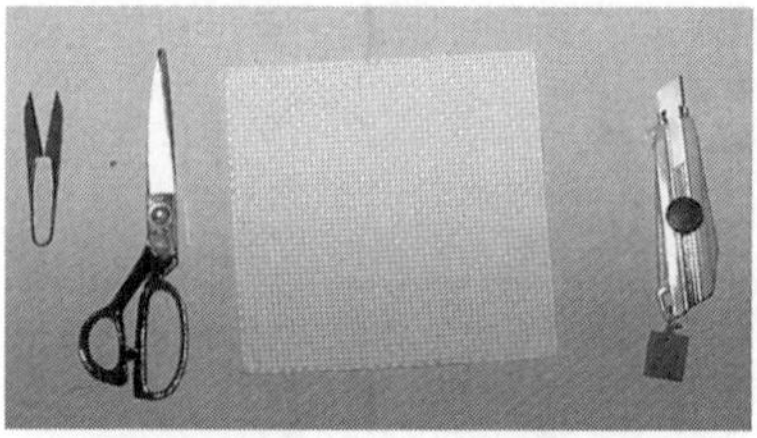

材料：布、道具：ハサミとナイフ類

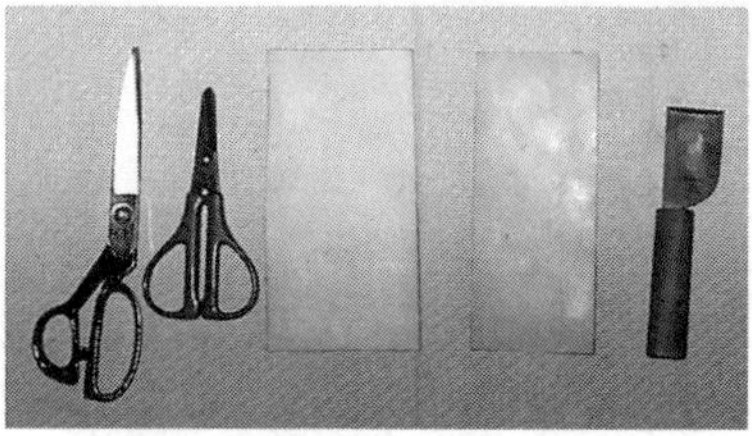

材料：革、道具：ハサミとナイフ類

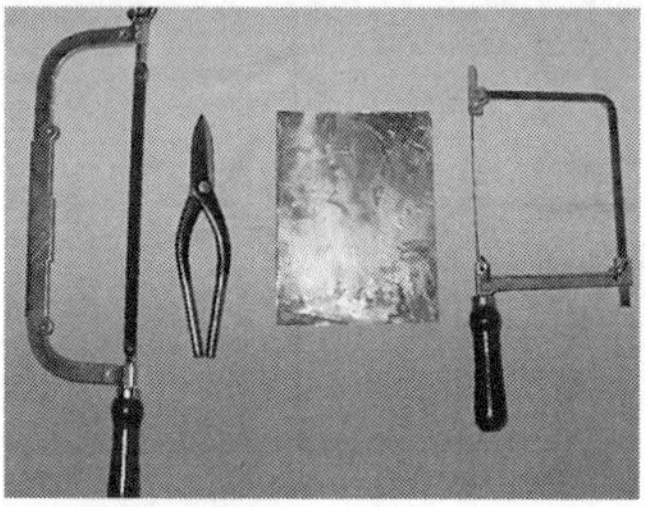

材料：銅板、道具：ハサミとノコギリ

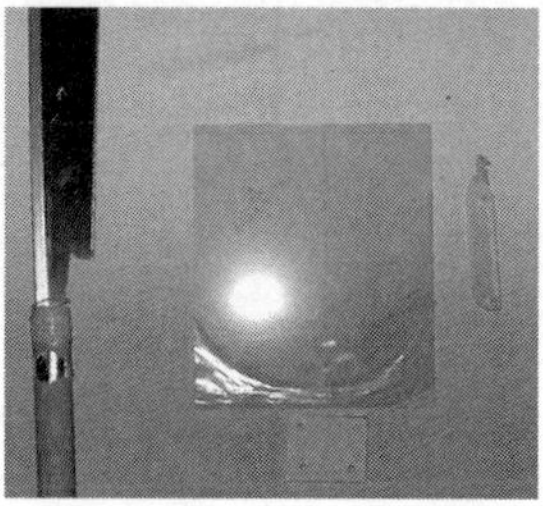

材料：プラスチック板、道具：ノコギリとナイフ類

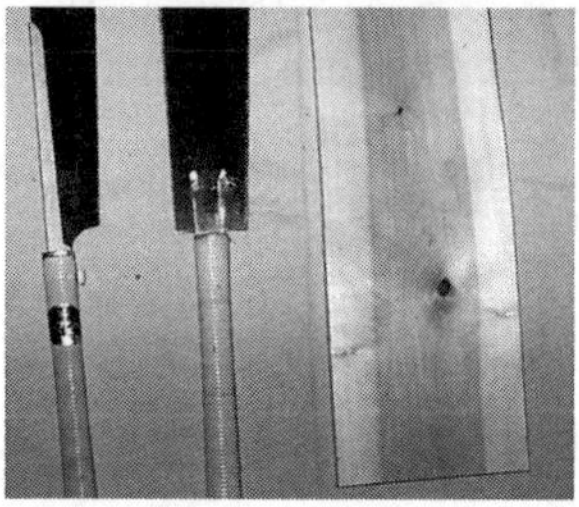

材料：板、道具：ノコギリ類

図6　材料と道具（Tools and materials）

作業は一見すると多くの道具を使うように思われがちだが、こうして並べて見ると多くの共通性が見えてくる。ハサミは材料が紙、布、革、薄い銅版、薄いプラスチック板までは機能としては同じ（特に紙から革は同じハサミで切れる）であり、ノコギリは材料が厚い銅版、プラスチック板、板とやはり機能は同じである。さらに手の機能から見ると、この図の道具の握り方と接手面はネピアの言うpower gripである。

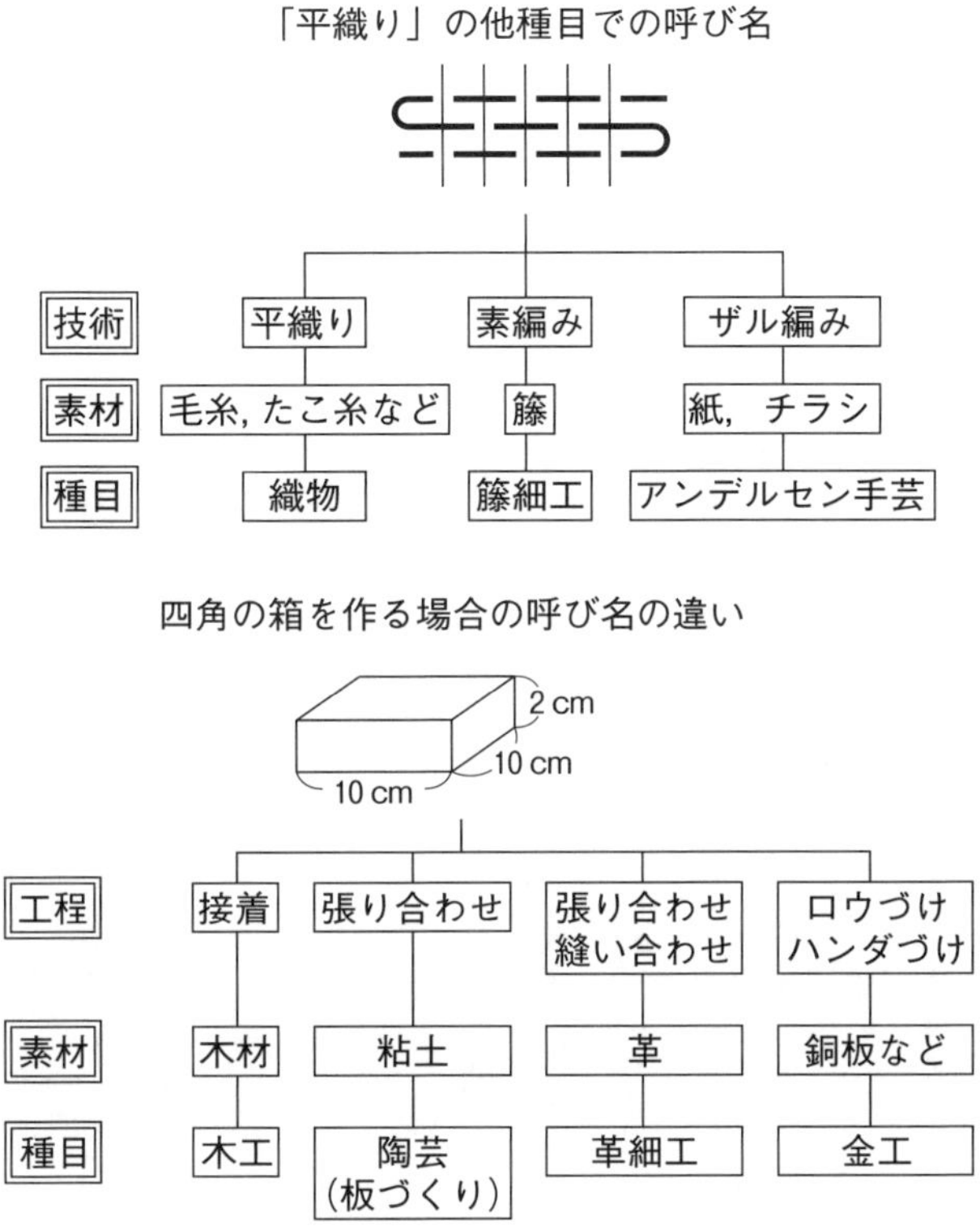


図7　作業技術と名称

材料の種類にかかわらず道具が共通であるように、作業技術も作品の名前や材料により異なっているように見えるが、実際は同じ技術が使われている。図の上は平織り（織物での名称）と呼ばれる技術で縦に張った糸を横に通す糸で１本おきに拾っていく。この方法は織物、籐細工、竹細工などの編む作品にも使われる技術である。図の下は組み立ての技術の接着である。木工と陶芸は厚みがあるので側面の接着で貼り合わせに使う材料としては、木工は釘や接着剤などで陶芸は水と粘土である。革と銅版はのりしろのような接着のための部分が必要で、貼り合わせには革は皮ひも、糸、接着剤などを使う。銅版などはハンダや銀蠟などの接着剤とハンダゴテなどの道具が必要である。

糸、化学接着剤、銅版などの金属はハンダや銀蠟などです。金属を除くと、のり状の接着材料（粘土、ニカワ、化学接着剤、ゴムのりなど）での接着や素材（糸、革、木の皮など）が異なりますが同じ技術が使われます。

そこで作業療法に使う素材、作業種目、使う技術をまとめたものが表2です。表の加工方法は木工の考え方を応用しています。加工方法のうちの除去（壊す）は木工では森から木を伐採して丸太から板や柱にする。革では牛や馬を殺し、革を取りなめす。綿では綿花から種や油を取り紡ぐなどです。このように素材はいろいろな加工方法によって壊されます。そこで便宜上、植物や土、動物や金属というように除去される素材を分類してみたのが表2-1です。除去から見ると基本的に作業種目の種類は少ないことがわかります。作業療法の立場から言うと加工方法のうちの集成（作る）が重要になります。その観点から集成をまとめたのが表2-2です。作業種目は除去で決まっておりますから、そのための技術について調べてみると、そんなに種類はありません。素材で植物、動物、鉱物、化学素材に分類しましたが、共通の技術も多く、技術名でみるとやはり少ない種類になります。当然、集成（作る）に使う「道具」も、材料を調えたり加工したりするために使われますが、表2-3のように素材と技術で種目が制限されております。たとえば木、糸、革、銅版、プラスチック素材などを切る、木、銅版などを削る、色々な素材に穴を開ける、素材を変形や加工するために叩くといった基本の技術は十種類ぐらいに収まり、使う道具はその技術に制限されます。

そしてもうひとつ道具として大事なのは「固定具」、いわゆる「メタ・ツール（メタ道具）」です。これは非常に面白く重要なことなので、おそらく吉原先生がお話して下さると思います。チンパンジ

表 2-1　作業療法で使う作業種目の構成―素材

| 加工 | 素材 | 作業種目 |
|---|---|---|
| 除去（壊す） | 植物類：木、籐、麻、綿など<br>動物類：革、絹、毛など<br>金属類：銀、銅、アルミニウム、鉄、ニッケルなど<br>岩石類：石、長石、石英、ケイ酸など<br>化学素材類：ナイロン、レーヨンなど | 植物類：木工、籐細工、紙細工、段通、刺繍、縫い物、マクラメ、織物<br>動物類：革細工、刺繍、編み物、組み紐<br>金属類：銅版細工、七宝<br>岩石類：陶芸、七宝、ガラス細工<br>化学素材類：段通、ネット手芸、組み紐 |

ーがクルミを割る時にクルミを固定する台として使うものはメタ・ツールです。ですからチンパンジーも人間も同じようにメタ・ツールを使います。ただ、私が思っているのは、チンパンジーも人間もメタファーは使いますが、チンパンジーの場合は、人間のように道具そのものを加工することはないだろうということです。これは両者の大きな違いとも言えますが、かといって両者が使っている道具というものがそれほど大きく違うかと言えばそれほどでもないと言えます。

ですから作業療法で使う「道具」も分類していくと、説明したように表2-3のような類型に入ってしまいます。作業は分類したものにほとんど収まりますから、それほど複雑なことをしているわけではない、逆に考えると簡単なことの組み立てだから治療として役立つことになるということです。生活の基本になる単純な機能と少ない道具で多くの作品を作り上げていく、その時に脳と手の機能を駆使して

表 2-2　作業療法で使う作業種目の構成―技術

| 加工 | 作業種目 | 技術 |
| --- | --- | --- |
| 集成（作る） | 植物類：木工、籐細工、紙細工、編み物、段通、刺繍、縫い物、マクラメ、織物<br>動物類：革細工、刺繍、編み物、組み紐<br>金属類：銅版細工、七宝<br>岩石類：陶芸、篆刻、ガラス細工<br>化学素材類：段通、ネット手芸、組み紐、編み物 | 植物類：組み立て、編む、組む、縫う、結ぶ、織る<br>動物類：刻印、縫う、編む、組む<br>金属類：刻印、焼成<br>岩石類：捻る、削る、組み立て、焼成<br>化学素材類：結ぶ、縫う、組む、編む |

作業で使う技術は、原材料を加工して作られた材料を目的の作品に再構成する方法である。木工は原材料の木を板材に加工し、その板材を目的の作品（たとえば机）に必要な厚さと寸法に再加工して、組み立てる。板材から厚さと寸法を整え組み立てるまでが作業の技術であり、籐細工でも革細工でも織物でも材料を再加工して作品に仕上げるまでの技術である。

いると言うことができます。

## まとめ

結論としてまとめると、道具と身体機能（手）の関係というのは図8のようになります。脳の機能があり、神経伝達系のように情報を伝達する機能があり、これらをもとに動く身体機能があります。（手は構造として、運動を支える骨、関節、靭帯があり、運動器官として筋、腱、神経、血管があり、情報収集器官として筋、腱の深部感覚受容器 - 位置覚、振動覚などと皮膚に分布する触覚、圧覚、痛覚、温度覚などがある）。手はさまざまな感覚情報を基に道具を把持し、さらにその情報を利用して道具を扱います。すなわちヒトは道具を

表 2-3　作業療法で使う作業種目の構成—組み立て

| 加工 | 作業種目 | 技術 | 道具 |
|---|---|---|---|
| 集成（作る） | 植物類：木工、籐細工、紙細工、編み物、刺繍、縫い物、段通、マクラメ、織物<br>動物類：革細工、刺繍、編み物、組み紐<br>金属類：銅版細工、七宝<br>岩石類：陶芸、篆刻、ガラス細工<br>化学素材類：段通、ネット手芸、組み紐、編み物 | 植物類：組み立て、編む、組む、縫う、結ぶ、織る<br>動物類：刻印、縫う、編む、組む<br>金属類：刻印、焼成<br>岩石類：捻る、削る、組み立て、焼成<br>化学素材類：結ぶ、縫う、組む、編む、焼成 | 切る：ノコギリ、はさみ、小刀<br>削る：カンナ<br>開ける：ノミ、キリ、ドリル<br>叩く：金槌、木槌<br>挟む：ペンチ、やっとこ<br>編む：編み棒、針<br>縫う：針<br>織る：織機<br>印をつける：刻印<br>焼く：焼成窯<br>固定具（meta tools）：万力、Cクランプ、はたがね、固定枠 |

作業は作品を完成させて終了するが、材料を加工して作品を完成させるまでにはさまざまな技術と道具を使う。種目により技術の呼び方が異なるが、道具の使い方は意外と少なく、道具の総称も少ない。しかし、材料の加工の目的に応じて道具には名前があり、道具の数が多くなる。固定具は直接に加工に使う道具ではないが、素材や道具を固定して作業を行いやすくするのに必要で、道具としては重要である。

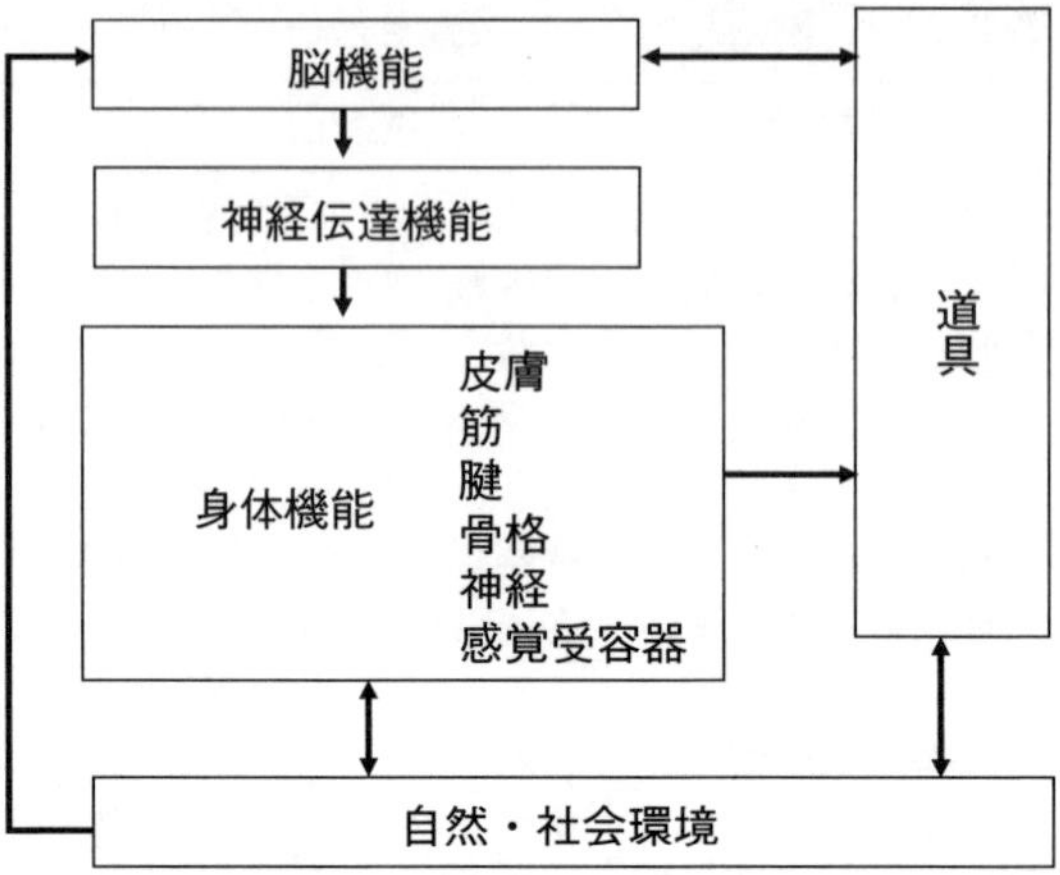


図８　道具と身体機能の関係

生命は生存のために自然に適応する行動と身体的変化をする。人は生存するために必要に応じて自然を変える。その結果として人は自分たちの生活基盤として社会を作る。それら一連の行動に応じて道具が利用される。

道具は脳で創作され、創作された道具は使われ自然や社会環境を変え、さらに改良がされる。


用いて外界に働きかけるが、同時に外界からの情報で道具の扱いを修正しているのです。この情報のやり取りは神経を介在に脳が情報を判断し、動きの計画を立て、その計画のもとに筋が働く構造として成立します。

今回は手を強調していますが、断るまでもなく身体機能は視覚や聴覚、平衡感覚などの情報器官と筋などの運動器官とがあります。しかし、他方で道具は自然とか社会環境の影響を受けていると考えられます。ですから作業療法でなぜ「作業」を使うかということの基本は、脳‐神経系の機能、身体機能、自然や社会環境の影響という三つの要点の中で考えることができます。とりわけ作業療法士は、臨床では、作業というものが脳－神経系、身体機能、社会環境の三つの要素から成り立つので、この三つの視点から患者を見ることが大事です。そうした機能のどこが壊れたり、不具合が生じたりしているのか、どのような生活環境で育ち、どのような教育や職業についていたのかといったことから道具の使い方を分析し、患者の作業での問題点を考えることになります。そして最終的な作業療法の目的を現実的な患者の能力と合わせて患者がどこに帰るのか、どういう生活環境の中に入るのか、病気や障害は患者の帰る環境でどのような問題を患者にもたらすか、などを全体として考えないと、この三つの要点を踏まえた治療は成り立たないということです。

道具を中心に作業療法を考えると、なぜ治療に「作業」を使うかという問題の答えは、非常に簡単な物を作ることで、生活に必要な技術を学び、その過程で脳や身体機能の基本的部分を再構築することではないかというのが結論です。ただし、そうした基本を理解するためには、医学だけではなく、動物行動学や考古学、作業技術論などの知識が必要になるのは当然で、それを本日は、各分野の専門家の方々からの講演を通して理解していきたいと考えます。■

# II　チンパンジーの道具使用

吉原耕一郎

## まず、チンパンジーとは何だろうか

多摩動物公園の吉原です。三十年、チンパンジーの飼育係をやってきまして、今はそれから手を洗って教育指導普及係というところにいます。大学生に講義をすることが多いのですが、だいたいは調べてこない、論文は読んでこない、チンパンジーを研究に来るとかいろんなことを言うのですが何にもわかっていない。これはチンパンジーの話ではなくて、まず人間の大学生の話をしました。

さっそくですが、ホワイトボードにいくつか単語を書きましたが、これはなんだかわかりますか。これはなんでしょう。日本語で書きましょうか。これ［cyclostomata］円口類、下顎がなくて、口を閉じることができません、代表はナメクジウオです。これは進化の起源に沿って書いているのですが、この次はなんですか、これ［pisces］。ピーシスと読みますが。わかります？　魚類です。これは？［amphibian］。両生類。これ［reptilia］はなんです？　爬虫類ですね。これわかります？［aves］ってなんです？　鳥類。これ［mammal］は哺乳類ですね。だいたいこのへんもわからない人が多いので、こんな話からするんですが、脊椎動物のほうでこういうふうに進化していって、最後にhomo属がいるわけです。その中にチンパンジーもいるということです。だからチンパンジーの中に人も入るわけでして、…人の中にチンパンジーがいると言ってもよさそうです。

それで、このmammalの進化上の位置がわかりましたね。それで次に何を言おうかということですが、動物は［界—門—綱—目—科—属—種］と分類されていますね。［界］これはご存じですよね。知ってます？ これ英語でなんて言いますか。わかる人います？ 言ってください。（会場から）「kingdom」。そうです、すばらしい！ 今まで答えられる人はほとんどいませんでした。はじめてまともな答えが出てきたな。動物界。反対側は植物界（vegetabulkinngudm）ですね。植物界と動物界があって、それから門っていうのがあります。これ英語でなんて言いますか。phylumと言います。ここで脊索動物門が出てきます。背骨を持っている動物（vertebrate）ですね。その下の綱のところでいろんなものが出てきます。哺乳類、爬虫類など。その次にこれ、「目」なんですが。なんと読みますか「メ」ですか？（笑）。だいたい「メ」っていう学生が多いんだよね、その「メ」は何ですかと臆面もなく質問してくる。

これ「モク」って読んでくださいね、「モク」ですからね！ これがチンパンジーでは霊長目。「れいちょうめ」っていう学生がいるから困っちゃうんですよね。その次が科ですね。これは難しい字なんでカタカナで書きます。ショウジョウ（猩猩）科といいます。綱というのはclassですね。それから［目］がorderですね、英語で言えばね。［科］はfamilyです。学校で習ったの思い出しました？［属］はgenusです。［種］がspeciesです。こういうふうに分かれています。

チンパンジーはですね、霊長目の中の猩猩科の中のチンパンジー属のチンパンジーです。人間の場合は霊長目ヒト科ですね。ヒト科ヒト属ヒト、というふうになります。人間っていうのは一科一属一種だと今まではいばってきました。ところがですね、最近になって、十年ぐらい前からね、DNAの鑑定をしていきますと、人間とチンパンジーだとDNAが二〜三％ぐらいしか違わない。そうするとヒトとチンパンジーを分けるのはおかしいんではないかということになりました。キリスト教文化の人たちには「神様が造りたもうた特別なヒト」の中に、チンパンジーを入れたくなかったのでしょうね。それで、しょうがないからヒト科と猩猩科をまとめて「ヒト上科」というのを設けまして、それで猩猩科とヒト科を一緒にしたのです。こんな苦しいことをやって、ヒトとチンパンジーを一緒にしちゃおうと、ところが最近ゲノムなどがもっとわかってきて、体を構成しているアミノ酸がヒトとチンパンジーでは一つぐらいしか違わないことがわかってきました。グルタミン酸がバリンに置き換わっているぐらいの違いです。そこでヒト科の中に、チンパンジーとゴリラを入れましょうということになったんです。ですから現在は哺乳類霊長目ヒト科の中に、ヒトとチンパンジーとゴリラを入れています。

猩猩科の中にオランウータンだけが残りました。このチンパンジー、ゴリラ、オランウータンを称してなんと言うかご存じですか？　知りません？　類人猿って言いますね。人に似た猿ですよね。類猿人もたまにはいますけどね（笑）。英語で言えばape です。それにgreat を付けてgreat ape と言います。この他何かいますか。四種類いるんですが！　チンパンジーとゴリラとオランウータンとあと一つ何でしょう。そう、ボノボですね。昔はピグミーチンパンジーって呼んでいました。ところが今はピグミーという言葉は差別用語なので使えません、そこでボノボという現地語を使っています。これらを称して great ape といいます。ape にもう一ついます。なんだかわかりますか？ テナガザルです。テナガザルも ape の中に入っています。この ape とニホンザルとどこが違いますか。おわかりになります？ 幼稚園の子でもわかりますよ。この［ape］中に人間も入りますからね。どこが違います？ ニホンザルのことは monkey ですね。monkey と ape との違いがわかりますか？…わかりません？ あなた、そこのきれいなおねえさん、自分のお尻に手を当ててごらんなさい。なにか生えてます？ あなた生えてんの？ スカートの中に隠してる？ それじゃあたいへんだぜ？（笑）。かれらは尻尾ないんですよ。尻尾のないものを ape といって、この尻尾のあるものを monkey って言うんです。ぜんぜん違うんです。人間とニホンザルの差っていうのは（両手を大きく広げて）こんなにあるんです。しかし、人間とチンパンジーやゴリラの差っていうのは（指を小さく開いて）ほとんどないですね。ニホンザルとはぜんぜん違うものですから、系統樹を見ていきますと幹の下のほうで、人間の祖先になる枝とはるか昔に枝分かれしていますね。人間に進化していく枝の五百万年前に、枝分かれしてきたのがオランウータンですね。二百万年前に枝分かれしてきたのがチンパンジーとボノボとゴリラです。この連中だけをヒト科の中に入れ、オランウータンだけは猩猩科の中に残しましょうと。オランウータンが分岐したのが五百万年と古いので、かれらだけ猩猩科に残したのですね。系統樹を見るとこのようになっています。したがってチンパンジーやゴリラはひとまとめにしてヒト科の中に入れましょうとなりました。そういう動物であるということをお忘れなく。だから人間とあんまり変わらないということです。

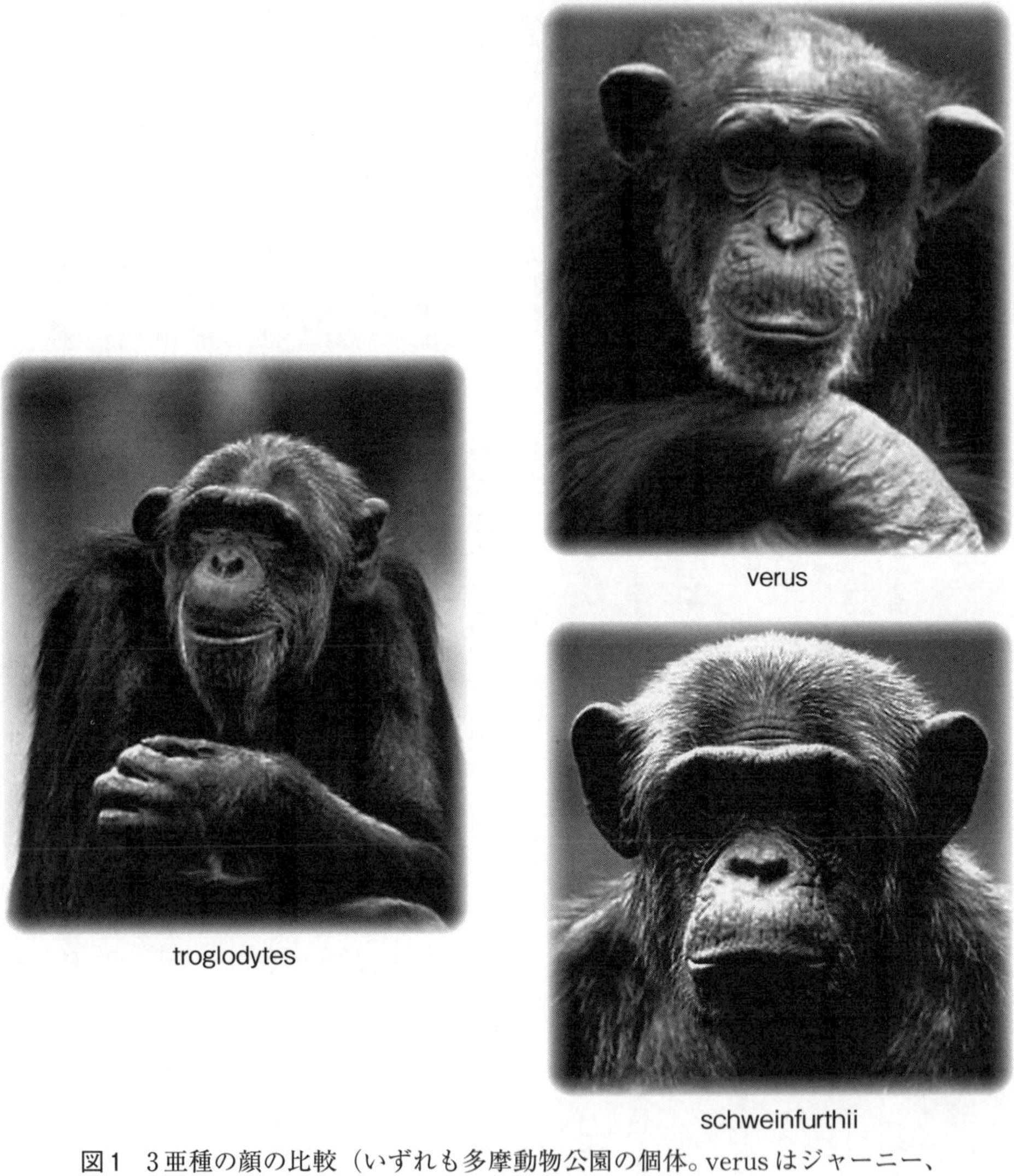


図1　3亜種の顔の比較（いずれも多摩動物公園の個体。verus はジャーニー、troglodytes はリリー、schweinfurthii はケンタ）

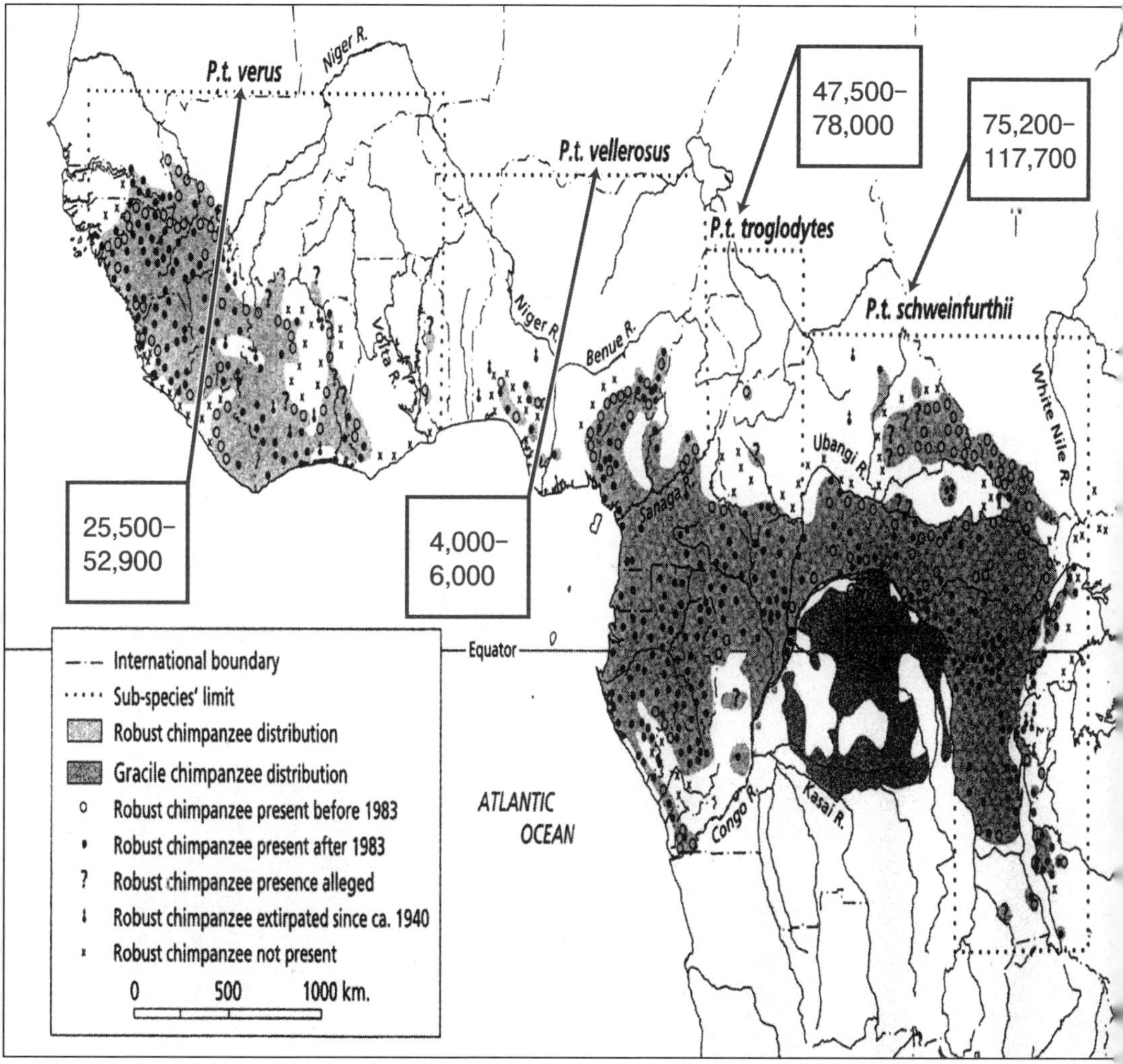


図2　チンパンジーの亜種分布域

それと、十年ぐらい前から非常にPCR法（ポリメラーゼ連鎖反応法）などの技術が進みまして、チンパンジーは学名でいうとPan troglodytesで、チンパンジーは一属一種だと言われていました。ところが、ミトコンドリアのDNAを調べますと、ミトコンドリアのDNAのDループというところの配列が違う個体群が三〜四種類いることが十年ぐらい前から言われ始めました。

西アフリカにいるverus（pan troglodytes verus）。中央アフリカにいるtroglodytes。それから東アフリカにいるschweinfurthii。こんなふうにチンパンジーにも主に三亜種があるっていうことがわかりました。この写真（図1）で［verus］が西チンパンジー亜種です。アフリカの西側の、コートジボアールとかギニアとか象牙海岸とか輸出入の盛んな地域の、近くの森に住んでいます。したがって西チンパンジーたちが世界中に散っているので、世界中のチンパンジーたちのほとんどがverusです。中央アフリカにいるのがtroglodytesです。これはほとんどいません。日本にも今三頭しかいません。それから東チンパンジー（schweinfurthii）、これもあまりいません。

この亜種の判定は、細胞の中のミトコンドリアのDNAですので、PCR法で調べると、細胞遺伝してくる母方はわかるのですが、父親が誰だかはわからないという欠点があります。本当は核のDNAがわかればその個体の亜種がわかるのですが、現在はミトコンドリアの核でしかわかりません。核のDNAでも亜種判定ができるとの論文が最近発表され始めています。

さてと、ごめんなさいね、講義みたいな話になっちゃって。でもこういう知識をちゃんとわかって聞いていないと作業療法の研究会になんでチンパンジーなのって言われちゃうんで。それで少ししつこかったんですが、まずこんなお話をしました。

## 日本のチンパンジーの血統は全部わかっている

私はチンパンジーの国内血統登録の調整者でしたので、この亜種の違いを日本のチンパンジーでも判定しろと十年ぐらい前から言われまして、霊長類学会などで壇上に立たされるたびに吊るし上げられて、日本中のチンパンジーの亜種判定をお前がやれと言われました。私は亜種間雑種の問題をやったら面倒くさいことになるから、やりたくないと拒み続けてきました。

それに、判定には血液がないとできないと思っていましたのでちょっと難しいなと思ったんです。病気でもないチンパンジーを麻酔して亜種判定だけのために血液を採るのは、どこの飼育係も承知してくれないだろうと思っていました。ところが三島の遺伝学研究所で開かれた遺伝学会の席で、毛根があれば判定できると佐賀医大解剖学教室の篠田謙一先生（現在、科学博物館）が言うので、それなら判定してくださいとお願いしました。

「僕は人類学が専門だから、チンパンジーはどうもね」「そこのところをなんとか」

「僕の研究にも役に立つかな、やってみようかな」

「それは役に立ちますよ、じゃあ、亜種判定のほうお願いします」って言って、日本のチンパンジーの飼育係に「毛根の付いた毛を抜き取って篠田先生の所へ輸送しろ」と命令を出したのです。篠田先生にしてみればせいぜい二十個体くらい送ってくるだろうと高をくくっていたんですが、なんと日本中から毎日毎日、合計三六〇本もの毛が送られてきたのだから度肝を抜かれたと思います。

次にお目にかかった時に、吉原君、君はＰＣＲ法を使って判定を出すのに、一回試薬にいくらお金がかかるのかわかってるのか？　一本一万円だぞ。おれの研究費全部使いやがって。その時非常に怒られました。しかし先生のおかげで、日本中のチンパンジーの亜種が全部わかりました。この手に持っている冊子が血統登録というやつで、これに全部入っています。どこのチンパンジーが何の亜種でお父さんは誰でお母さんは誰で自分は何の亜種なのか、それが純粋種なのかハイブリッドなのか、全部わかっています。私がこの亜種分けをやりたくなかった理由は、今までなら近親交配の心配だけで済みました。たとえばここの動物園のメスとこっちの動物園のオスと一緒にしたいけどいいですか？っていう問い合わせがきた時には、近交係数だけ見れば、まあ従妹以下ですから問題はありません、と答えればよかったのですが、この亜種問題を入れると非常に関係が複雑になってくるんですね。だからやりたくなかったんです。五年間くらい、ごねてたんですよ、「やりたくねー！」「やりたくねー！」って。でもどうしてもやれっていうから、仕方なく判定をしてもらいました。

まあ日本で増えたからってアフリカへ戻そうっていうことはほとんどできません。彼らは人間の社会で育っていて非常に人間的なので、これをたぶんアフリカの野生に帰したら生きていけないと思います。しかし、もしアフリカへ返すこととなった時には西アフリカのチンパンジーを東アフリカに返すわけにはいきません。亜種判定をしておくことは意義のあることだと思いました。

## 野生に帰れないチンパンジーたちのすごい能力

亜種によって、使う道具が違うのです。食べ物も違いが見られます。以前、ＮＨＫのスタッフが、野生チンパンジーの「道具使用行動」をアフリカに取材に行くことになりました。親しくしていたディレクターだったので、人間が日常使用しているいろいろな種類の道具を持ってってもらったんです。たとえば玩具のピストルやハンマー、スコップを持ってってもらったんですね。そしたら野生のチンパンジーがはじめに銃身のほう握るか、グリップのほうを握るか。それから金槌の場合、柄のほうを握るか、こういうふうに人間が握るように握るのか。それからスコップをどう使うか？　予想としては、人間が歳月をかけて作り上げてきた形なのでチンパンジーでもやはり握りやすいほうをもつだろう、と、予測を立てました。

しかし、野生のチンパンジーはいっさいこれらの品物に興味を示しませんでした。彼らが興味を示したのはエサの時だけです。箱を持ってって、箱の中にバナナを入れて、上蓋を閉めますね。そしてくるくるっと回して置いておくと、野生のチンパンジーもそばに来て、構造がすぐわかりますから箱の上蓋をパッと開けてバナナを取り出して食べます。しかし、その後は箱にはまるで興味を示しません。ところが多摩のチンパンジーはそのバナナを食っちゃった後の空箱に興味を持ち、石を持ってきて入れるんです。草とか石とか。そのうちにこうやって力を入れてみて、蓋が動かないっていうんでベリベリはがして全部バラバラにする。そうすると釘が出てきますよね。それを今度は組み立てていくんです、石を拾ってきて。叩きながら、箱をもう一回作ろうとするんです。あれを見た時はすごいなあって思いました。壊すのはまあ壊すでしょうけど、それを組み立てようという感覚がすごいなとは思いました。そんなこともチンパンジーはできます。完全にヒトですね。

だからそうなると今度は言語のことも気になりだして、チンパンジー語っていうのがあるんじゃないかなっていうような話で、アフリカで録音してきたチンパンジーの声をですね、裏側の見えないところから流したんですが、うちのチンパンジーはほとんど「ああ、チンパンジーが哭いてる」ぐらいにしか反応を示しませんでした。たぶん言葉の意味がわかんなかったんだと思うんですよ。だって青森県の人に沖縄地方の言葉を聞かせてるようなもんだもの（笑）。ぜんぜんわかんない。チンパンジーが騒いでるなっていうのはわかるんだけどもそれが何を意味しているのかわからなかったようであります。そんな実験もやりました。

## 石器との遭遇を実験してみた

上智大学のフリッシュ・北原（ベルギー人・日本国籍）という人類学の先生がいらっしゃいまして、彼がですね、出土品の中から動物の骨が出てきて、それを叩いて中の脊髄、髄液を食べている痕跡が残っていたとしても、そこに人間の祖先がいたという完全な証拠になるのかどうか、チンパンジーでもできるのではないかっていうことを考えました。それで多摩のチンパンジーを使って実験をやってくれないかということを言われました。そのためにはまず石器が使えないとだめなんで、大学院の学生がですね、檻の前で、窪みのあいた花崗岩製の置き石にクルミを置いて、同じ花崗岩のハンマーを使って叩いて割るんです。割ってみせて、檻の前にチンパンジーが見に来ていますから檻の間からクルミを渡して食べさせて、さあ君たちもやってごらんって言って、同じ置石とハンマーとクルミを持たせてやらせたんです。ジュンという好奇心旺盛な八歳のメスのチンパンジーだったんですが、六カ月かけてぜんぜん覚えられませんでした。実験を始めると寄ってくるんです。それで檻の中に置石とハンマーを置き、手にクルミを持たせておいたのですが、学生の叩き割る状況は見に来るんですよね。

見に来るんだけれども使わないんですよ。食べちゃうんです、みんな。飲み込んじゃう。で、割れないと頭にきてクルミをぶつけるんですよね、女子学生に、思い切りの力で。ある日ですね、サチコという、これ有名なチンパンジーなんですが、『もう一人のわからんちん』（岡野美年子著、ブレーン出版）っていう本がありますが、彼女はこの本の主人公なのです。サチコは赤ん坊の時から岡野家の二人の男の子と三人で育ったチンパンジーです。サチコにクルミ割りをやらせたら四～五回の模倣学習でできたんですね。ジュンの場合、六カ月かけてできませんでした。サチコは五回くらいでできてます。

もう、見る目付きが違うんです。ジュンはなんかやってるなって寄って来て、人間がクルミを割っているのをじいっと見てるだけ。そこから先の行動がでない。サチコの見方っていうのは一回一回うなずきながら見てるんです。窪みに人間がクルミを置きますよね、それを「なるほど、なるほど」と、次にハンマーを持ちますよね、そうするとまた「なるほど」って。叩いて割りますね、そうするとちゃあんと見てるんですよ。そして模倣学習五回目くらいに、自分でクルミを載せて割りました。だから、このサチコには人間と合い通ずる何か、コミュニケーションの回路があったんじゃないかなと思うんです。それとこの実験はですね、大学院の女学生がやったんですが、これを私がやったら、このジュンでもできたかもしれない。見る目が違うと思うんです。私がやらせてみせて…やらせてみせるになっちゃうからうまくないんですけれど、やってみせて、やればできたと思います。個体によっては、五回の模倣学習で人間の行動をマスターしてるんですよね。

## 道具使用の伝播を実験してみた

野生のチンパンジーもナッツを割りますね。それがどういう起源からきているのかっていうことになってるんですが、現地の人たちもアブラヤシの実を石で割って胚を取り出し、それを煮て油をとるんですが、それを垣間見たチンパンジーが真似したんではないかという説がありますが、そんなことはないとこの実験は示していましたね。非常に変わりもののチンパンジーが叩いて割ってみたんですね。そしたら案外と美味しかった。それが受け継がれてきたんだろうというふうに思います。

それで、今度は運動場の中に石器を置いて、群への伝播という実験をやりました。これ、墓石みたいに長い花崗岩で、長方形の長い方が地面に六十センチは埋まってます。ものすごい力がありますからね、握力三百キロもありますからね、これを掘り出されて投げられたらたいへん。上部に穴を開けて鎖を付けてその先に鉄製のハンマーを付け、割らせるということをやりました（図3、図4）。これが新聞の記事になりまして、日本全国からいろんなナッツが送られてきました。これ使って、あれ使って、みんなダメなんですよ、やわらかくって。歯で砕けちゃって。オニグルミだけが硬くて良かったんですけども、大量に手に入らないんですよね。それとオニグルミでも、表面にでこぼこがあるので歯が引っかかると、大人のチンパンジーだと噛む力が強いので噛み砕いてしまうのです。歯でかみくだかれたのでは、実験の役に立たないんです。それで私が千疋屋（いろいろな食材を扱っている店）に行ったり、いろんな所行って探し回って、最終的に見つけたのはマカデミアナッツでした。ハワイなんかでお土産に売ってますよね、あれです。ツルツルのやつです。チョコレートの中に入ってますよね、あれの殻付きです。殻はツルツルで、ものすごく堅いんです（図5）。本物を持ってくればよかったね、失敗しちゃった。これが堅くて割れないんですよ。それから丸いんで叩くと窪みから飛び出しちゃうんですよ、ぴょん、と。すると、だんだん技術が上手になってきて、叩けるようになります。最初は窪みにマカデミアナッツを置いて、ハンマーを持ち上げて力いっぱい真っ直ぐに振り下ろすのです。そうするといっぺんにぐしゃってつぶれちゃうんです、マカデミアナッツがぐしゃって。そうすると中身も全部つぶれちゃうから食べにくいじゃないですか。そうすると彼らは力を加減して軽く叩くんですよ。それで「ピシ」って音がした瞬間からもうちょっと力を緩めてチョンと叩く。そうするとパカっと割れて中からチョコレートの中に入っている、ああいう丸い実が出てくる。あれはものすごい技術ですよ。それが、そのサチコを先生にしてやったら群全体、今二十頭いるんですが、全部できるようになりました。子どもも全部できるようになっています。

しかし、子どもも三歳ぐらいまではできません。四歳ぐらいになると状況がわかってきて、ナッツを持ってきて、置石の上に親達がやっているのを真似して載せてみる、それをこう手で叩いて割ろうとします。それでは割れません、割るためには、どうもハンマーが必要らしいなとなると、今度はハンマーのところへナッツを持ってきて叩きつけるんですね、こうやって。でもなかなかできないんですよ。それがある日突然、突然なんですよ。突然窪みにナッツを置いてハンマーを持って突然振り下ろす。だから思考が飛躍するんですよね。人間なら両手を叩いて、「あ！　わかった」と躍り上がるところでしょうね。四歳の子どもがいきなりハンマーをパッと持ち上げてバーンとナッツめがけて振り下ろすのですからすごいですよ。これができるようになってからは、さっき言ってたフリッシュ・

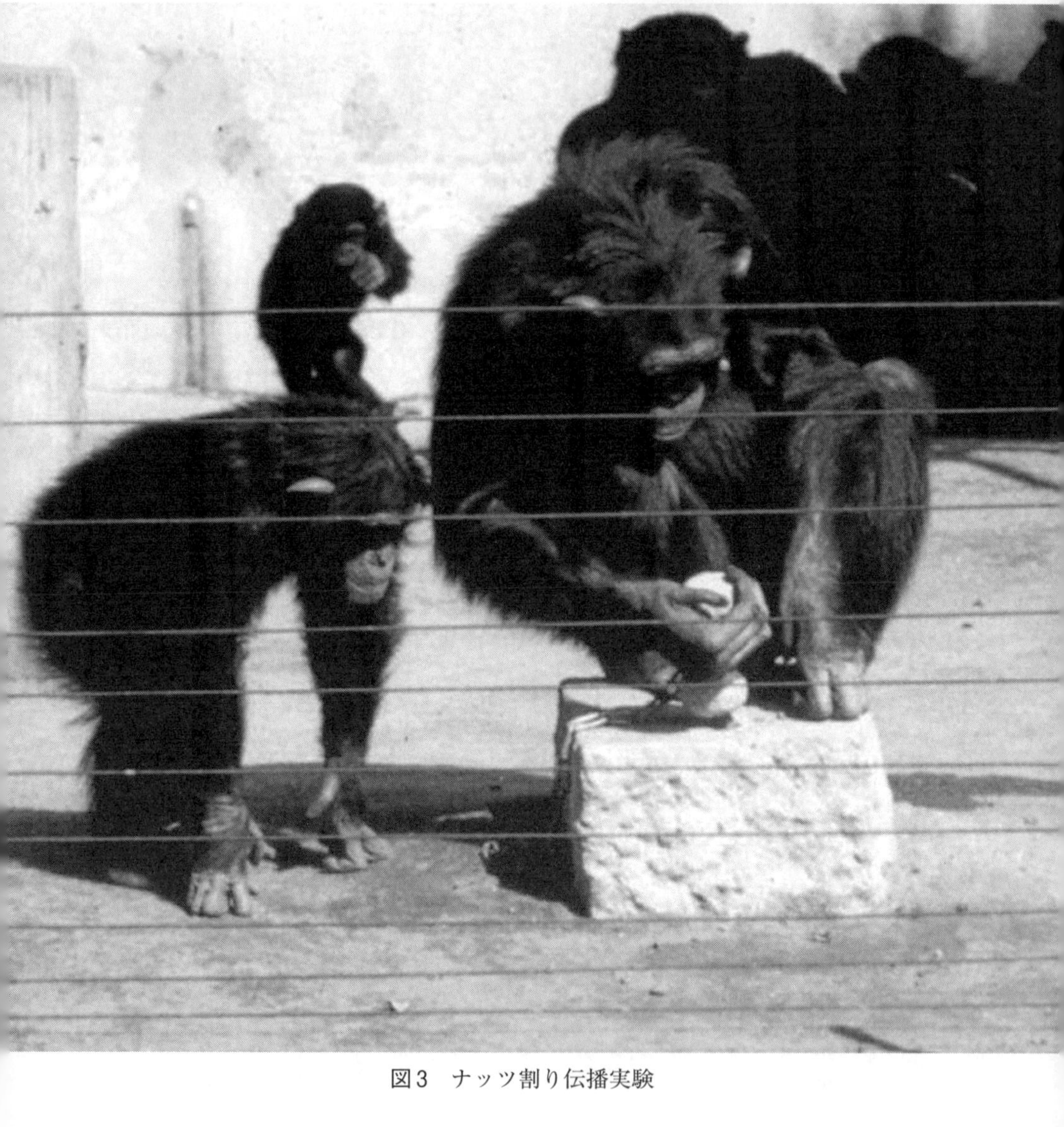

図3　ナッツ割り伝播実験

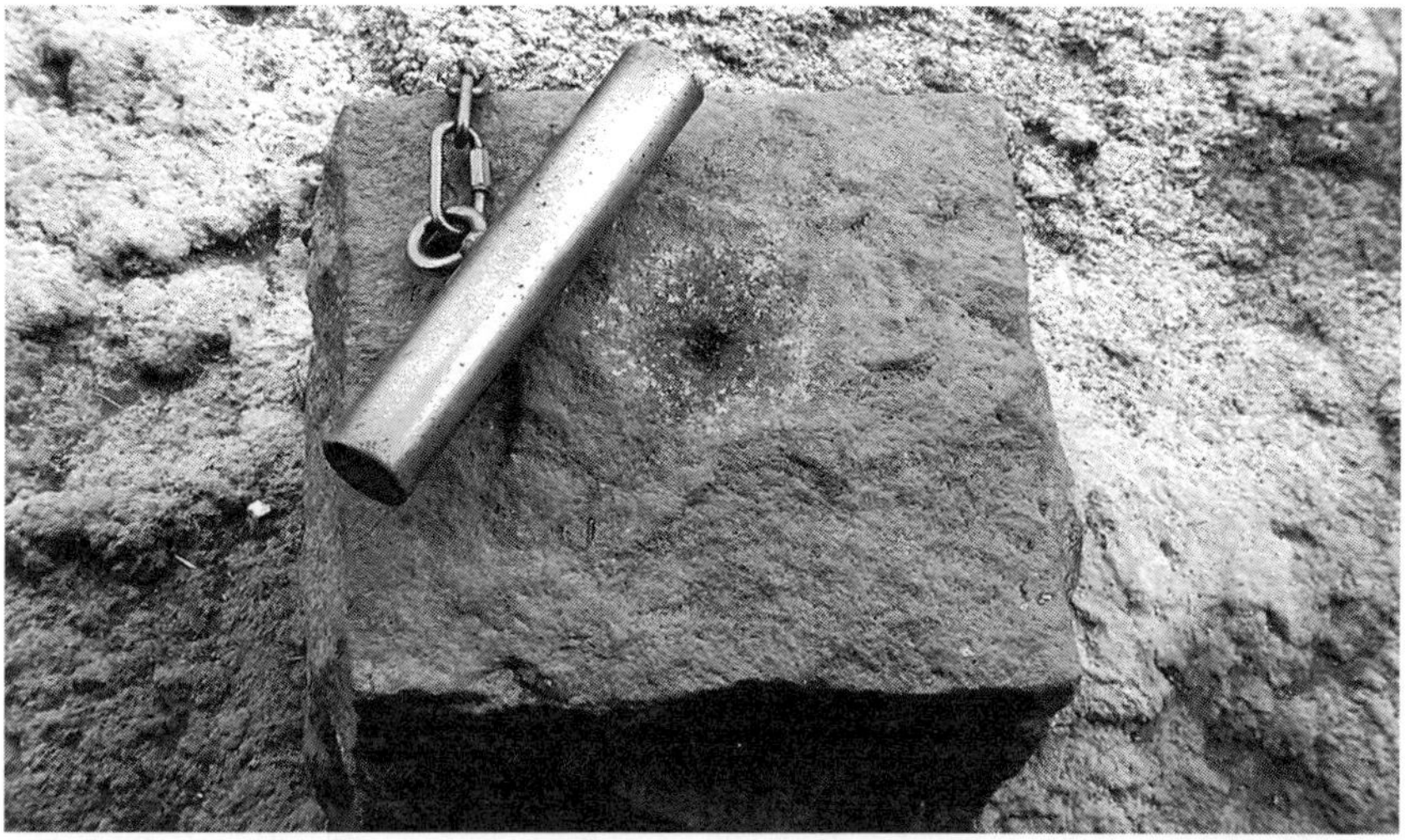

図4　ナッツ割り器

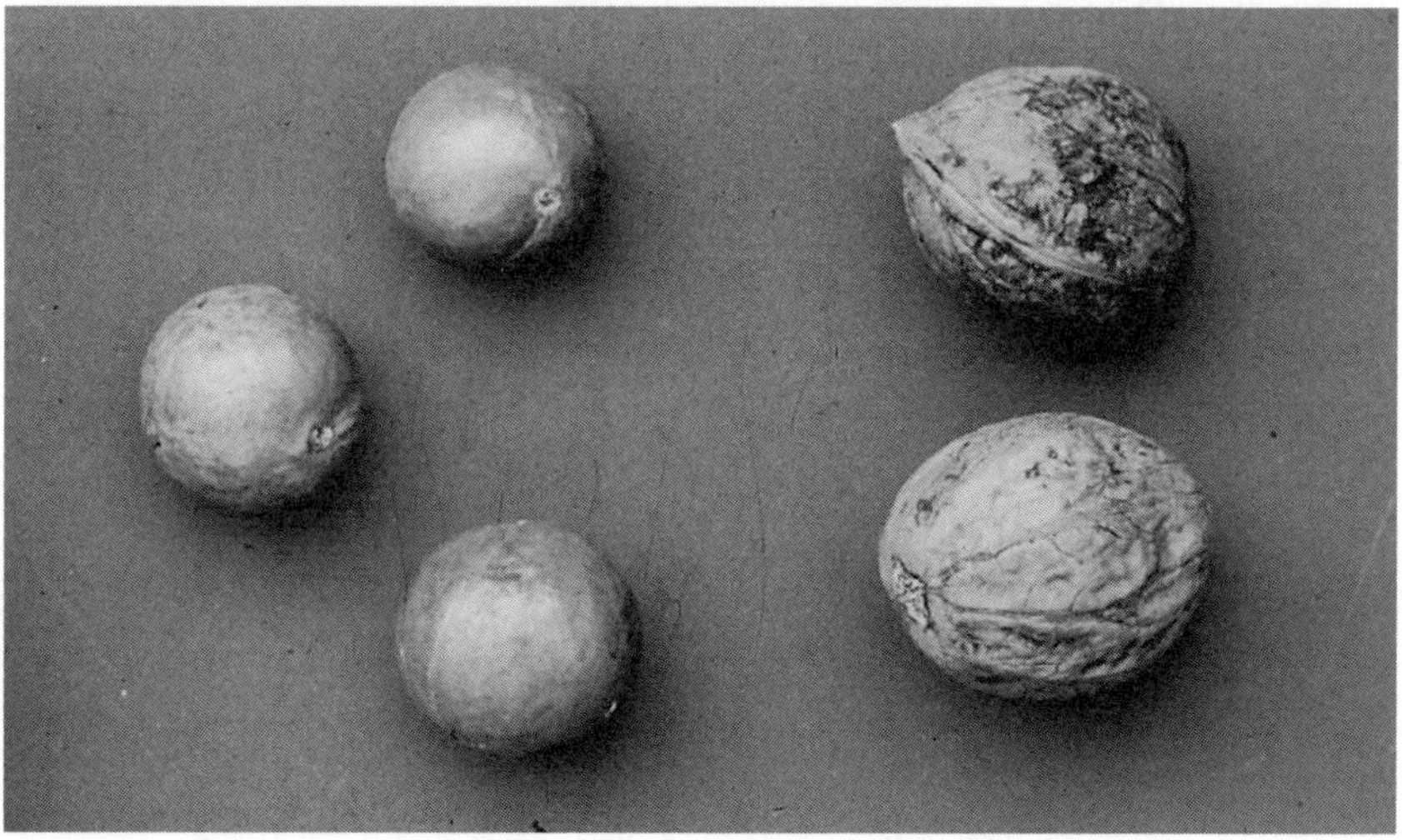

図5　マカダミアナッツ（左）とクルミ（右）

北原先生の話になるんですが。人間の行動を真似たのではなく、やはり変わり者のチンパンジーが石の使い方を発見したのだろうと思います。

突然ですよ。もうそれから確実にできますから。親と同じように器用にナッツを口から取り出して叩いて食べます。すごいなあと思います。それで、仲間への伝播という実験をやって、それから石や骨を石器を使用して道具を作らせる実験に移行していきました。

## 石器の製作実験もやってみた

多摩動物公園のチンパンジーの道具使用には二つ流れがありまして、群れへの伝播まで観察していくものと、実験的に道具になる石器を作らせるものとあります。あれ黒くて何石って言うんですかね、黒曜石？　違う。安山岩ですか？　まあ物は持って来たんです。見せちゃったほうが早いなと思って。こんなものなんですけど。こういう石を使います。こういう石の握りこぶし大のやつを使います。そうしますと、これでナッツを叩くとですね、硬い花崗岩に当たって割れるんですね、パカッと、すると、こういうカケラができます（図6）。こういうちいちゃいカケラもできますし、それからこういう大きいカケラもできます。いろんなものができます。これは先ほど関先生が見せた人間の祖先の作ったものとほとんどおんなじ形です。こういうカケラ。それから、フリッシュ・北原先生が気になったのは骨なんですね。骨を割って、骨髄を食べるかどうかという話です。これ、我が家のイヌの、骨の形をしたエサをちょっと頂戴してきたんですが、ほんとは実験で使った本物の豚の大腿骨のほうがよかったんですが、空港でこれお前なんの骨かとか言われて（笑）取り調べられたりするのも

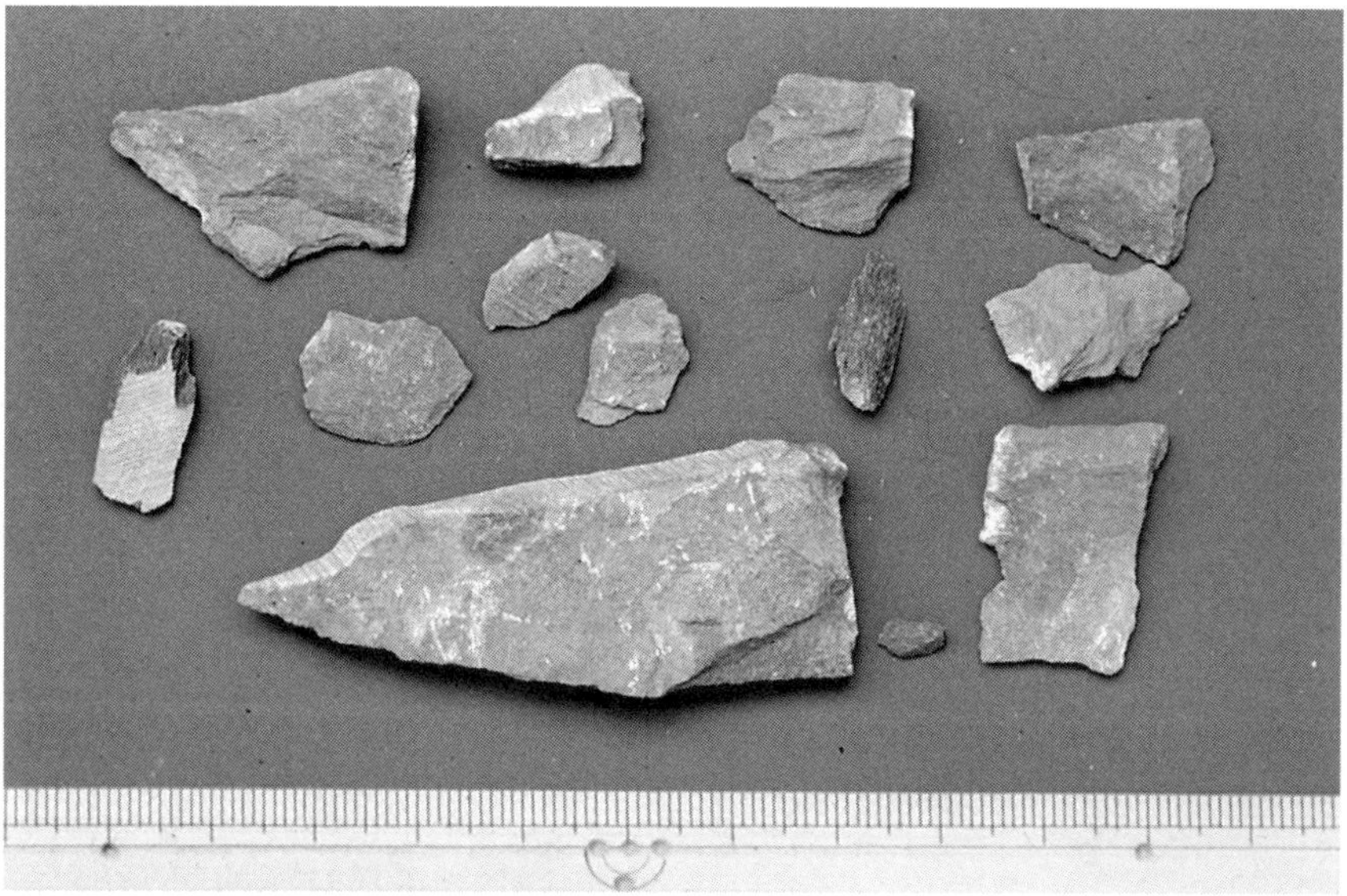

図６　ハンマー石の破片

いやなんで、イヌのエサを借りてきました。それでですね、こういう状態（大腿骨のような「骨」らしい形）の豚の大腿骨を渡したんですね。これなら骨だとわかりますね。そしたら、うちのチンパンジーたちこれを触らないいんですよ、気持ちわるがって。こんなものがね、土の中から出てきたらみなさんどうします？　とりあえずギャーって騒ぐか警察呼ぶかしますわね。こんなのが出てきて、「これは、あ！　人の骨だってウシシッ」って喜ぶのはこのへんの人間ぐらい（笑）。普通の人はだいたい警察へ行くしかないなっていう感じしますよね。で、これだとね、非常に気持ちわるがって触らないいんですよ、チンパンジーって感覚が人間らしいですね。それから、野生のチンパンジーたちは肉を食べるんですね。サルを狩ったりイノシシを狩ったりして。生肉を食べます。それじゃあ食べさせてみようってことで、生肉を、ウマですが馬肉を食わせたんです、生で。スライスして。一頭ずつこうやって食わせてやったら誰も食べないんです。しょうがないからミディアムぐらいに焼いて、塩コショウをして（笑）、そして食わせたらみんな食うんです、全員。うまそうに食うんですよ。私、もうちょっと「レア」の方がいいわ、とかっていう感じなんです。非常に人間に近くて。それじゃあぜんぜん商売にならないじゃないですか。それで、骨の関節に当たる両端を切ったんです。そうするとこういう棒ができますよね。これなら平気で触るんです。関節がついていると気持ち悪いんですよ、骨だから。これただの棒でしょ、触るんです。そこで、これをスプーンでこうして中の骨髄を取り出して食べさせるんですが、誰も食べないんです。中の髄液も誰も食べてくれません、美味しくないんですね。しょうがないので何をやったかというと、髄液を全部出しちゃいまして、こっち側を蓋をして、溶かしたチョコレートを中にザーッと入れて、それを冷蔵庫に入れて固まらせます。中がチョコレートだとわかると指でこうやってほじって食べるんですよ。両側からほじって真ん中とれないじゃないですか、そうするとこれをやっぱり石器のところへ持ってって、叩くんですよ。ハンマーで叩いて割るんです。割れた骨がこれなんです。これで中のチョコレートは全部食べてしまう。そういうことをやります。

## 二次的道具とメタ道具

それからこんな骨のカケラですが、指ではなくてこうしたカケラを使って中のチョコレートを取るようなこともします。これをスプーン代わりにしてこうやって両側から取ります。で、真ん中がどうしても取れないとやっぱり割って、食べます。割れた骨もいろんな形のやつがでてきます。石とおんなじように。これはこんなにとんがってますが、骨ってこういうふうに割れますから。これを道具に使えないだろうかというふうに考えて、それでやったのが、二次的道具として使わないかということをやりました。それは、鉄のこういう筒がありましてね、その中に牛乳瓶を口すれすれまで入れ、牛乳瓶が出てこない程度の穴の開いた鉄のキャップをかぶせます。そこにハチミツを入れます。ここまでは、指を入れるとなめられますよね。今度は入り口ところをシカの革でふさぎます。そして、その鉄の筒を鉄の檻にゆわえてしまいます（図7）。これごとゆわえてしまうんです。だから出てるのはこの部分だけです。この部分のシカの革だけしか出てません。いくらチンパンジーが指の力が強いといっても指では破けないんですよね、薄いシカ革でもやっぱり。ビンビンに張ってありますから。張って牛乳ビンの口にしばってありますから。そうしますとチンパンジーは骨を割って、出てくるこういう尖ったものを使って、ここを破くんです。まあ、石でもそうなんですが、ああいう先の尖がった物を使って、ここを引き裂いて、そこへ枝を入れて、ハチミツをなめるというような。道具らしい道具を作っています。そんなこともやらせています。すごく頭いいですよね、ナッツを割る時にできたこういうものを道具に使おうっていうわけですから。すごいですよね。こういうものは使えないけれどこれは道具に使えるなって、あれは破けるなっていうのがわかって、こういうものを拾ってきて、このところで差して、で、上の蓋を切って、中に指を突っ込んで食べると。ハチミツが減ってくると今度は枝を探して来て枝を突っ込んで全部なめてしまいます。そういうような二次的道具作りができ

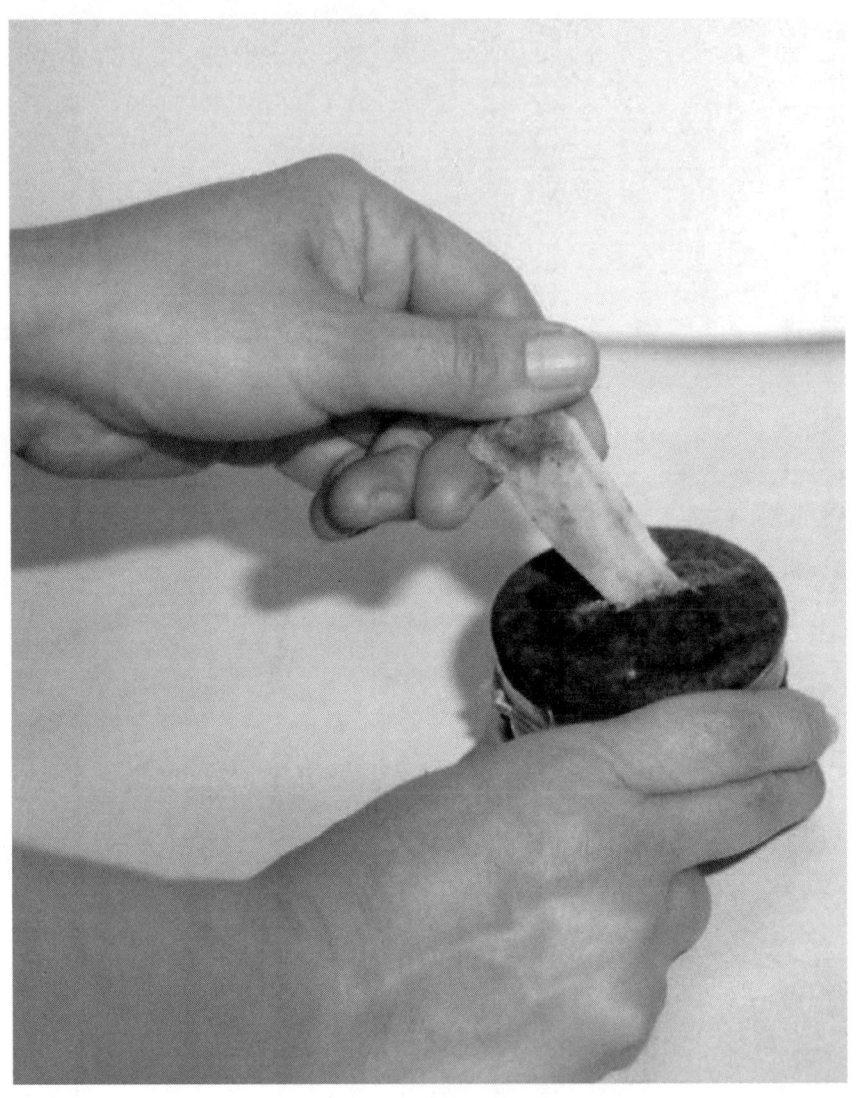

図7　ナイフの使用

る。

それからもう一つ、さっき関先生が言ってたのは、野生のチンパンジーでですね、ナッツの実を割るんですが、こういう叩き台の石があってハンマーの石があって、叩くんですね。で、ここですごいなって思うのは、こういうセットをその場所に置いていくんですね。どっかに持ってかないんです、絶対に。それは明日、自分が来てやるだろうし、次に誰か来た者がこれを使うだろうっていうことで、いつもアブラヤシの木の根元に置いてあるんです。さきほど関先生が言ってたメタ道具が現れてきます。たたき台にする石がガタガタしてるとナッツを置きにくいじゃないですか。それで、ガタガタしないように。石をちょっと持ち上げて小さい石を下に入れてやるんです。そうすると動かなくなりますでしょ。そうするとそこへナッツを載せて、割って、食べる。この台の下に差し込んだ小石はメタ道具だと思うのですが。

みなさんのとこにも論文（図8）をお渡ししたのかなと思うんですが、地域によってぜんぜん違うんですね。食べるナッツ、それから食べ方もいろんなものが違うんです。地域文化があるんです。今、京都大学の研究者がアフリカでやってる仕事なんですが、チンパンジーって人間と同じでして、群がありますね、その中には複数のオスがいるんです。そして四十頭ぐらいの群で暮してるんです。

群れの血液更新をどうするかっていうと、性的に成熟したメスが群れを出て行く。オスの子は母親のところへ残るんです。人間の社会によく似てますでしょ。こちらの村へお嫁さんを出し、こっちの町からお嫁さんをもらうというような感じで、メスの交換をやって血液更新をしております。ですから、この群れ特有の文化を持ったメスがよその群に行く、そこでいろんな文化が混じって広がる。

| 行動様式 ＼ 単位集団 | ボッソウ | タイ森林 | ゴンベ | マハレ M集団 | マハレ K集団 | キバレ | ブドンゴ |
|---|---|---|---|---|---|---|---|
| ハンマーで叩き割る | 非常によくある | 非常によくある | ない | ない | ない | ない（環境条件?） | ない（環境条件） |
| 杵つき行動 | 非常によくある | ない | ない | ない（環境条件?） | ない（環境条件?） | ない（環境条件?） | ない（環境条件?） |
| シロアリ釣り | ない | ない（環境条件） | 非常によくある | ない | 非常によくある | ない（環境条件） | ない（環境条件?） |
| 枝から直接アリを掃き落とす | ある | ない | 非常によくある | ない | ない | ない | ない |
| 枝から直接アリを食べる | 非常によくある | 非常によくある | ある | ない | ない | ない | ない |
| 骨髄を取り出す | ない | 非常によくある | ない | ない | ない | ない | ない |
| 葉に座る | ある | よくある | ない | ない | ない | ある | ない |
| ハエをはたいて追い払う | ない | よくある | ある | ない | ない | ない | よくある |
| かゆいところをかく | ない | ない | よくある | ない | ない | ない | ない |
| ものを投げる | 非常によくある | 非常によくある | 非常によくある | 非常によくある | ない | ある | ある |
| 傷をみる | ない | ある | ある | ない | ない | 非常によくある | ない |
| 葉をびりびりと破る（リーフ・クラッピング） | 非常によくある | 非常によくある | ない | 非常によくある | 非常によくある | よくある | 非常によくある |
| 葉の上で寄生虫をつぶす | ない | ない | よくある | 不明 | 不明 | ない | ない |
| 寄生虫を調べる | ない | ない | ある | 不明 | 不明 | ない | 非常によくある |
| 指で寄生虫をつぶす | ない | 非常によくある | ある | ない | ない | ない | ない |
| 腕を頭上で絡ませる | ない | よくある | ない | 非常によくある | 非常によくある | 非常によくある | ない |
| 指の関節でノックする | ある | 非常によくある | よくある | 非常によくある | 非常によくある | ない | ない |
| 雨踊り | ない | よくある | 非常によくある | 非常によくある | 非常によくある | 非常によくある | よくある |

**チンパンジー文化の多様性**

アフリカ中央部に散らばる6つの調査地の研究者に質問し、7単位集団のチンパンジーの行動を「ある」、「なし」などで分類した（マハレには2つの単位集団がある）。それぞれの行動は、「非常によく見られる」（customary；1つの年齢あるいは一方の性別のうちのほとんど、あるいはすべてのメンバーに生じる）、「よく見られる」（habitual；それほど一般的ではないが、繰り返し生じる）、「ある」（present）、「ない」（absent）、「不明」（unknown）に分けた。ある行動は、環境条件が整わないので存在しない。例えば、ブドンゴではコウラの実が入手できないので、ハンマーによるナッツ割りはしない。文化の多様性を示す例として分類できるチンパンジーの行動様式は39種類あった。そのうちの18を以下に示す。（A. ホワイトン／C. ボッシュ）

**ハンマーで叩き割る**：栄養になるコウラの実を叩き割るのに、原始的なハンマーや鉄床として石を使用する。

**杵つき行動**：アブラヤシの樹冠中央部の若葉を引き抜き、抜き跡の穴に、引き抜いた葉の柄を差し込んで、杵（きね）のように突く。そして、深くなった穴に手を差し入れ、突き崩された髄を取り出して食べる。

**シロアリ釣り**：シロアリのアリ塚の中に、柔らかくて薄い樹皮を差し込んで、シロアリを引きずり出し、食べる。

**枝から直接アリを掃き落とす**：巣に突っ込んだ枝にアリが登ってきたら、巣から枝を出して、口元に寄せ、枝を引きながら枝からアリを手で拭き取って、口の中にアリを掃き落とす。

**枝から直接アリを食べる**：巣に挿入した枝の上に少数のアリが登ってきたら、口へ枝を直接はこんで、アリを食べる。

**骨髄を取り出す**：肉を食べたあとのサルの長い骨の骨髄を、小さな枝を使ってほじくり出して食べる。

**葉に座る**：濡れた地面では、何枚かの大きな葉の上に座り、尻を直接地面につけない。

**ハエをはたいて追い払う**：ハエを近づけないように、葉がたくさん付いた小枝をはたきのように使う。

**かゆいところをかく**：大きな石や枝を使って、自分の体のかゆい部分をかく。

**ものを投げる**：石や枝のような物体を、不正確ではあるが、目標めがけて投げる。

**傷をみる**：けがをしたとき、葉で傷に触れて、次にその葉を調べる。いくつかの事例では、葉をまず噛みほぐす。

**葉をびりびりと破る（リーフ・クラッピング）**：発情した雌の注意を引きつけようと、雄が葉を音を立てて噛みちぎる。この葉は食べない。

**葉の上で寄生虫をつぶす**：毛づくろいした相手から取り除いた寄生虫を、まず葉の上にのせ、それから押しつぶす。

**寄生虫を調べる**：毛づくろいの最中に取り除いた寄生虫を、手のひらに置いた葉の上にのせ、寄生虫を丹念に調べてから、食べるか捨てる。

**指で寄生虫をつぶす**：毛づくろい中に相手から取り除いた小さな寄生虫を、前腕の上に置く。そして、虫を繰り返し叩いてから食べる。

**腕を頭上で絡ませる**：頭上で手を絡ませたまま、もう一方の手で互いに毛づくろいする。

**指の関節でノックする**：求愛行動中に注意を引きつけるために、木などの硬いものを指の関節で叩く（ノックする）。

**雨踊り**：大雨が降り出すと、おとなの雄は枝を引きずり、地面を平手で打ち、板根を叩いて、パント・フート《フーホ・フーホ…ファー》という叫び声を伴った突撃誇示を行う。

図8　文化からさぐるチンパンジー社会（見開きとも、日経サイエンス、2001年4月号。A. ホワイトン／C. ボッシュより作成）

多摩動物公園から大阪の天王寺動物園に行ったアップルというチンパンジーがいます。この子は石器でナッツ割りができるんですね。大阪の飼育係がすぐにナッツ割り石器を作ってくれたんですね。そうしましたらアップルはですね、即座にやるんですよ。ところが、おおっぴらにやらない。こうやって、みんなから見られないように後ろを向いて（笑い）、自分だけうまそうに食うんですよ。みんな何やってるんだろうと覗き込むのですが、見せようとはしません。そういうヤラシイところがものすごく人間的です。みんなの見てるところで見せてやればいいのに、後ろ向いて。ほんとにイヤナヤツです。彼女生まれつき、ちょっといじわるなのかもしれない。

## 作業はチンパンジーを生き生きとさせた

こういうふうに道具を使わせるという実験と、もう一つはみなさん方に関係のある作業をさせようという実験です。二つの流れになっています。

作業としてやった実験はですね、うちのチンパンジーは、私が担当した時にはコンクリートのキノコ型をした日よけと水を飲むための池しかない平らな放飼場にゴロゴロ寝そべっていたんですね（図9）。特に冬には、ほとんど動かず退屈病になります。これはあんまりいいことじゃないなと思って、アフリカだったら樹の上にいるわけだから、とりあえず柱を立てて、ジャングルジムを作ってそれで登らせましょと（図10）。でも登れてもそこで、じっとしていたら、あんまり意味がないじゃない、それで何か知的なことをやらせましょということで、考えついたのが人工アリ塚です。これはあのジエーン・グドール女史、みなさん知ってます？　アフリカでチンパンジーの観察を長年やってきたジ

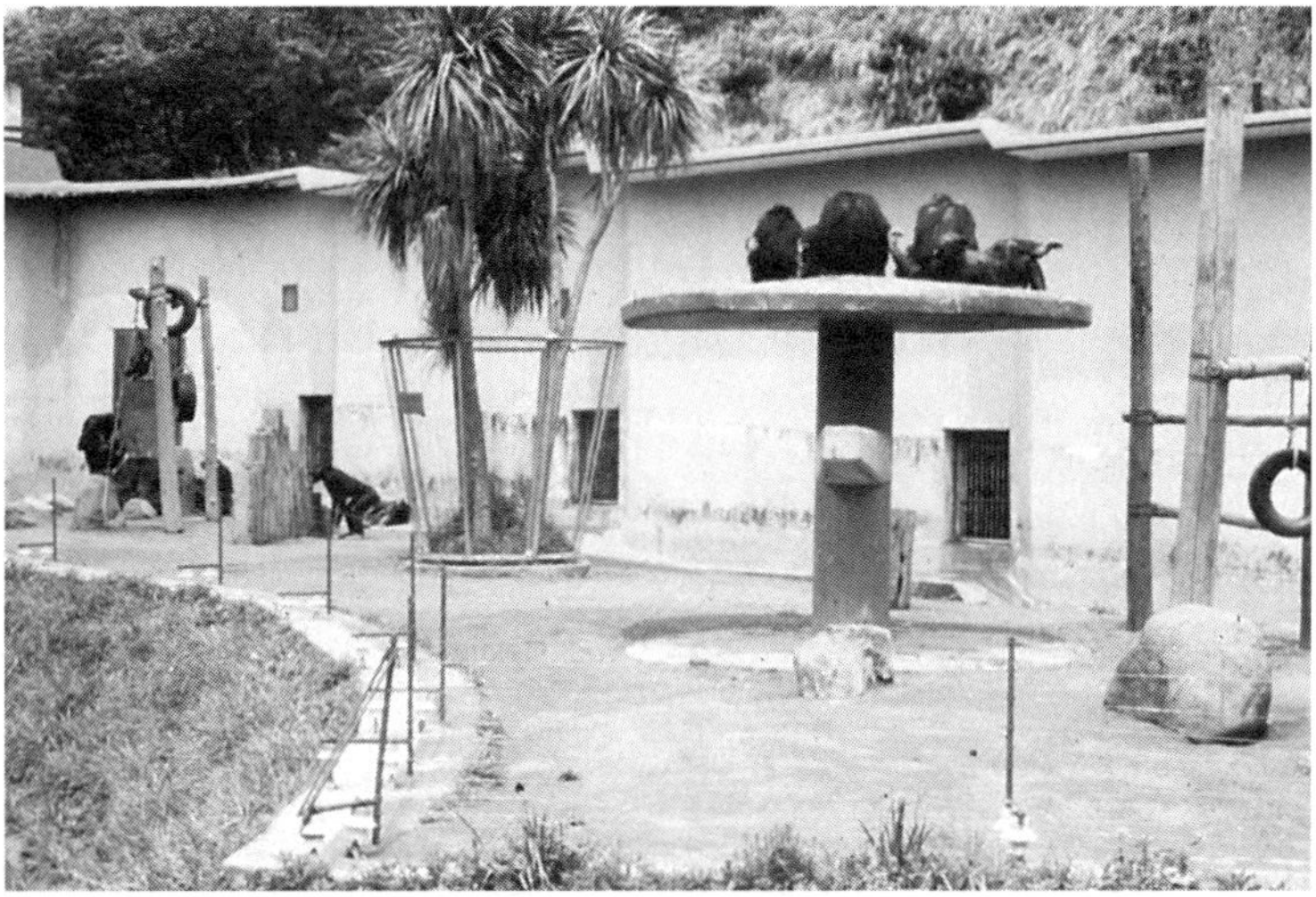

図9　放飼場

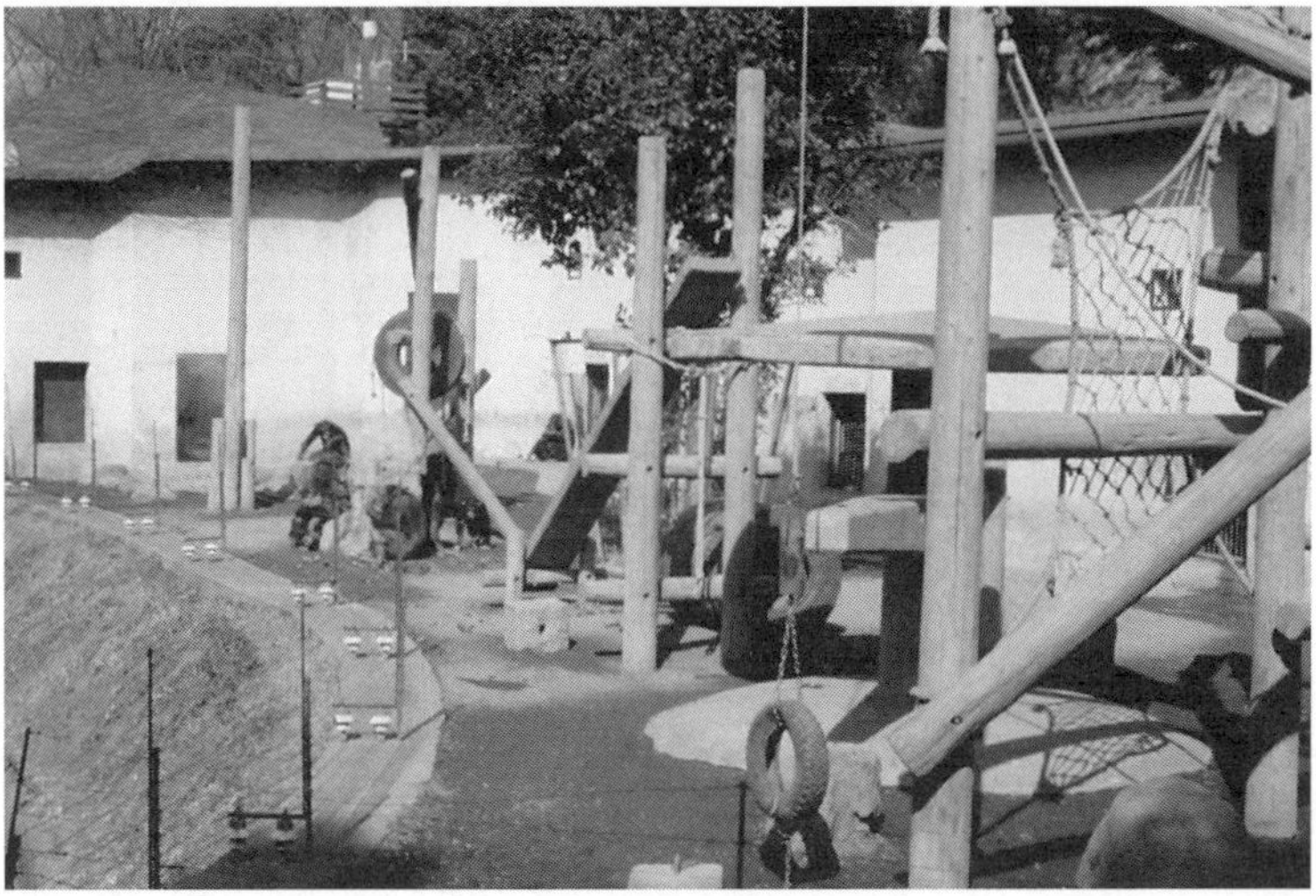

図10　放飼場

ェーン・グドールという学者が一九六四年に書いた論文に、チンパンジーがアリ釣りをやるんだということが載っていました。それにヒントを得まして、人工アリ塚というものを動物園でもできないだろうかと考えて、こういうアリ塚を作ったんです（図11、図12、図13）。だいたいやってくれるかどうかもわからないし、どうなるかもわからないから、肥溜めを伏せたみたいなもの作って、真ん中に部屋を開けましてね、そしてそこにハチミツを入れたお皿を二段入れて、裏側の扉を閉めるのです。表面から穴をあけてパイプを通して、枝を入れるとハチミツが付いてくるというような構造です。朝、運動場に出す前に、蜂蜜の皿を出し入れする後ろの扉を閉めてしまいます。チンパンジーを出したらチンパンジーがそこらへんの枝を拾ってきて穴に枝を刺し込み蜜をなめるだろうか？　興味深々とカメラをかまえて待ちかまえました。

そこはチンパンジー、すぐに人工アリ塚の構造に気がついてすぐに舐め始めたのです。

今までは、チンパンジーたちは獣舎から出てくるとですね、すぐゴロゴロして毛繕いしたりしてるんですが、人工アリ塚できてからチンパンジーは、朝出てくると運動場を隅々まで歩いて回るんですよ。どこかに昨日飼育係りが掃き残した木の枝はないか歩いて回って探すわけです。そこからもう作業は始まってますから、退屈ではないです。しかし冬の寒い時期になると、動きが悪くなって、どうしても退屈病になっちゃうんですね。退屈病になっちゃうと常動症が出てきますから、壁に寄っかかって壁に頭をゴッツンゴッツンぶつける者もいれば、自分の毛を一本一本抜いちゃう者もいます。痛がゆいので、癖になって全部抜いちゃうんです。手の届くところ全部抜いちゃう。それも、アリ塚を作ってやると収まっていきました。それから高いところがいるだろうからっていうんで、高さ十五メートルの送電線みたいな鉄塔を作って、そこへワイヤー製のロープを渡して、そこからクレモナ製のロープをたらして登らせることを考えました。今、多摩動物公園ではオラウータンのスカイウォークといってオラウータンが地上十五メートルのロープの上を腕渡りして行くんですけど、それも作りました。ワタクシめが考えて、設計して作りました。

チンパンジーの鉄塔の話なんですが、最初の設計では送電線の鉄塔をイメージしてたんですよ。こういうふうに鉄骨を組み合わせて、高さ十五メートルの鉄塔を作ろうと思ったんですよ。そうしたらまず工事課から言われたのは、多摩動物公園は山の上にあるんですね、多摩丘陵のてっぺんにあるんです。こういうところに十五メートルの鉄塔建てたら雷が寄って来て落ちるよって言われたんです。雷が落ちたらどうすんのって。鉄塔に乗っているチンパンジーみんな死んじゃうよって言われたんです。今はここに避雷針がついてる。チンパンジーは雷きらいですから雷が鳴っている時こんなとこには登りませんので、大丈夫だよって言ったんですけど、みんな避雷針つけろって言うから今は避雷針がついてます。飼育係は動物のことしか考えず、目茶苦茶なこと言うもんですから工事課の方は非常にたいへんだろうと思います。十五メートルの鉄塔を一本作ると三千万円かかります。チンパンジーの遊び道具で三千万円だよ、お前。これ俺たちの家が建つ金額だよって言われて、これはボツ。電柱みたいなものなら、まあ一千万円ぐらいでできるから、これならお金出してあげるから作ってもいいよっていうんで二本作ったんです(図14)。でも二本だとおもしろくないですよね、ことここしかありませんから。で、ここに水モートがあって水が張ってあってこちらからお客さん見えるようになってるんですけど、お客さんのほうにもこれ建てようって言ったんです。お客さんのほうをチンパン

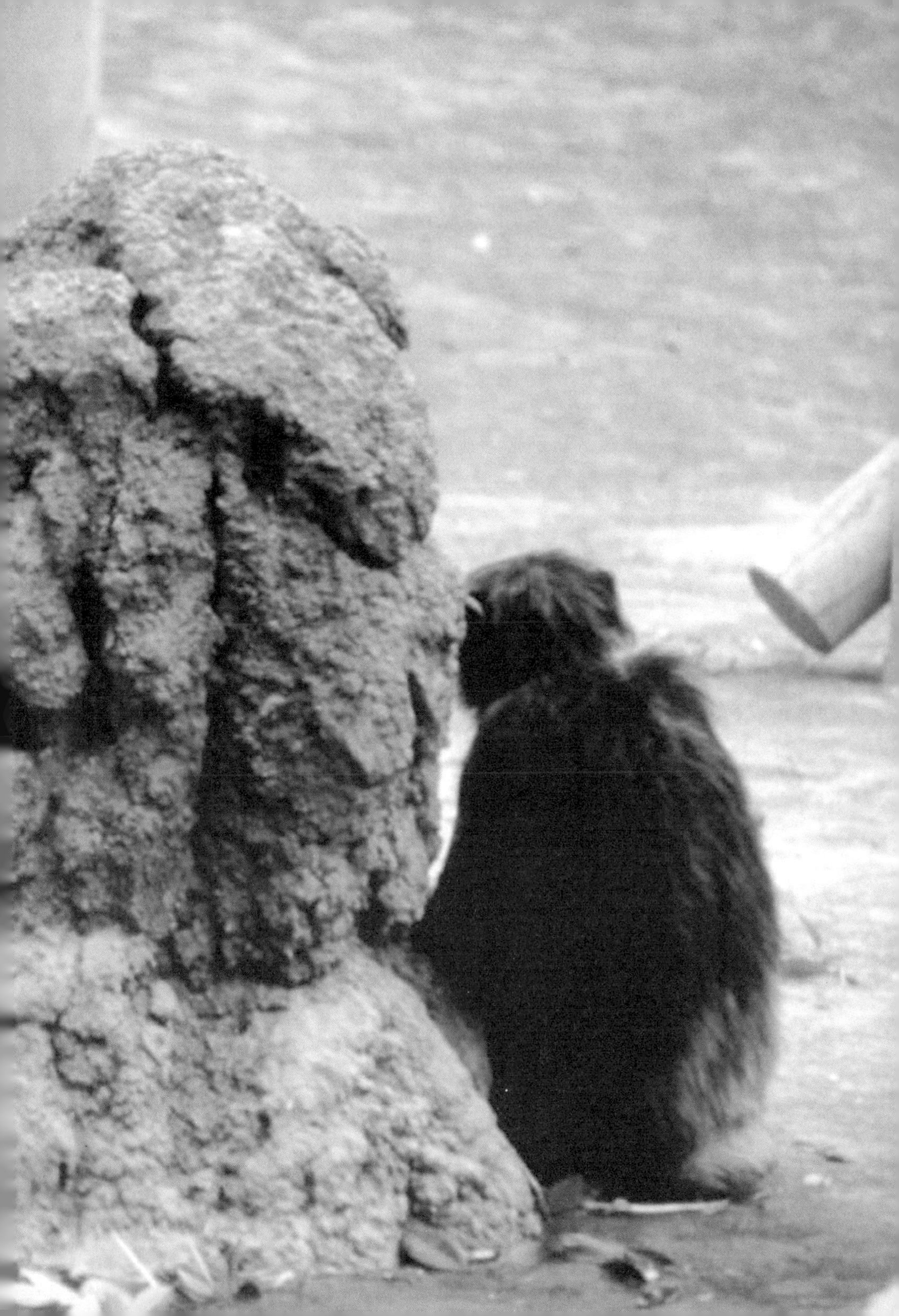

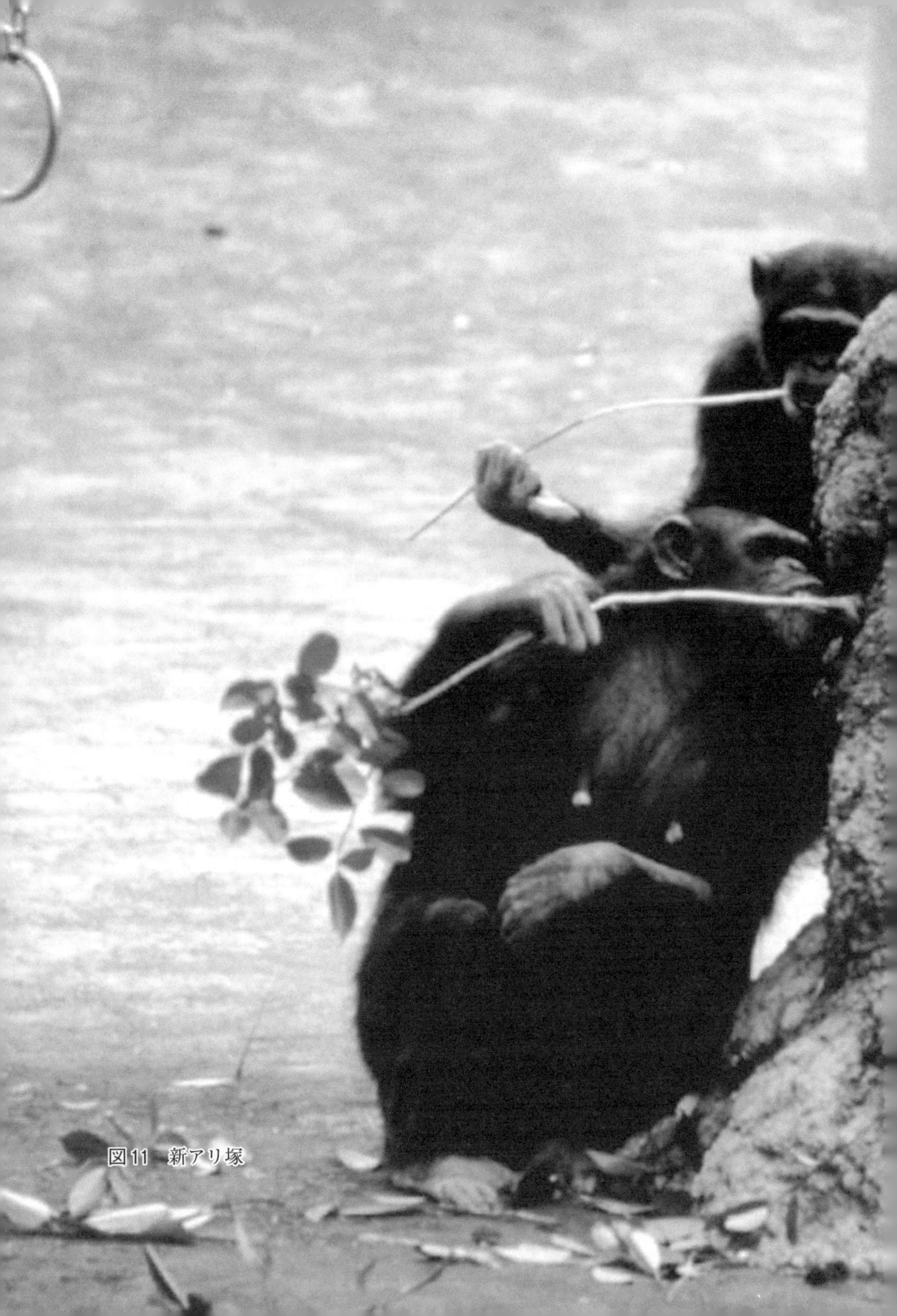

図11　新アリ塚

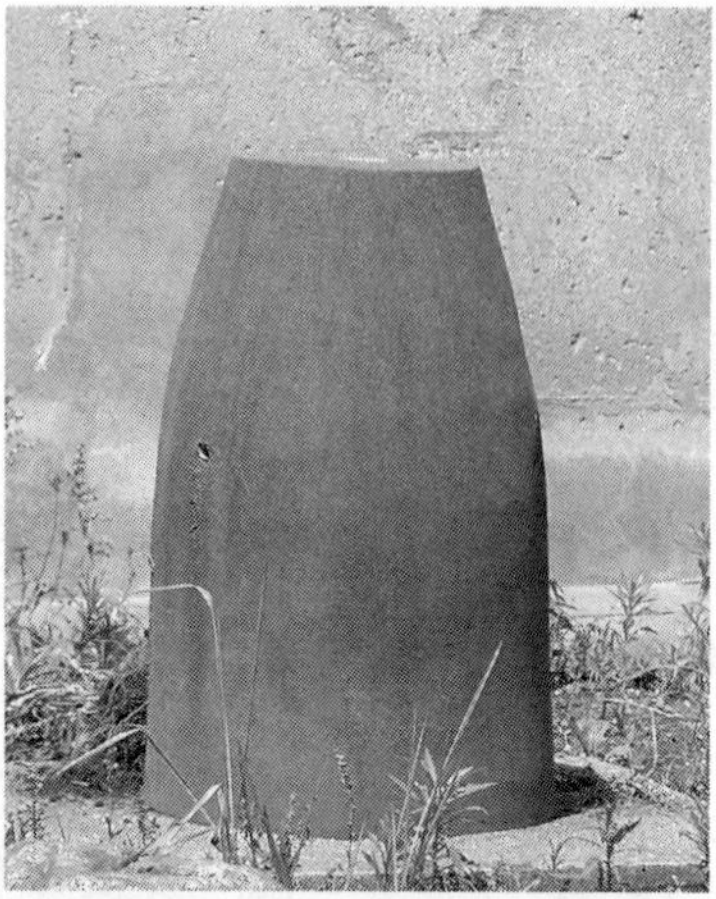

旧アリ塚

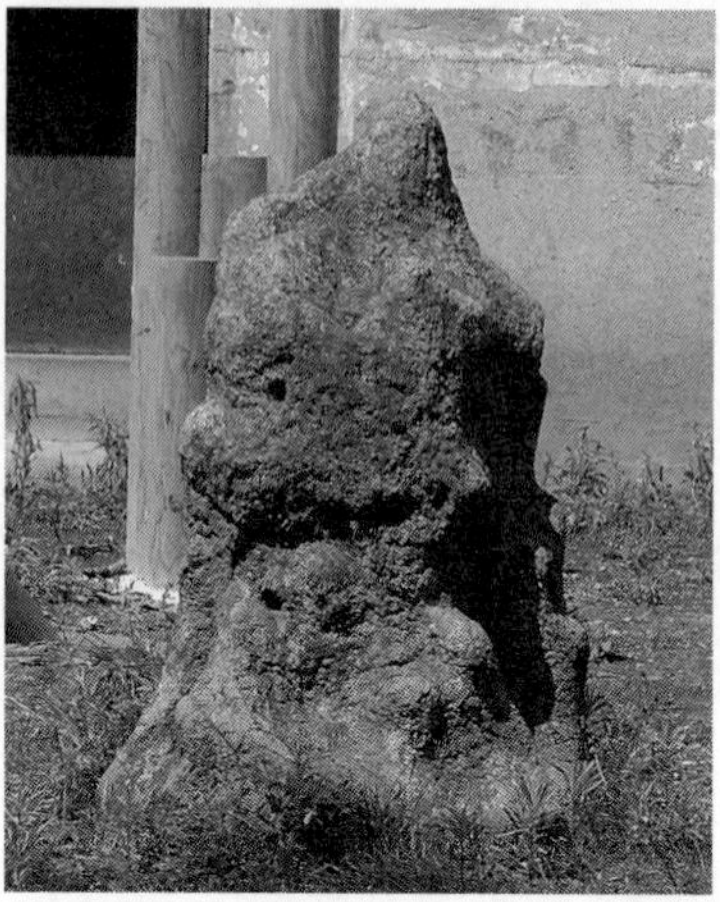

新アリ塚

図12　新旧アリ塚

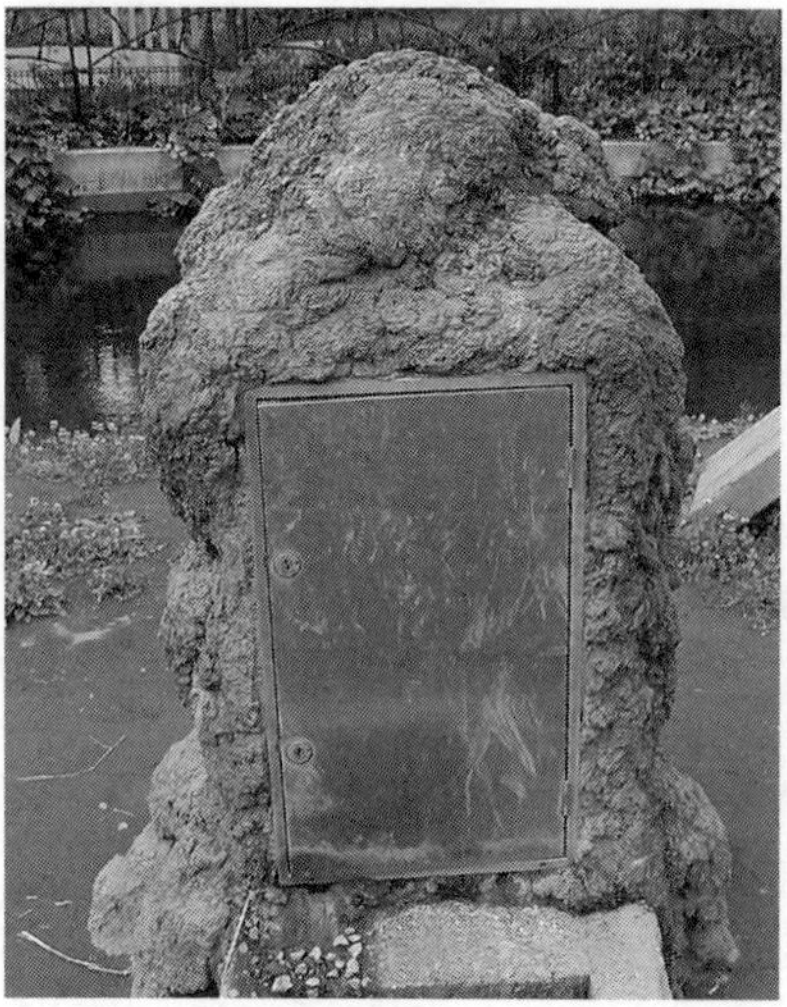

裏側

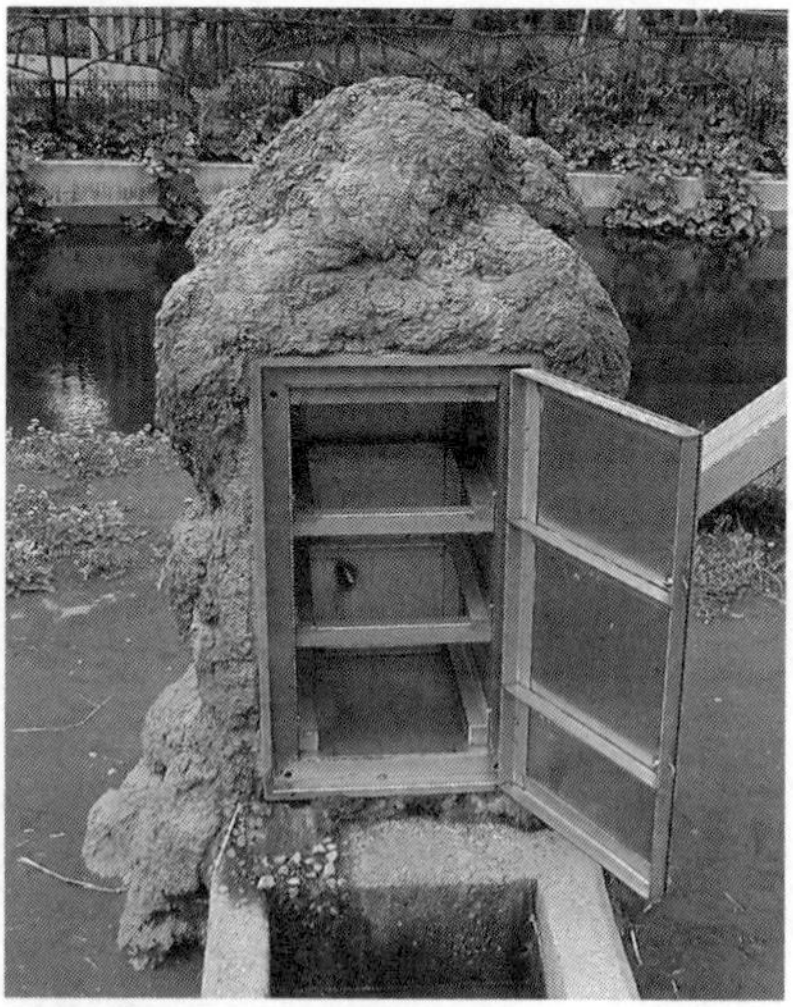

内部

図13　アリ塚の構造

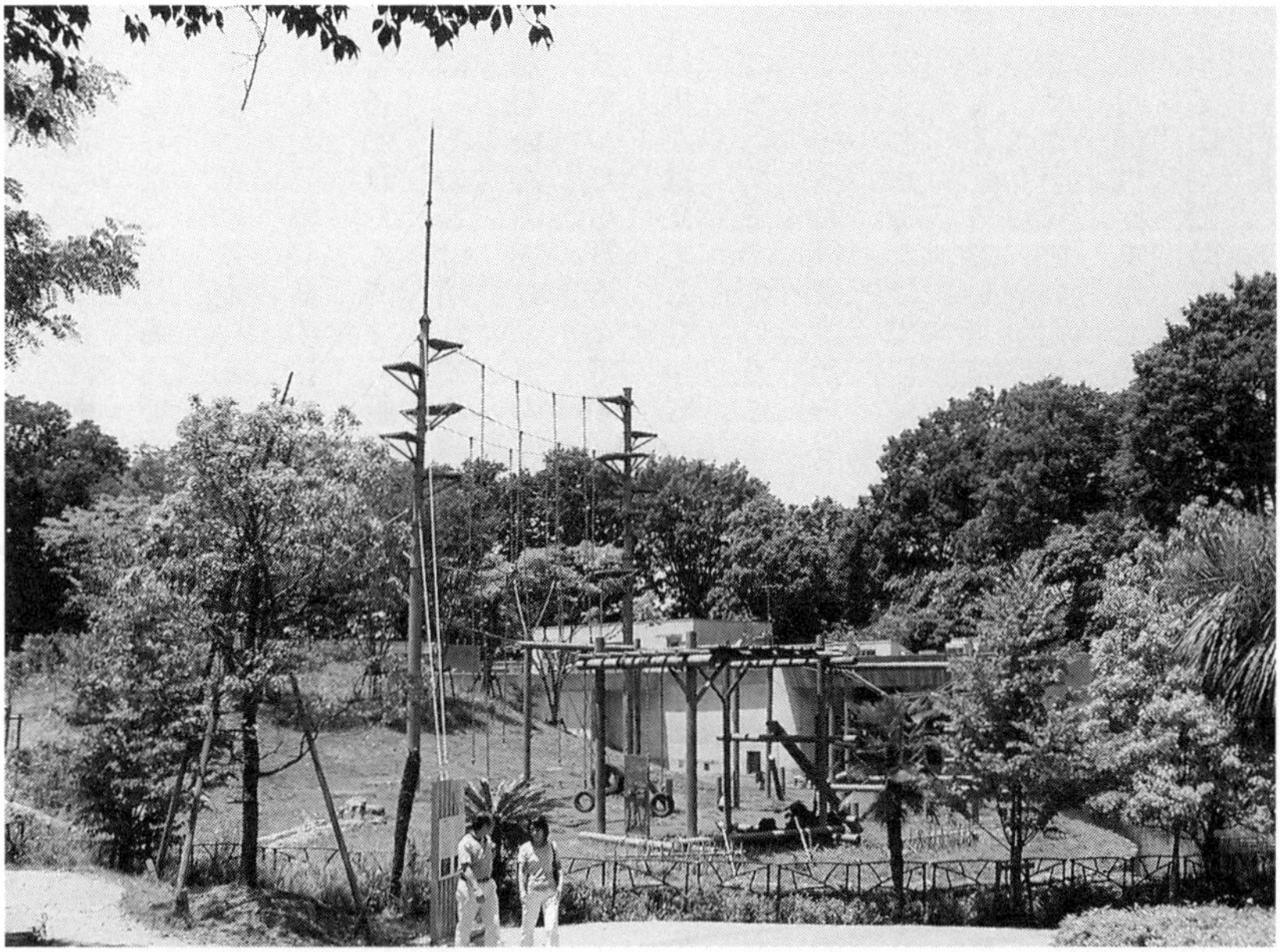

図14　新チンパンジー舎

ジーがこうやってこうやって三角に動いたらすごくおもしろいなと思ったんです。降りてきたらどうするって言うから、降りないように電柵でスカートのようなものをはかせればよいのでは、と提案したのですが、それでも降りてきたらどうするかと心配するから、降りてきたら俺が行ってつかまえてくるからって言ったら、お前がいなくなったら誰がやるのって言うからそれもボツになって、こういうのになったんです。ここにこういう太いワイヤーとそのワイヤーからロープがいっぱい垂れ下がっています。そしてこういう部分、ロープの端の部分が切りっぱなしになってブラブラしてたんですよ。上から下げて。でこれを登るだろうと思ったら、誰も登らないんです。それでですね、ここに柱を支えるためのワイヤーがあるんですよ。これは固定してますね、引っ張ってるわけですから。ここと、ここで固定してて動かないわけですよ。そしたらここを登るんですよ、こんな斜めのところをわざわざ登るんです。このぶら下げたロープを誰も登ってくれないんです。

そしたら霊長研の松沢哲郎さんが来まして、ぶら下がったロープを見て、「それは登るわけねーよ」って言われたんです。野生の森で蔦が木に絡み付いていて、それの根元がブラブラしてるっていうことは、その蔦は枯れてる。だからそれを登れば自分が落っこちるから絶対登らないよ。そこで、しょうがないんで、ロープの先にトラックのものすごく大きいタイヤを四個合わせてロープを通してしばってやったら登るんです、はじめて。こう引っ張ってみて、動かないなっていうのがわかって、こいつは根がはえてるなっていうんで登る。これも知恵ですよね。確かにそうなんですよ、これ、下がブラブラしてるっていうことは枯れてる蔦ですから、これ登ってったら三十メートルぐらい上から落っこっちゃうわけですから登らないんです。こういうところはすごいなあって思います。これは振ってみるとわかるわけです。自分で確かめてるんです。こうやって振ってみるんですよ。そうすると下が浮いてるじゃないですか。動くわけですよ。上はこうやって引っ張るとしっかりしてますよ、でも下がグラグラに動いたらこれ、野生の植物で言えば枯れてるものですよね、それを登ってったら落っこちる可能性があるじゃないですか。だから登らない。で、下を固定して、下も動かない、上も動かないってなった時にはじめて登るんです。こいつは大丈夫だって。かなり予測して登っている。

彼らは野生の経験がないんですが、野生のチンパンジーが考えて行うような行動も見せてくれます。

野性を知らないのにすごいですね。

現在、多摩動物公園のオランウータンは高さ十五メートルのロープを伝わって一九〇メートル先の飛び地というところに行きます。飛び地は周囲をコンクリートの壁で囲んだだけで、元々そこに生えていたクヌギやコナラの樹が生えてるんです。そこへたどり着くと、野生のオランウータンと同じように、いきなり木の枝に飛び移らないんです。こうやって枝を片手で持って揺らすんです、枝を。枝をだんだん揺らしていって自分の体重をかけても折れないなと思うとロープから手を離してその木に乗り移る、そして次の枝に手をかけてそれをつかまえてから動いていく。だから、生まれてから多摩動物公園にいるわけで、ぜんぜんそういう生態を知らないのにそういうことができるんですよね。それはすごいです。つかまりながらこう動いていきます。あれはたぶん、思考がパッと飛躍してるんですね。「わかった」ってこういうふうに。だからいろんなものを「あ、わかった」っていうように思考がフッと跳ぶところがあるんだと思うんです。そのことによって、経験っていうものがなくてもパッとできる。そうじゃないかなって思える…。チンパンジーに箱をいくつか与えて、天井からバナナをぶらさげてやりますね。あのケーラーの実験（図15）がありますが、あれなんかも突然気がついてちっちゃい箱を箱の上に載せるんですね。あれ、経験があったわけじゃないですね。箱を積み重ねると高くなるっていうことも知らなかったわけです。それを、箱を持ってって箱の上に載せて、バナナを取る。そういうこともやってます。あれもたぶん「あ、そうか」ってひらめいて、持って来てってやってますね。それで届かないともう一つちっちゃいの持って来て三段ぐらいに載せて取ってますね。そういうようなことはできます。

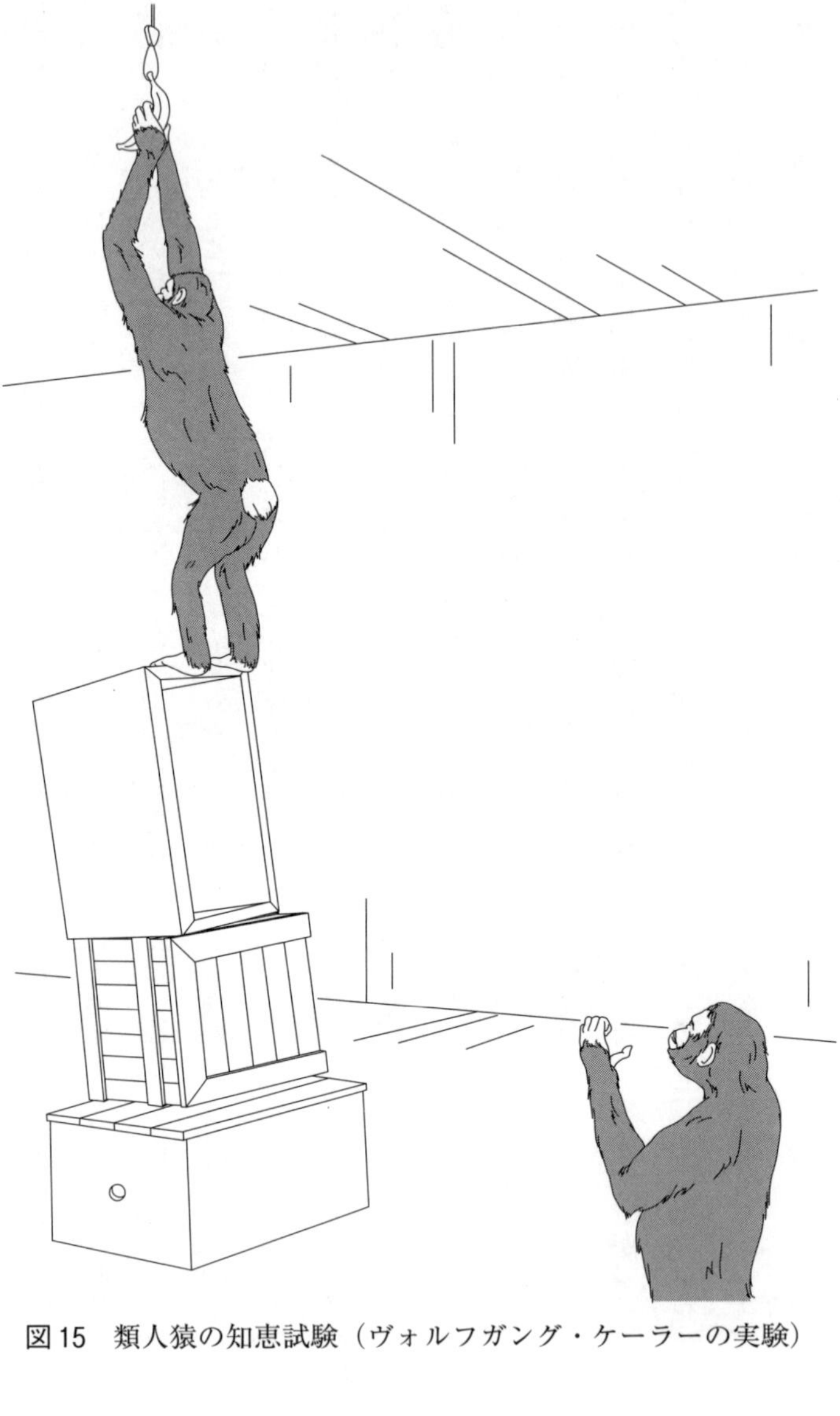

図 15　類人猿の知恵試験（ヴォルフガング・ケーラーの実験）

で、こうしたことは違う個体どうしでもあるのかというのを観察してみました。するとちゃんと学習していることがわかります。学習してるから伝播があるんですよね、学習していきます。教えるということはありません。見て覚えていくだけです。だから石器を割っているチンパンジーのそばに行って、子どもなんか頭叩かれるんじゃないかなって思うぐらいグッと前に顔近づけて見てます。見てたら、それをやってたチンパンジーがどいた瞬間にもうやってます。子どもたちでもやってます。だから人間が六カ月もかけて苦労して苦労して教えたことが、チンパンジー同士だったらあっという間に広がっていきます。だからたぶん野生のチンパンジーでも変わったやつがいて、あれうまそうだから食ってみようって割ったやつができると、群れ全体ができちゃうんですね。今アフリカで野性のチンパンジーが割っているナッツはアブラヤシとかその他の硬いナッツがあります。アブラヤシの実はナスみたいな形してるんですけど、丸くて硬い実もあります。群れにより、アブラヤシの実だと食べるんですが、この丸い実は食べないんですよ、落ちてても。食べたことないんです。ところがこの丸い実を平気で割って食べる者がいるんです。それはたぶんどこか他の群から嫁に来たメスなんです。この嫁に来た先の群では丸い実を食べる習慣があることになります。この丸い実を食べる習慣のある群はどこだろうかと探していくと、たぶんこのメスはこの地域の群から山を越えて嫁に来たんだなってことがわかる。そういうような研究もされております。非常に文化差があるので、まあ「文化」っていう言葉を使うとたぶんすごく嫌がる先生方もいらっしゃるんですが、私はチンパンだって文化をもってると思います。さきほどお見せしたというか、みなさんのところにいっている、このペーパー（図8）はほんとにおもしろいんで。ここの群れでは食べないっていう食物がありますね、そういうところで食べるやつがいると、たぶん食べるところから来た者たち。シロアリを食べないとか食べるとか。それから、ハンマーを上手に操る者とか。ゴンベのチンパンジーは石器使用をやりませんね。それができるっていうことはタイとかそういうところから移動して来た、ということになります。だから行動様式から出身地を探そうということになります。これだけいろんなバリエーションがあるっていうことは、そこに叩くための道具、それからアリを釣るためのこういう道具ですね、そういうものを作れる技術が伝播してくんだなっていうことがわかります。

アフリカの真ん中にコンゴ川が流れていて、コンゴ川の西側のチンパンジーと東側のチンパンジーとは、チンパンジーは泳げないのでここ何百年も行き来が無い、ということにはなっているんです。チンパンジーが泳げないこともたぶん皆さん知らないと思うんです。人間と同じですから泳げません。子供の時に教えてやれば泳げます。

チンパンジーは体重一五〇〇グラムから一七〇〇グラムぐらいで生まれてきます。本当に赤ん坊で生まれてきますから。で、寝返りがうてるようになるのが三カ月です。つかまり立ちできるのが六カ月です。歩けるようになるのが一年。人間と同じでしょ。ほとんど同じです。それから初潮がだいたい八歳六カ月くらいかな。初産の平均年齢が十一歳から十二歳。で上がるのが…上がるなんて言葉はあんまりよくないけど、メンスがなくなるのが三十五歳くらいから四十歳くらいで上がります。この時期に更年期障害になります。気分的にも具合が悪いし、体も具合が悪くなります。人間と同じです。それでだいたい平均寿命は四十年~五十年…今、日本で一番生きてるチンパンジーは五十歳です。彼女ががいくつまで生きるか知りませんけど、まあ六十歳くらいが寿命かなっていう感じがします。まあ人間でも人生五十年と言われたのはつい最近です。今では七十だの八十だのと言いますけど、昔はだいたい五十年で終わりだったんですから、だいたいこんなもん。人間のちょっと昔ぐらいな感じでありますます。ほんとに人間とそういう意味じゃあんまり変わらないんですよね。体に毛が生えているっていうだけぐらいです。

それとあと、手の話なんですが、ゴリラの手って人間の手をでかくしたようなものなんですがチンパンジーの手とちょっと違います。これ、何が違うかっていうと親指がちっちゃいんです。親指がちっちゃくてちょっと横向いてるんです。こういう人間のような大きな親指が他の指と対面の向きをしていたら、樹から樹へ飛び移る時に、必ずこの親指は、突き指します。だから対面しないで他の指と同じ方向に向いてるんです。で、枝から枝へ行けるんですね。それともう一つチンパンジーは、人間の手と違いまして、こういうこと（指の対向）できません。ということは、さきほど出てました、こういうこと（ボールを握るような手）できないんです。握れない、こういう丸いものを人間のようには握れない。チンパンジーの手はですね、骨格が二十七個の骨でできてるっていうのは人間と同じなんですね。コンピュータ上で骨に腱とか筋とか付けてシミュレーションをやってみますと、すごい力があります。三百キロぐらいありますから。それで、チンパンジーって手を挙げてですね、ここ（耳のあたり）から後ろにいきますと手がこう曲がってくる、指先が腱につられて曲がってくるんです。これ以上後ろに行かないんです。チンパンジーって石どうやって投げるか知ってます？　モノを。人間のようにこういうこと（野球のピッチャーのような投げ方）できませんから、ここまで（耳の横）しかいきませんから、こっからモノ投げたってあんまり威力ありませんでしょ。どうやって投げます？　そうですね、下から投げるんです。下からでもソフトボールの選手みたいに後ろに引いてからこう投げることできません。セットポジションだと思っていただければいいです。ここから投げる、こういうふうに、びゅっと。すっごい勢いで、命中率いいですよ。

## チンパンジーから学んだ私自身の作業療法

最後に、今日は私自身の作業療法について話そうと思いまして、作品と道具を持参しました。私自身、定年退職しまして、だいたいうちで寝てばっかりいるわけですよ。本を読んじゃあ…昔のように週に二冊も三冊も読めませんで、目がだめなもんですからだいたい三行ぐらい読むと眠くなって寝ちゃうんですね。これはよくねえなーと思って、作業療法をしようということで、今作業療法を自分で自分に課してやってます。これフクロウです。こういう木から作ります。この四角い木（アメリカ産のバスの木）を削って作ります。やってる道具は歯医者の道具とおんなじです。こういうビットがあって、これが器械につながって回るんです、いろんなビットで削っていって、羽を出し、色を塗って、鳥を作ります。これ木ですからね。今にも飛びそうな感じがしますね。これをやっている間はもう…これ何になるって、道具になるわけでもないですから、まあ飾り物…にもならないようなものなんですが、これやってる時ってほんとに必死ですからね。一所懸命。これ、見るとわかるんですけど全部羽が一枚ずつ彫ってあります。その羽に今度は小さいスジを入れていって。このへんなんかすごいですよ。綿毛の部分て、すごく難しいんですね。こういうところっていうのは意外と出しやすい。羽がかたいので出しやすいんですが、綿毛の部分を綿毛として見せるのはものすごく難しい。そんなことを、こんな道具を使ってやっております。まあ作業療法だなと自分では思っております。家でゴロゴロ寝ているよりはこれをやってるほうがいいかなと。で、始めたんですが、退職する一年ぐらい前から教室に行き始めて、今、二年目です。これ五作目です。スズメを二羽作って、カワセミを二羽作って、これを作って、今はヤマガラを作ってます。これ、できた作品がどうのこうのというよりは、やっていく過程の段階、それからスズメからカワセミになってカワセミからこれになって、これからまあタカとかワシとかになっていくというスキルの部分に喜びを見出しているのかもしれないですね。これはもう人にやることになっています。ヤマガラももう人にやることになっています。これ（台座）は作ったものではありません、拾ってきたもの。これはドラム缶で火をたいていてその横にあった薪の中からもらってきたんです。ちょうだいねって、どうせ燃やすんでしょって。いいよっていうからここを切って、こんな土台を作ったと。土台が決まりませんと足の位置が決まりませんので、土台をまず先に作って。ヤマガラの場合にはエゴの木に止まることになってますので、エゴの木も彫ります。全部自分でエゴの木を彫って、それに実をつけて。実も全部作ります、自分で。そんなようなことをやっています。

それからこれは彫刻刀です。これを彫る時は彫刻刀ではありません。こういうものを使います。日本刀のちいさいやつです。日本刀と同じようにしてありますのでものすごく丈夫なものです。彫刻刀ですと平べったいものに彫っていくんですが、これの場合には丸みを出さなきゃなりませんので、こういうものが必要になってきます。これ用のものなんです。これでこうやって削っていくんです。そうすると丸みが出てきます。これ最初はね、真四角に切っていくんですよ。この形に真四角に切っていく。これ丸いでしょう、丸いからっていって最初から丸く削っていくとですね、ちょっと削りすぎたかなってこうやって削っていくとこれの半分ぐらいになっちゃう。最初っから四角に切っておいて、角をとっていくんですね。そうするとちょうどいい大きさになっていく。これもなんなんでしょうね、やってること自体そのものが楽しいのかな。そんな感じでやっています。まあ作業療法としてはそうですね。

私の作業療法から思い出したというよりも、私がチンパンジーにやらせたことで私の作業療法を考えたというのが本当なんですが、最後にもう一度触れておきますと、作業をやらせたことによって、チンパンジーたちの常同症とかそういうのはなくなっています。今ほとんどありません。みんな毛を抜いちゃうんですよね、こうやって。毛は抜いちゃうし糞は食べちゃうし。頭はゴッツンゴッツンぶつけてるし、それからあと足の指をなめるんですよね。ふやけてきてなくなっちゃうんですよね、指が、指そのものが。そういうようなことも起こっちゃうので。そういうことは今はもうほとんど起こっていません。それはこれだけいろんなことをやらせているからだろうというふうには思っています。■

# Ⅲ　石器技術の発展の契機となったもの

大沼克彦

おはようございます。大沼です。本日は「石器技術の発展の契機となったもの」ということでお話をさせていただきます。あまり堅苦しい話はしませんので、写真などを織り交ぜながらお話したいと思います。実は、私は吉原先生のお話にもありました石器作りをしておりますが、それは、石器時代人と同じ素材、同じ製作道具を用いて石器を作り、そのことを通して、過去の石器製作技術を復元しようとしているわけです。ですから、石器作り自体は私自身のストレス解消にはなるものの、治療にはなっていないので、この点は若干違うのです。そんなわけでして、私の話は今回のシンポジウムの内容から少々ずれるかもしれません。若干堅苦しい話になると思いますが、よろしくお願いいたします。

石器時代は旧石器時代と新石器時代に分けられております。旧石器時代の始まりは人類が誕生して、道具を作り、使いだした時点以後であります。四百万年前とも五百万年前ともいわれる時代以後のことです。その終わりは一万年ぐらい前、氷河時代が終わった頃です。つまり、旧石器時代は四、五百万年ほど続いたのです。ただ、人類が作ったとはっきりと言える石器が確認されるのは二百万年前ぐらいの年代です。したがって、人類が誕生してすぐに石器を作ったかどうかは今のところわかっておりません。この、よくわかっていない時代の道具に関しましては、おそらく、自然に落ちていた鋭い石とか重い石を拾って、何らかの目的に使ったということが考えられます。このようなものは、「偽石器」あるいは「曙石器」と訳されていてエオリスと呼ばれます。このエオリスが実際に使用されたかどうかは、たとえば人間の化石骨とか食べかすと一緒に出土して、人間によって使われたという明らかな証拠がある場合以外はわからないのです。

二百万年前ぐらいになりますと、特にアフリカ地方のことですが、猿人、アウストラロピテクスすなわち「南の猿(状人間)」というヒトたちが明らかに河原に転がっている石を少しだけ打ち割って、pebble toolと呼ばれる礫器を作り、使っています。礫器を作るためには硬い石のハンマーを使用しています。

ここにお見せしますのは、世界の石器時代のおおまかな年代区分です(図1)。いちばん右に石器文化の時間幅、その左が人類の進化、あとは氷河区分やさまざまな年代ですが、今お話した礫器はアルプス地方の氷期区分のギュンツ/ドナウ温暖期あるいは間氷期よりもはるか以前、一七五万年前よりも古い時代に作られたのです。この礫器は時代が新しくなっても残るんですが、徐々に少なくなりまして、手斧、ハンド・アックスと呼ばれるものが作られるようになります。時代の経過とともに、礫器の加工が増加して、ハンド・アックスが出現します。ハンド・アックスはおそらく重さを利用して叩き割るとか、突くとか、力を必要とする機能をもっていたらしいのですが、その製作時に生じたハネモノ剝片は、細かい作業に適した道具とか、鋭い刃をもったナイフとして使われました。ところ

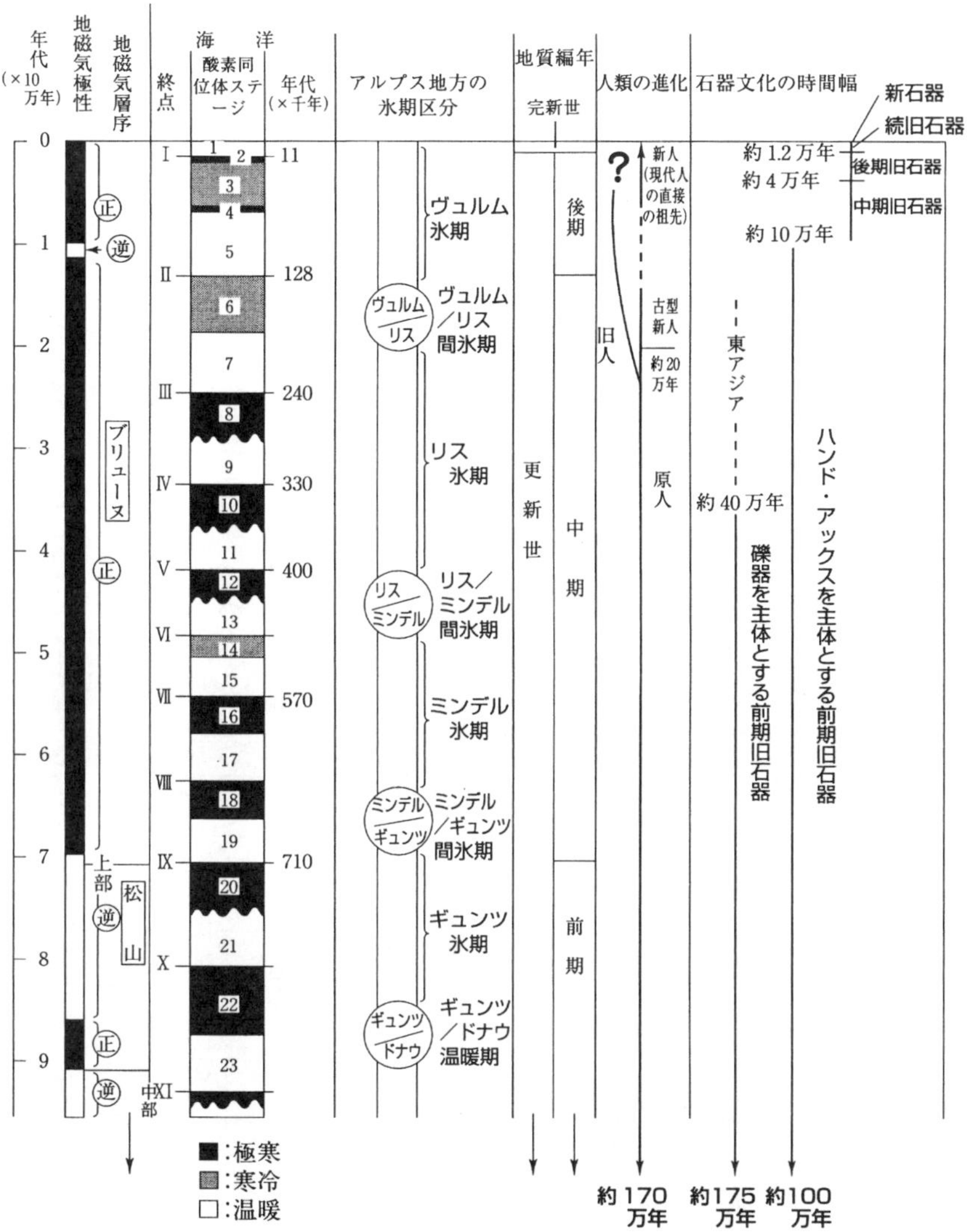


図1　過去1000万年ほどの第四期編年（大沼 2002：図45）

が、最初はハネモノであったものを使っているうちに、それらが非常に良いものだということがわかり、次にはそういうものを意図的に作るために石を準備する技法が生まれました。さらに、石器が小形化して組み合わせ道具が出現するとか、石器は一万年前ぐらいまで進化し続けて、現代のさまざまな道具のもとになったわけです。

こうした石器の材料となった石材を石器時代の人々がどこで手に入れて、どのように加工していたかということに関連することですが、遺跡には、原産地のすぐそばにある場合や原産地から離れている場合など、いろいろな場合があります。石材原産地のすぐそばに住んでいた場合は、原産地から適当な大きさの素材石を住居まで運び、住居の中に石くずが散乱しない程度に離れている場所で石器作りをしていました。あるいは、原産地が非常に遠くにあった場合は、定期的に住居から原産地に行き、原石を持ち運べるぐらいの大きさに打ち割って持ち帰り、住居で石器を製作するというように、さまざまなかたちがありました。

私たちも山形県で産出するケツ岩とか、北海道の黒曜石などを採りに行きます。特に山形県など東北地方のケツ岩地帯では、縄文時代人や旧石器時代人が非常に良質の石材を使っていたんですけれど、現在、河原の転礫に限って言うならば、石器作りに用いることはできるにしても、それ以上の極上質の石材を採取するのはほとんど不可能です。当時の人間はおそらく極上質石材の原産地を知っていたと思いますね。そして、それらを定期的に採りに行っていたと思います。

では、話の順序としまして、世界各地の石器の種類とかではなく、先ずおおまかに、猿人、原人、新人という順序で、猿人の作った石器はどんなものだったか、原人の作った石器はどんなものであっ

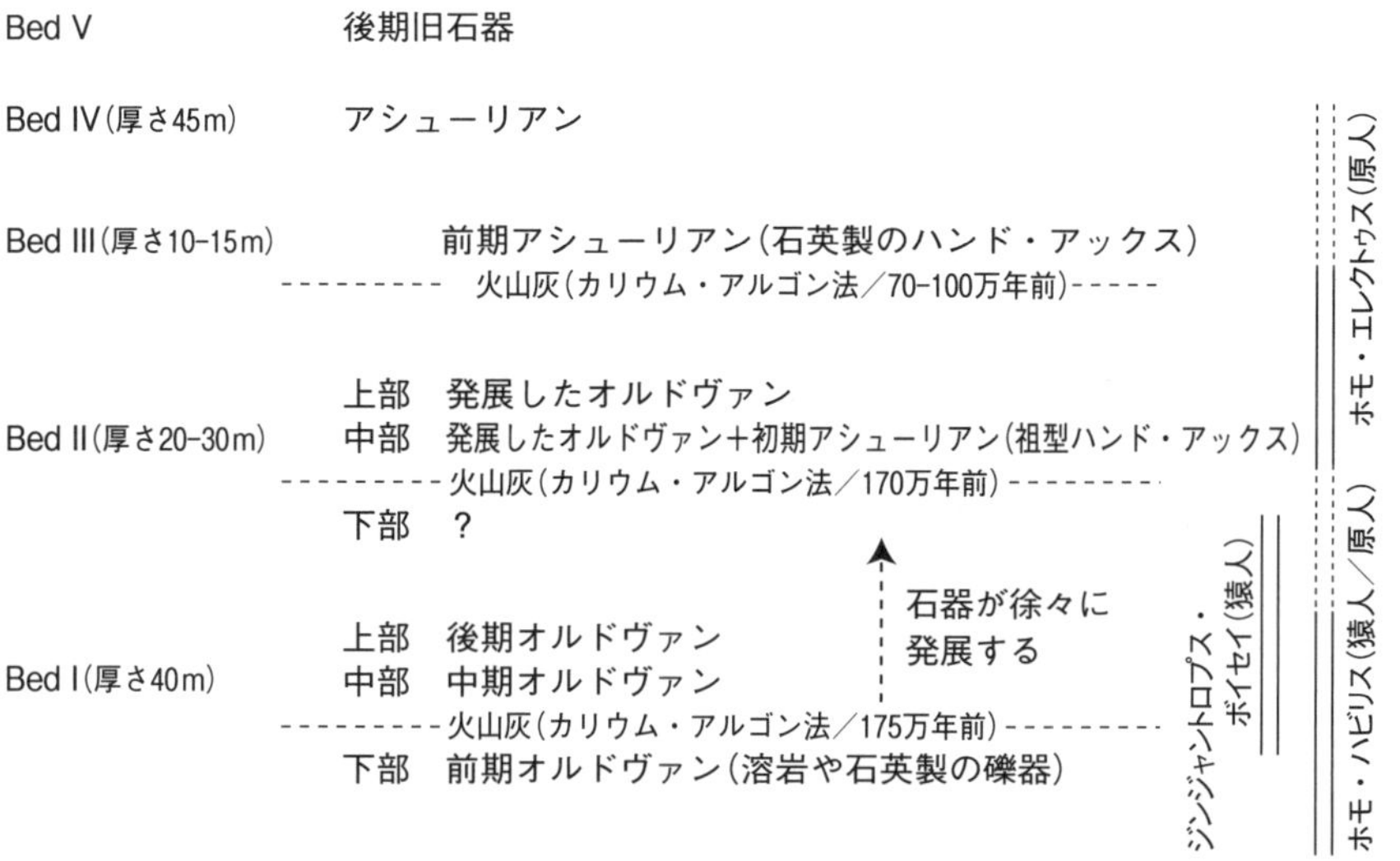


図2　オルドヴァイ遺跡の層序（Leakey 1971より作成）

たか、新人はどのような石器を作ったかというような話をいたしまして、その後に、世界の石器製作技術がどのように発展したかということをお話しします。そのうえで、石器製作発展の契機となったものは何であったのかというところまでお話できたらよいと思っております。

## 石器を作り出した猿人

まず最初に猿人の石器からお話ししたいと思います。

これは、アフリカのオルドヴァイ遺跡です。リーキーという人類学者が一九五〇年以来長年にわたって研究したタンザニアにある遺跡なんですが、ここではいろいろな化石人骨と、先ほど簡単に紹介しました礫器からハンド・アックスへの石器製作技術の発展が見られます（図2）。Bed 1から

5という層序が確認されているんですが、これらは異なる崖の堆積を統合したものです。それぞれの層の年代が火山灰に対するカリウム・アルゴン法という測定法で、一七五万年前、一七〇万年前、百万年前というようにわかっています。人類化石につきましては、一七五万年以前の層から猿人の仲間のジンジャントロプス・ボイセイの化石が出土していますが、同時に、猿人と原人をつなぐと言われているホモ・ハビリスの化石骨が一七五万年ほど前の層から出土しています。そして、一五〇万年前ぐらいの層に、いわゆる原人、ホモ・エレクトゥスの化石骨が出土します。石器の発展と人類の進化が一致するとは必ずしも言えないんですが、全体的にみますと、礫器を作り出したのが猿人で、ホモ・ハビリスあたりになって石器作りが徐々に発展して原人に引き継がれ、原人が技術をさらに進化させていった様子がうかがえます。この原人は、アフリカとか西アジアで古いタイプの新人に進化して、現代人の祖先になったと考えられています。

オルドヴァイ遺跡のものを典型とするアフリカの礫器文化は西アジアやヨーロッパに拡散したと思われますが、「第一次 out of Africa」と呼ばれているようです。また、一七〇万年ほど前にオルドヴァイ遺跡で発展した石器文化は、西アジアとヨーロッパに拡散して、それ以後、地方的な差違を保ちながら発展したと考えられます。

人類の系譜に関しましては、ネアンデルタール人を典型とする旧人は現代人とのつながりをもたないままに死滅したと現在では考えられています。今日有力な考えは、二十万年とか十五万年前ぐらいに原人が、アフリカや西アジアで新人に進化して世界中に拡散し、それぞれのバリエーションをもちながら石器文化を発展させたと考えられています。

以上、古い時代の人類の発展と石器製作技術の発展の両方をみてとれるという意味で、オルドヴァイ遺跡の層序を紹介いたしました。

ところで、東アジアでも猿人らしい化石骨が出ていて、石器らしいものもあるんですが、アフリカの礫器と東アジアの礫器のつながりはまったくわかっていません。そもそも、礫器作りの技術というのは、河原石を一方の手で持って、もう一方の手でハンマーを打ち当てるという簡単なものですから、いつ、どこで出現しても同じようなものになるのです。それが、たとえばハンド・アックスのように少し込み入った技術になりますと、作り方のクセとか形の好みとかが出てきますので、技術の系統とか、発展状況というようなことがらがもう少し細かくみてとれるんですが、礫器の時代にはまだ無理だと思います。

礫器は、一方の手で原石を持って、もう一方の手でハンマーを打ち当てる直接打法という割り方で作られました（図3）。チンパンジーも直接打法で石を割るようですが、よく目にするのは、膝の上に置いた石を割っているシーンです。あれは、教えたニコラス・トスという米国人研究者の方法だと思います。現代人に教えられなくてもチンパンジーがあのように割るのかどうかはわかりませんが、少なくとも教えられると真似できるようです。

これは私がストレス解消のために行っている実験製作用の道具です（図4）。これが石のハンマー、これが鹿角のハンマー、これが非常に硬い木のハンマー、それから、これは手のひらで石核を支える時に手を保護するカバーですね（図5右）。

石器作りは打ち割りだけでなく、圧力でも可能です。アメリカやオーストラリアの先住民族は、有

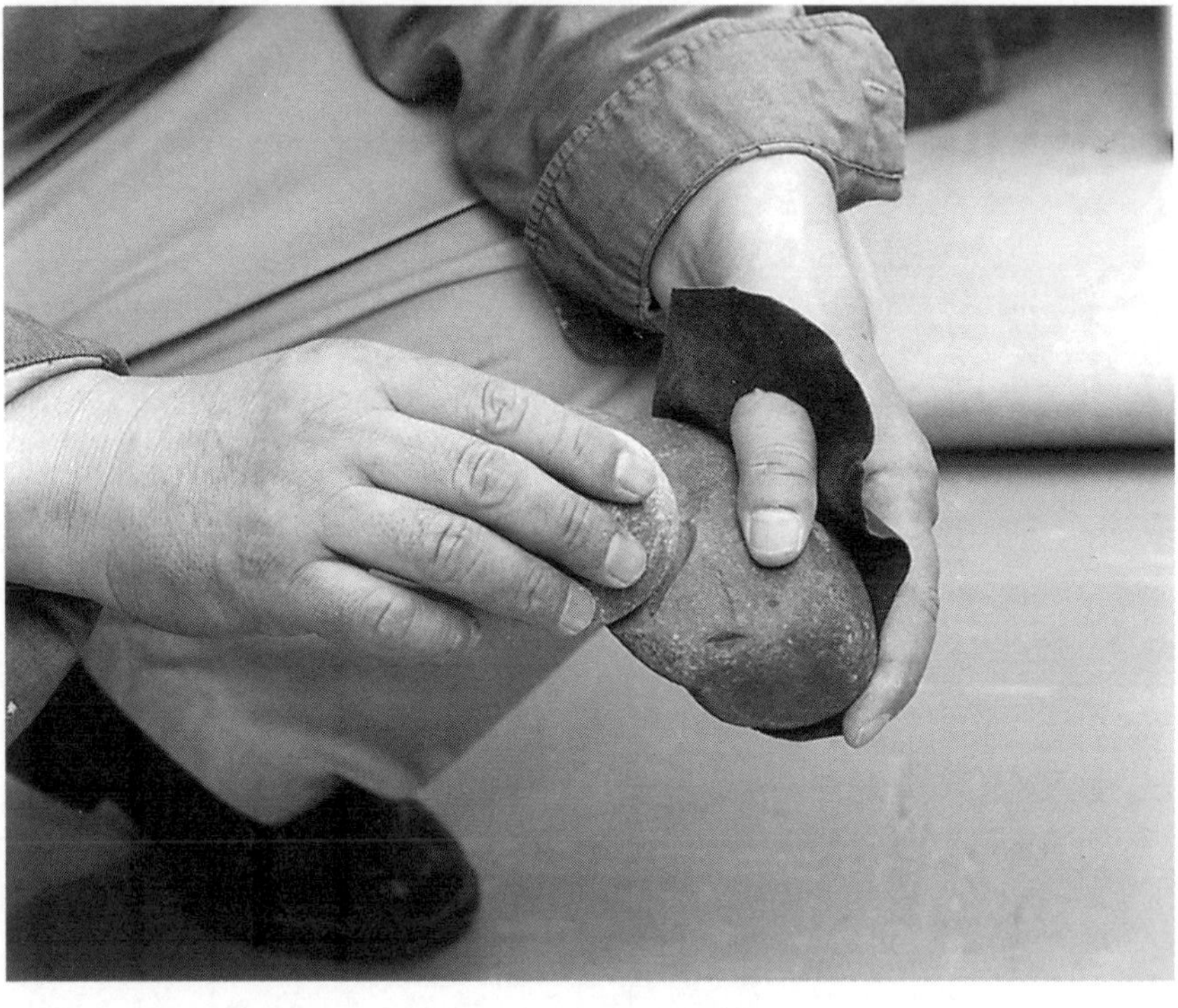

図3　チョッパーの製作

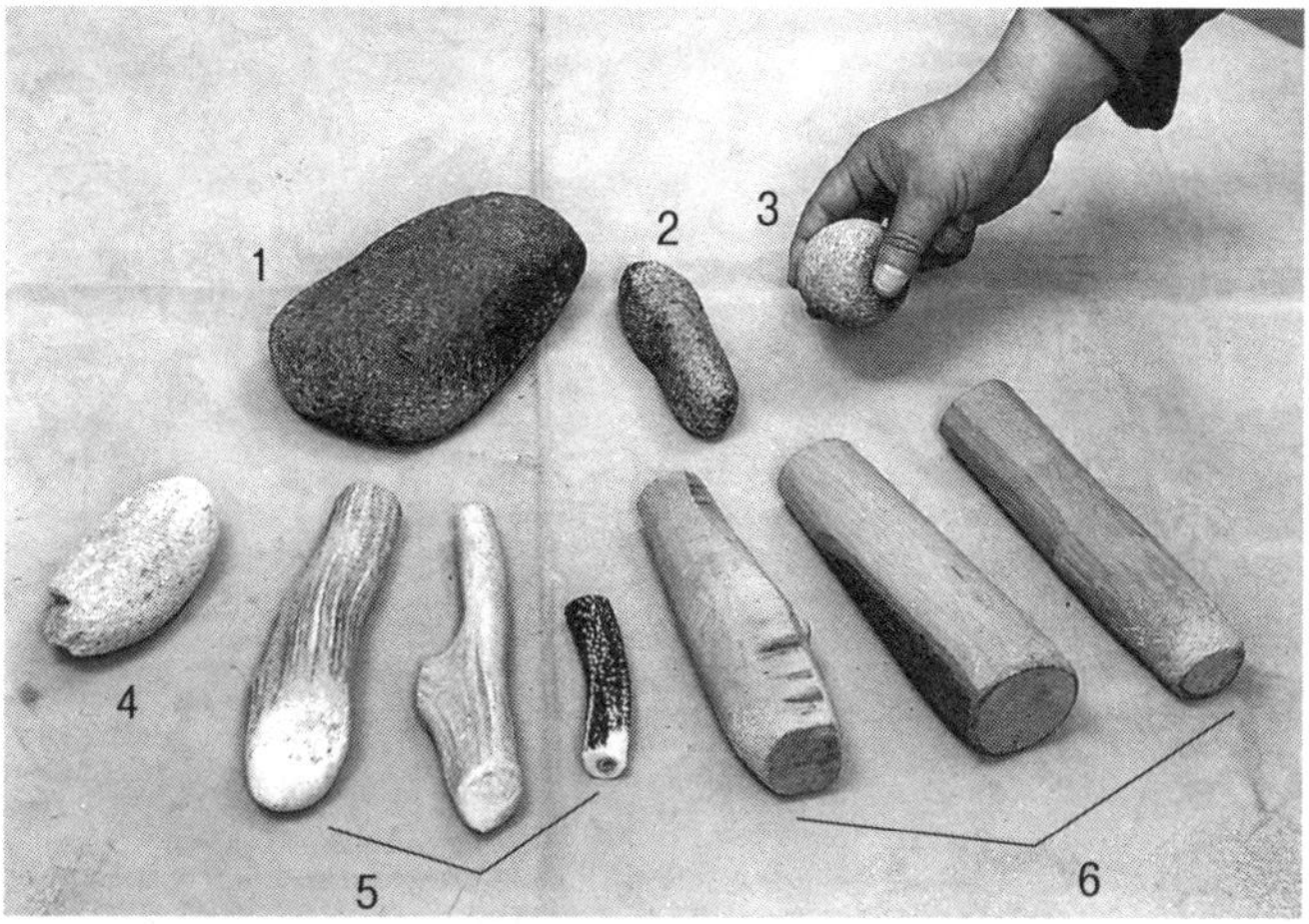


図4　ハンマー各種

(1：大形素材粗割り用の大形硬石ハンマー、2：石のパンチ、3：硬石ハンマー、4：軟石ハンマー、5：鹿角ハンマー各種、6：木製ハンマー（左から、ツゲ、シラカシ、カマツカ))

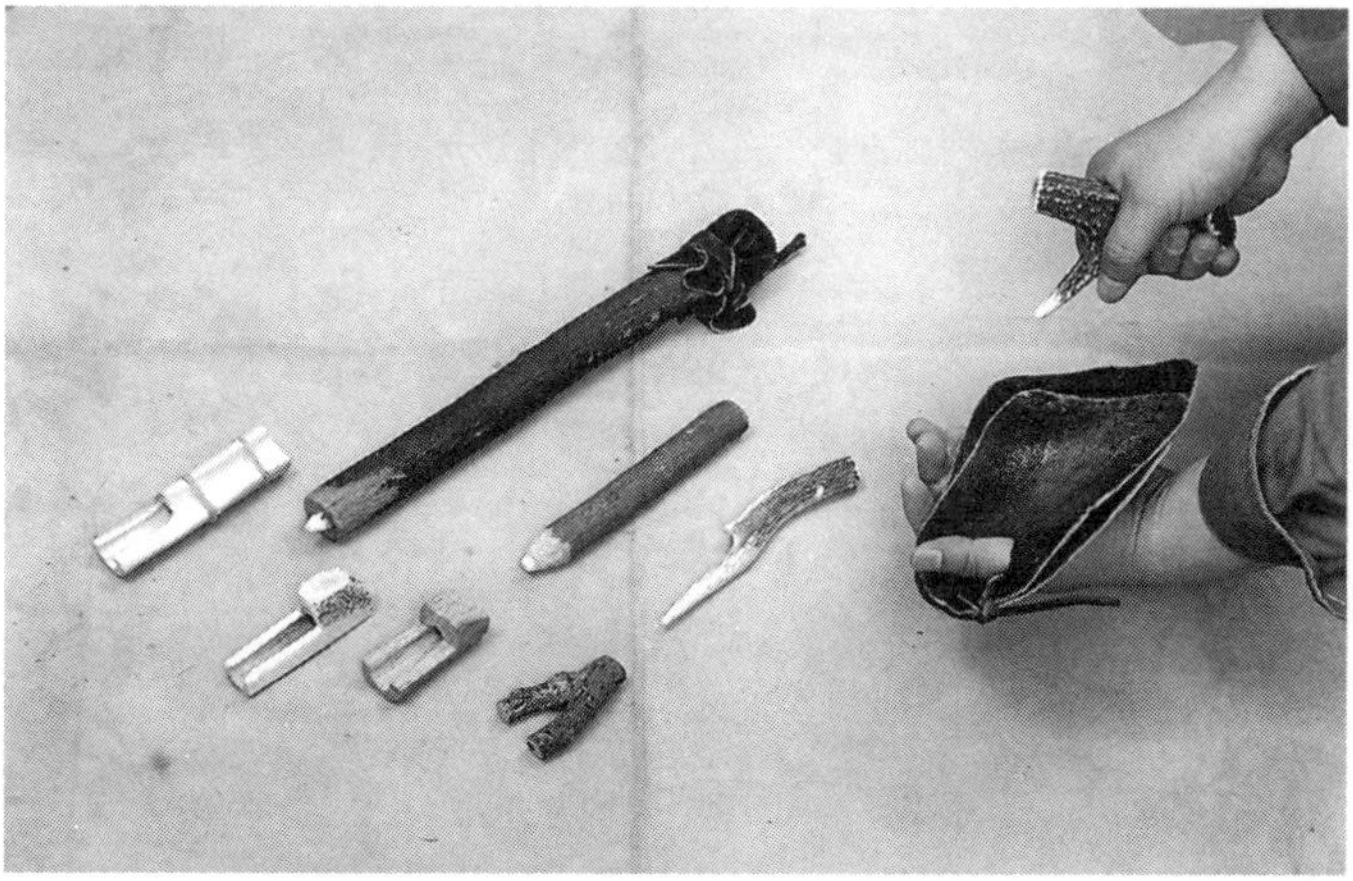

図5　小形、中形の押圧具と固定具

機質の角とか木の道具で素材石を押しながら、圧力で非常に細かい加工をして、非常に整った石器を作っていました。先ほど関先生が紹介されたデンマークの槍も圧力で加工したと思うんですが、おそらく、このような圧力具を使ったのだと思います。ここにお見せするのは、私が圧力で石器を復元製作する時に用いているものです（図5）。

石刃を圧力で剝がす時に石核を支える固定台です。固定台にこしらえた穴の中に石核を入れ、石核のまわりにくさびを押し込んで固定して、石核の一端に木製の柄の（角の先を埋めこまれた）先端を固定して、他端に装着した胸当てに上半身の力を施して、石刃を剝がします（図6）。

これは河原石の表面を二方向に交互に打ち割って作られたチョッピング・トゥールと呼ばれる礫器です。先ほどお話ししましたオルドヴァイ遺跡の中の一七五万年前ぐらいのもので、猿人あるいはホモ・ハビリスが作った簡単な石器です（図7）。このような礫器は東アジアとか世界中にありますが、年代は必ずしも一致しません。石をハンマーで割るという簡単な作業ですので、どこで作られても同じような形をしているんですね。礫器は打ち割り回数が少ないのですが、剝がされた部分が非常に鋭い刃をしていて、何かを叩きつぶすとかに使われたのだと思います。ただ、さきほどの吉原先生のお話ですと、チンパンジーは動物の髄が嫌いなようです。少なくとも動物園のチンパンジーは嫌いなようですが、オルドヴァイ遺跡では、この種の礫器が割れている獣骨といっしょに出土したことから、動物の骨を割って中の髄を取り出して食べた時の打ち割り具だとされたんです。しかし、誕生してまもない頃の人類が動物の髄を食していたかどうかは、専門家ではないので私にはわかりません。

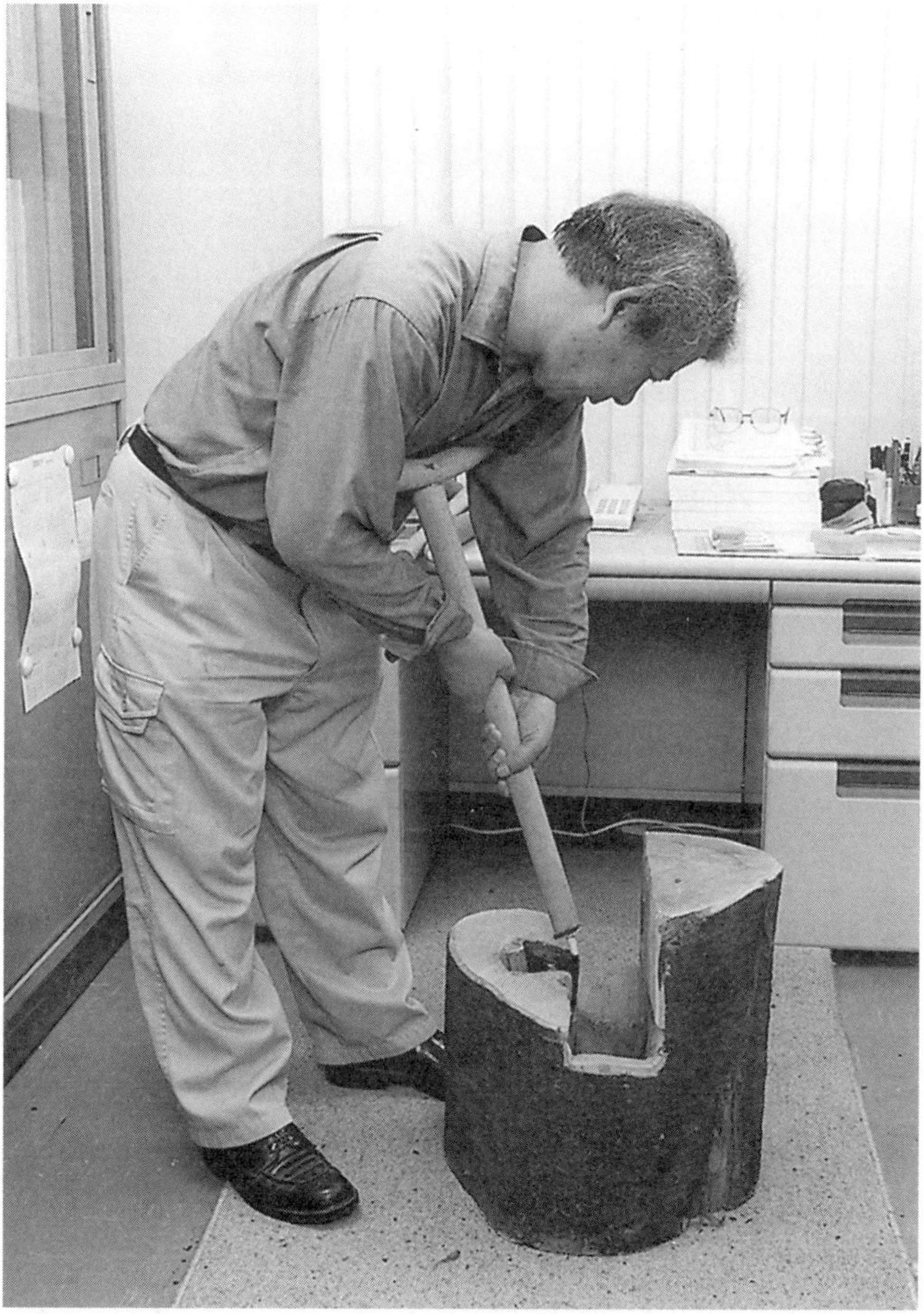

図6　押圧法による石刃剝離：胸部からの圧力で石刃を剝離する

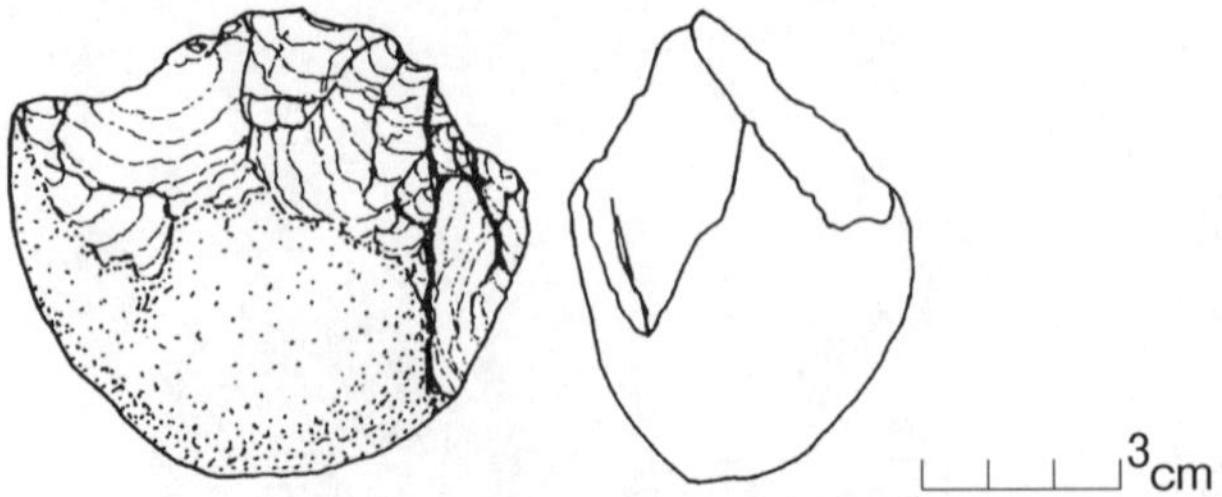


図7　チョッピング・トゥール　(オルドヴァイ遺跡 Bed Ⅰ上部) (Leakey の原図 1971:Fig.38-2 からの描き直し)

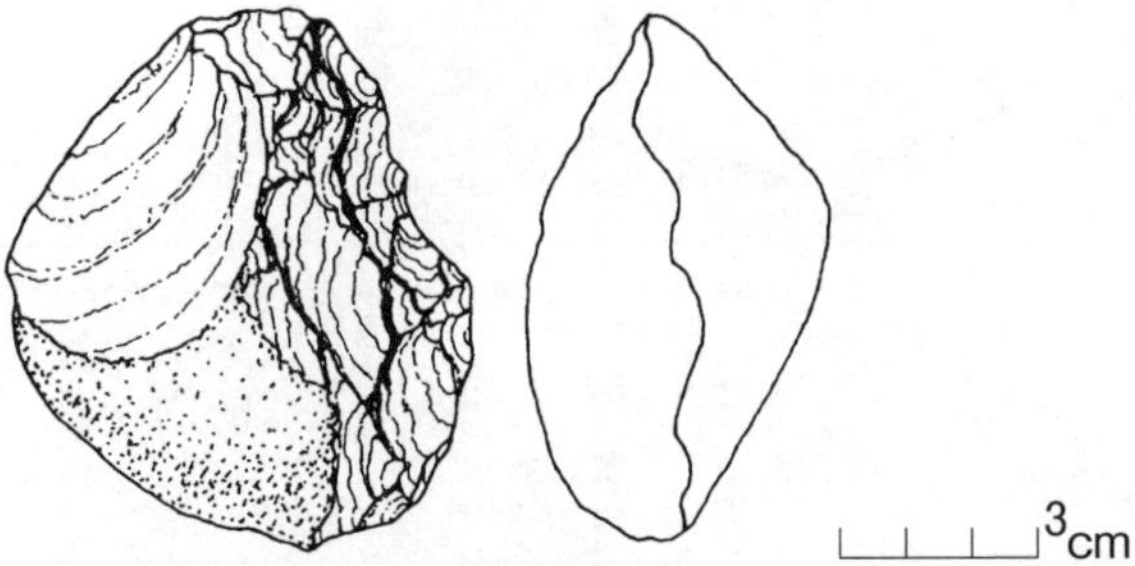


図8　プロト・ハンド・アックス (オルドヴァイ遺跡 Bed Ⅱ中部) (Leakey の原図 1971:Fig.50-1 からの描き直し)

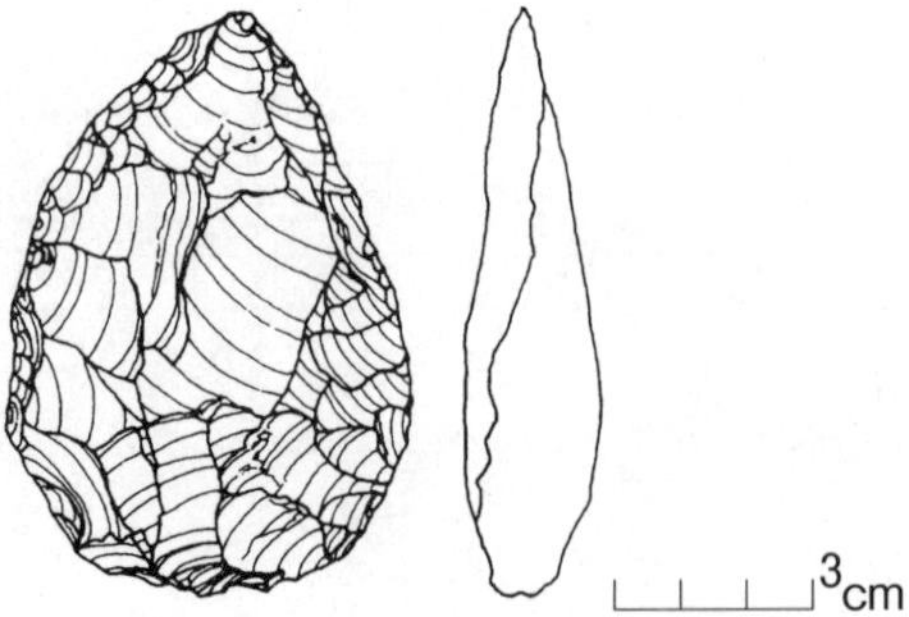


図9　中期アシューリアンの薄身のハンド・アックス (フランス、サンタ・アシュール遺跡) (Oakley の原図 1972:Fig.18-b からの描き直し)

## 原始的なハンド・アックス

ここにお見せするのは礫器の表面のかなり広い範囲に加工が及んでいて、原始的ハンド・アックスと呼ばれるものです（図8）。オルドヴァイ遺跡でもだいたい一五〇万年前ぐらいに出現しております。これの長さは十二〜十三センチですが、非常にぶかっこうな、ごつごつしたハンド・アックスに似ています。礫器のひとつチョッピング・トゥールの加工が全面に及んだ結果できたものです。打ち割りに用いられたハンマーは硬い石だったので、剝がされた部分のえぐりが深く、非常に原始的な、ごろごろした感じを受けるんですが、いわゆるプロト・ハンド・アックスと呼ばれるものです。

これは、皆さんおわかりだと思うんですが、プロト・ハンド・アックスとは違って輪郭が非常になめらかで、表裏の面が非常に均整がとれております。一回一回の打ち割りも深い抉り状ではなくて、浅く剝がされています（図9）。現代の実験研究からも、素材石よりも軟らかいハンマーによってしかこのように薄く剝がせないことがわかっております。素材石よりも硬いハンマーで剝がしますと、ハンマーが当たった瞬間に大きな剝片がポコッと剝がれてしまって、深い抉りになってしまいます。ですから、ごつごつした感じになるんです。このハンド・アックスは四十〜五十万年前のヨーロッパのものなんですが、かなり上手にコントロールされた打ち方で薄く剝がされています。この種の薄身のハンド・アックスを打ち割るハンマーは素材石より軟らかいもの、たとえば鹿の角であるとか、イノシシの牙であるとか、ハンドあたりでしたら象牙であるとか、いろいろ考えられます。それではなぜ軟らかいハンマーで加工したのかと言うと、輪郭や両面が均整のとれたものを作りたいという意図があったと思います。それでは、軟らかいハンマーを使うようになったきっかけは何かと言えば、たまたま硬いハンマーが手に入らなかったというようなことかもしれません。石には非常に硬い石と非常に軟らかい石がありますが、場所によっては、硬い石が存在しないこともあります。そのような場所では、軟らかめの石をハンマーにしたところ、ごつごつしない、なめらかな石器が作られた。このような偶然のきっかけだったのではないかと思います。

これはフリントを素材にして私が作ったものです（図10）。素材石よりも軟らかい鹿角ハンマーで作りました。

これはハンド・アックスではなく、黒曜石で作った槍です（図11）。これは側面です。黒曜石は硬いわりに衝撃にもろいので、石のハンマーで打ち割ると容易に真っ二つに割れてしまうので、このように薄いものはなかなか作れません。鹿角ハンマーよりも軟らかいウシコロシという木のハンマーで作ったところ、この薄い槍ができました。

非常に薄くて細かい加工の、さきほど関先生が示されたデンマークの石器のようなものは儀式に使われたような感じもするんですが、同じような石器は時折、通常の住居からも出土します。薄い槍などは、投げた時に抵抗が少なくスムーズに飛ぶとか、あるいは、薄いだけに獲物の中により深く入り込むとか、いろいろな利点があったと思います。いずれにせよ、薄い石器を作る場合には製作途中で壊してはいけないわけで、壊さないために、素材石よりも軟らかいハンマーを使っていたと思います。この種の槍は新人が作りました。

さきほど、原人が礫器を作って、時とともに初源的なハンド・アックスのプロト・ハンド・アック

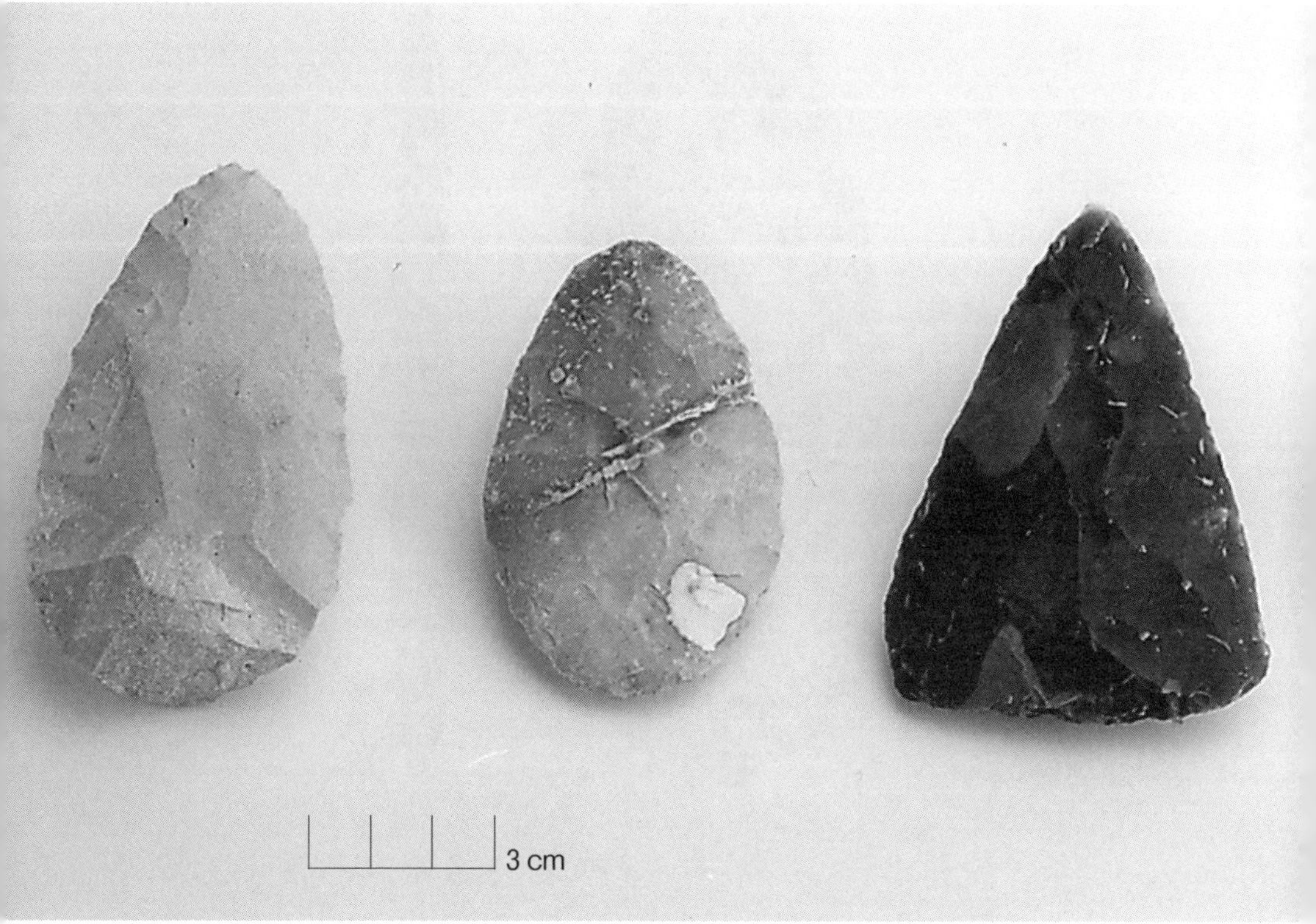


図 10　復元製作したハンド・アックス

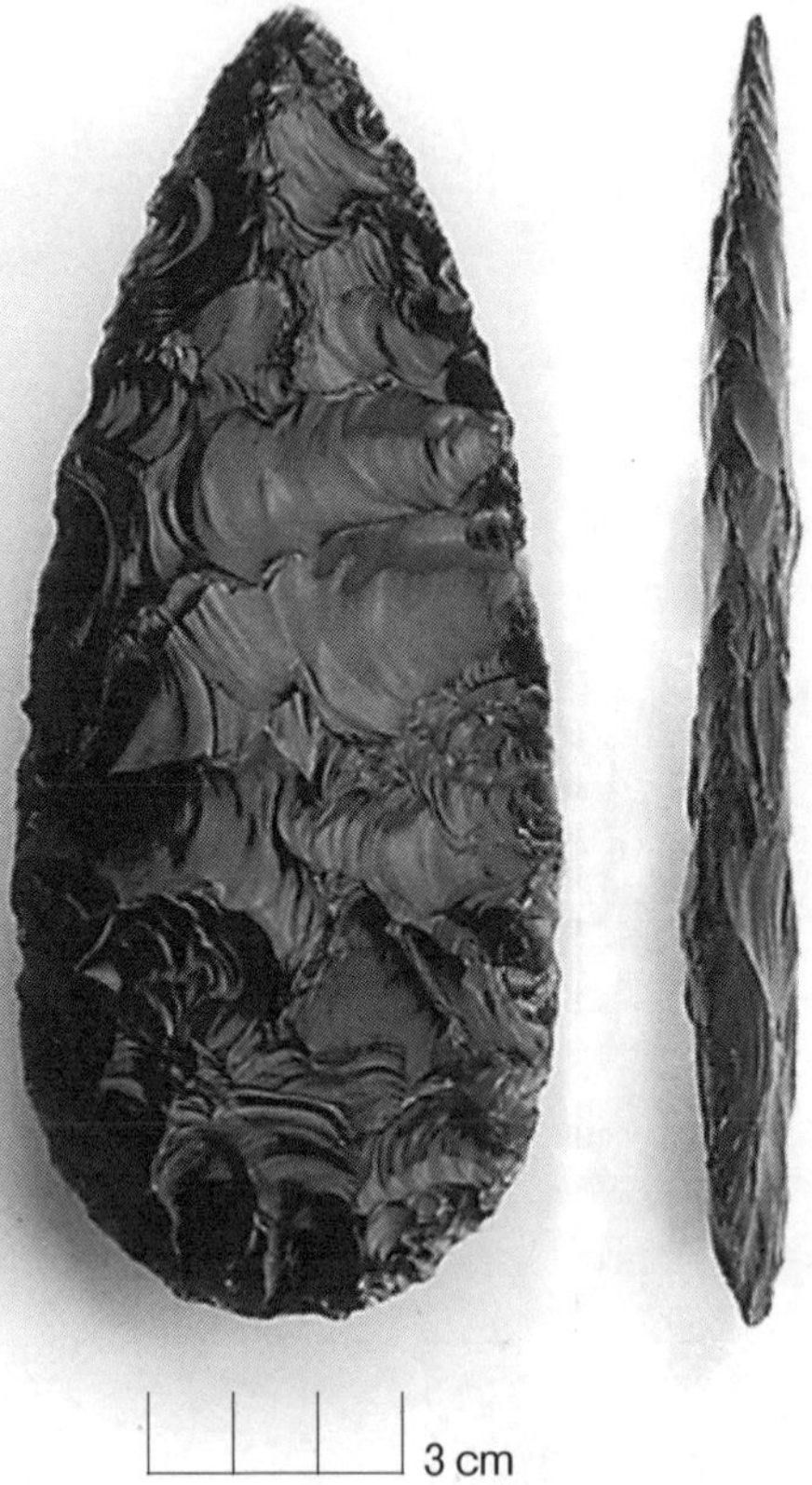


図 11　復元製作した槍先形尖頭器

ス、さらには、ハンド・アックスに発展したという話をしましたが、これはフランスの四十万年前ぐらいのキャニー遺跡から出土した石器で、原人が作ったハンド・アックスです。注目していただきたいんですが、これはもともと表裏両面が加工されているんですが、一つの面から大きな剝片が剝がされています。剝がされている部分はもともとは分厚かったと思われます。分厚い部分を剝がしてこのハンド・アックスを薄くした原人はですね、ここに打面を準備してから分厚な剝片を剝がしたんです。分厚な剝片を剝がされたハンド・アックスは石核のようにもみえますが、あくまでも薄くされたハンド・アックスなんです（図12）。ところで、この剝がされた剝片は側辺が薄すぎないのでもろくなく、また、分厚すぎないので鈍くもない、ちょうどほどよい角度の、丈夫で鋭い側辺をもっていたわけです。

当時のハンド・アックスは、叩いたり切ったりと、多くの用途に使われていたようですが、ナイフのような鋭い刃をもつ道具としては、ハンド・アックス製作の際に剝がれた鋭い剝片が使われていたようです。

## ルヴァロワ技法

しかし、今お話しした、ハンド・アックスを薄くする中で丈夫で鋭い刃をもつ剝片を得た原人は、ハンド・アックスを作る方法で石核を準備して、丈夫で鋭い剝片を計画的に剝離するようになったんです。これもそうです（図13-1、-2）。ただ、この場合は、石核はあくまでも剝片を剝がすための素材でして、ハンド・アックスとは違って、道具ではなく純粋な石核なんです。こちらの場合も意図

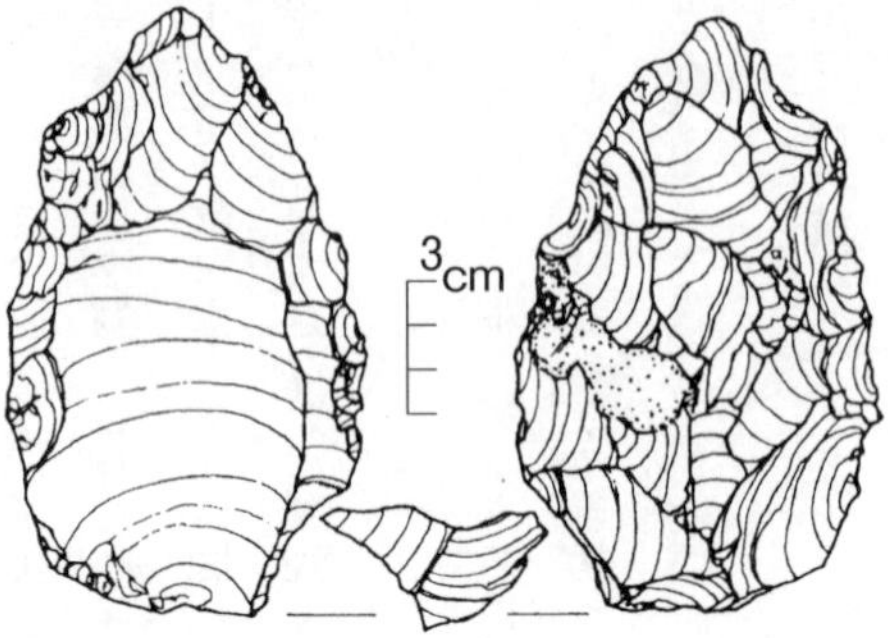


図 12　基部を薄くされている中期アシューリアンのハンド・アックス（ルヴァロワ石核に酷似する：フランス、キャニー遺跡）（Breuil and Kelley の原図 1956:Fig.5-1 からの描き直し）

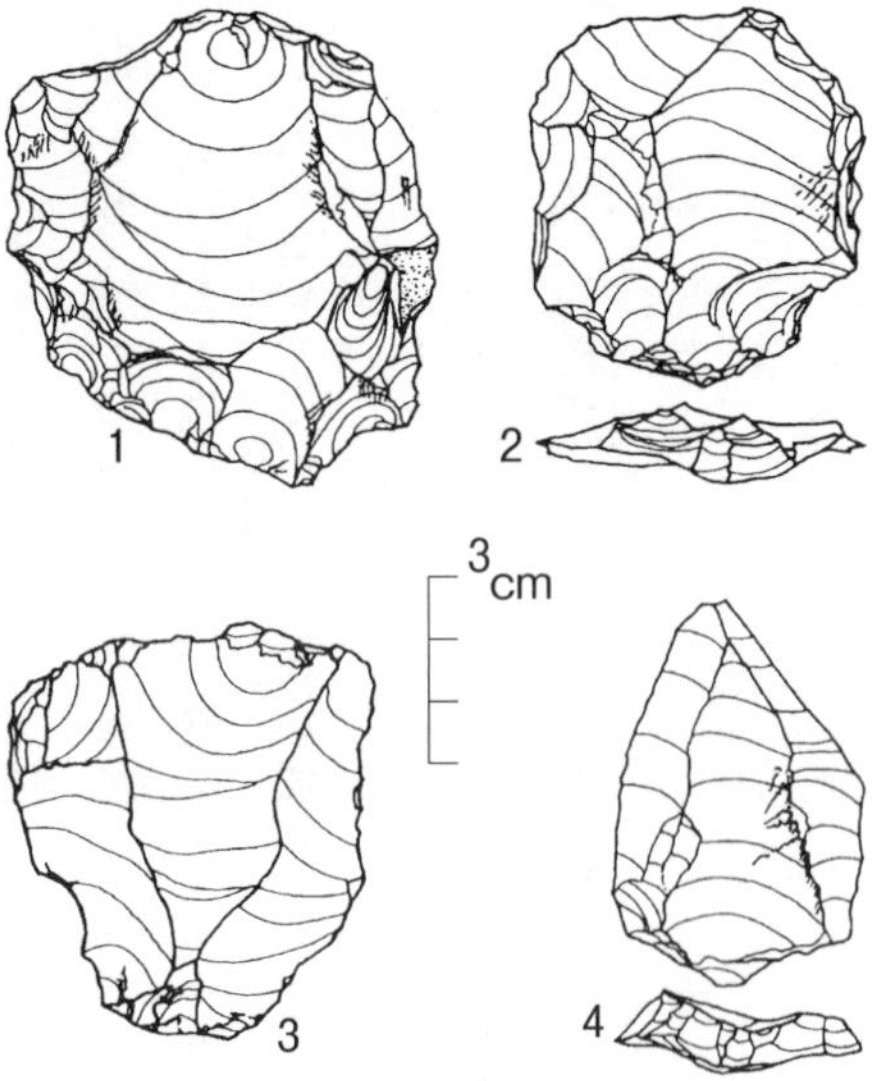


図 13　ルヴァロワ石核とルヴァロワ剝片類（イラク、タール・ジャマル遺跡）（1：ルヴァロワ剝片石核、2：ルヴァロワ剝片、3：ルヴァロワ・ポイント石核、4：ルヴァロワ・ポイント）

的に三角形の剝片を剝がしています（図13-3、-4）。このように、あらかじめ形が計画された剝片を意図的に剝がし取る、これがルヴァロワ技法と呼ばれる方法です。このルヴァロワ技法はネアンデルタール人の専売特許みたいに言われていますが、実は、この技法の発端は、さきほどからお話ししておりますように、原人がハンド・アックス製作の中で体験して、その体験を技法として確立したんです。

この時を境にして、石器作りは、見えないものを先ず頭の中でイメージして、イメージされた見えないものを作りだすための石核を準備しだしたという、非常に画期的なものになったと言われております。つまり、それまでの礫器とかハンド・アックスという石器は、素材石を打ち割りながら、形を見ながら、修正しながら、作ったのですが、ルヴァロワ技法が出現した以降は、記憶されたイメージとしての剝片があり、それをうまく作り出せるような入念な石核の準備を経てイメージされた剝片を剝がすようになったのです。イメージされた抽象物を作り出すこのルヴァロワ技法は、発声される言語、すなわち、音声言語の存在なくして出現し得なかったと多くの形質人類学者は考えているようです。

先ほどの吉原先生のお話を聞いていて非常に興味深かったことは、チンパンジーは現代人が石の打ち割りを教えてもすぐには真似できなかったのに対し、サチコというチンパンジーが教えるやいなやすぐに真似できたということです。

私は一九九五年の八月に、東京大学理学部人類学専攻の学生さん二つのグループと一緒に、山形県寒河江市の最上川の河原でルヴァロワ技法の石器作りの実験を行ったことがあります。十人からなる一つのグループは三年生で、もう一つのグループは同じく十人からなる四年生のグループでしたが、二回に分けて実験を行いました。三年生はルヴァロワ技法について学んだことがなく、その知識をもっていなかったんですが、四年生はすでに学んでいて知識をもっていましたので、四年生に対しては音声言語と身振りをまじえてルヴァロワ技法の剝片剝離を教えました。そして、知識をまったくもたない三年生のグループには言葉を使わず、身振りだけで教えたんです。この実験は、東京大学の赤澤威教授がネアンデルタール人は音声言語をもっていたから複雑なルヴァロワ剝片剝離ができたと考えていたことから、このことを立証するために実施されたのですが、実験の結果は予想に反したものでした。音声言語と身振りで教えた四年生のグループは、すでに知識があったので剝片剝離の要領をすぐに理解しました。一方、知識をもっておらず、身振りだけで教えた三年生のグループは、最初は自分たちが何をしているのかわからなかったのですが、最終製作物にはほとんど差異がありませんでした。このことから、私たちはルヴァロワ技法には必ずしも音声言語が必要ではなかったのではないかという結論に到達しました。

いずれにしましても、このルヴァロワ技法は、イメージされた剝片を剝がし取るため、工程ごとに石核を入念に調整した技術ですが、ある日突然に天才が現れて考え出したというものではなく、ハンド・アックスを薄くした際に偶然にできた剝片が丈夫で鋭い、非常に良いものであるということを原人が経験して、この経験が、意図的、計画的な技法へと発展した事例だと思います。

これはルヴァロワ技法の復元製作物です（図14）。ハンド・アックスは器体の表裏を交互に打ち割って作るのですが、ルヴァロワ剝離が技術として確立して以後は、一方の面だけを調整して、表面が

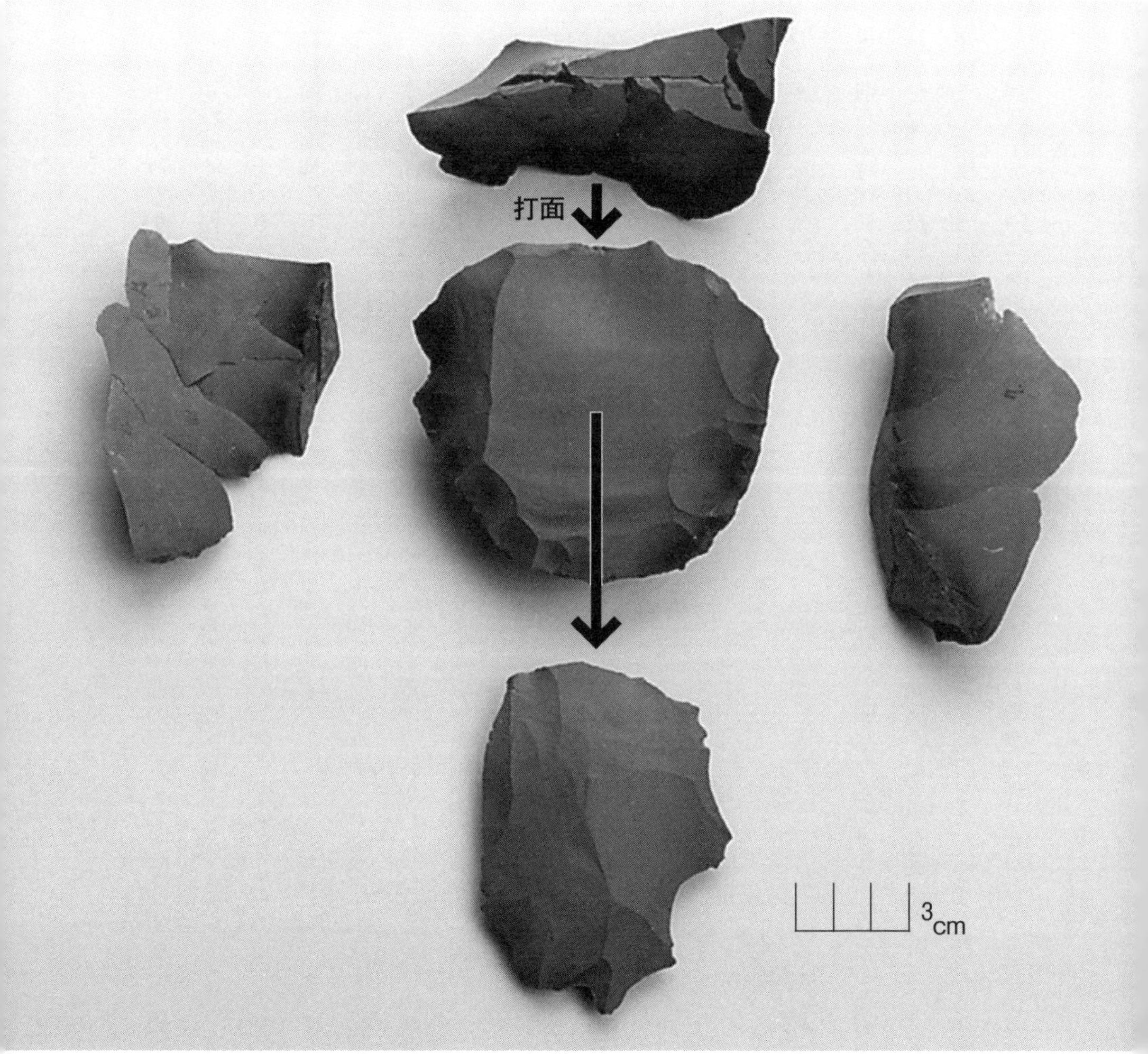


図 14　復元製作したルヴァロワ剥片（下）と、残核（中央）
中央部左右２つの接合剥片（共に裏面）は、ルヴァロワ剥片の表面を整形するために剥がされたもの

なめらかになってから、ある部分に打面を準備してパカッと剝がします。そうすると、剝がされた剝片の側辺は薄くも厚くもない、よい角度になって、丈夫で鋭い刃になります。ですから、丈夫でよく切れるナイフができるのです。これが表面を調整した直後の、剝片を剝がし取る直前の様子です。ここに打面を準備して、これが剝がされたルヴァロワ剝片です。

これは、ルヴァロワ技法の一種、三角形をしたルヴァロワ・ポイントを剝がす技法の復元製作物です。先ず、表面から三枚ほどの剝片を剝がします。そうすると、剝がれたところの稜線が残ってY字状になるんです。このY字状の部分からルヴァロワ・ポイントを剝がすのです（図15）。

ルヴァロワ技法を爆発的に流行させたのは旧人なんですが、この技法がかなり無駄な技法であることは確かです。と言いますのは、一つの石材から、イメージされた剝片をせいぜい二、三枚剝がし取るのですから、イメージされた大きさとか形のものが剝がせなくなると、その時点で放棄しちゃうんです。ですから、この技法は石材の豊富な場所に向いていて、石材に乏しい場所には適さない技法と言われるんです。このことはルヴァロワ・ポイントについても同じです。

## 石刃技法

後期旧石器時代になりますと、ルヴァロワ技法の無駄を克服したかのようにみえる石刃技法があらわれました。石刃技法はルヴァロワ・ポイント剝離方法の発展したものと考えられます。そして、せいぜい二、三枚の三角剝片が剝がされたルヴァロワ・ポイント技法とは異なり、石刃と呼ばれる平行した縦長剝片あるいは縦長の三角剝片が連続して、たくさん剝がされたんです。石刃自体は十五万年

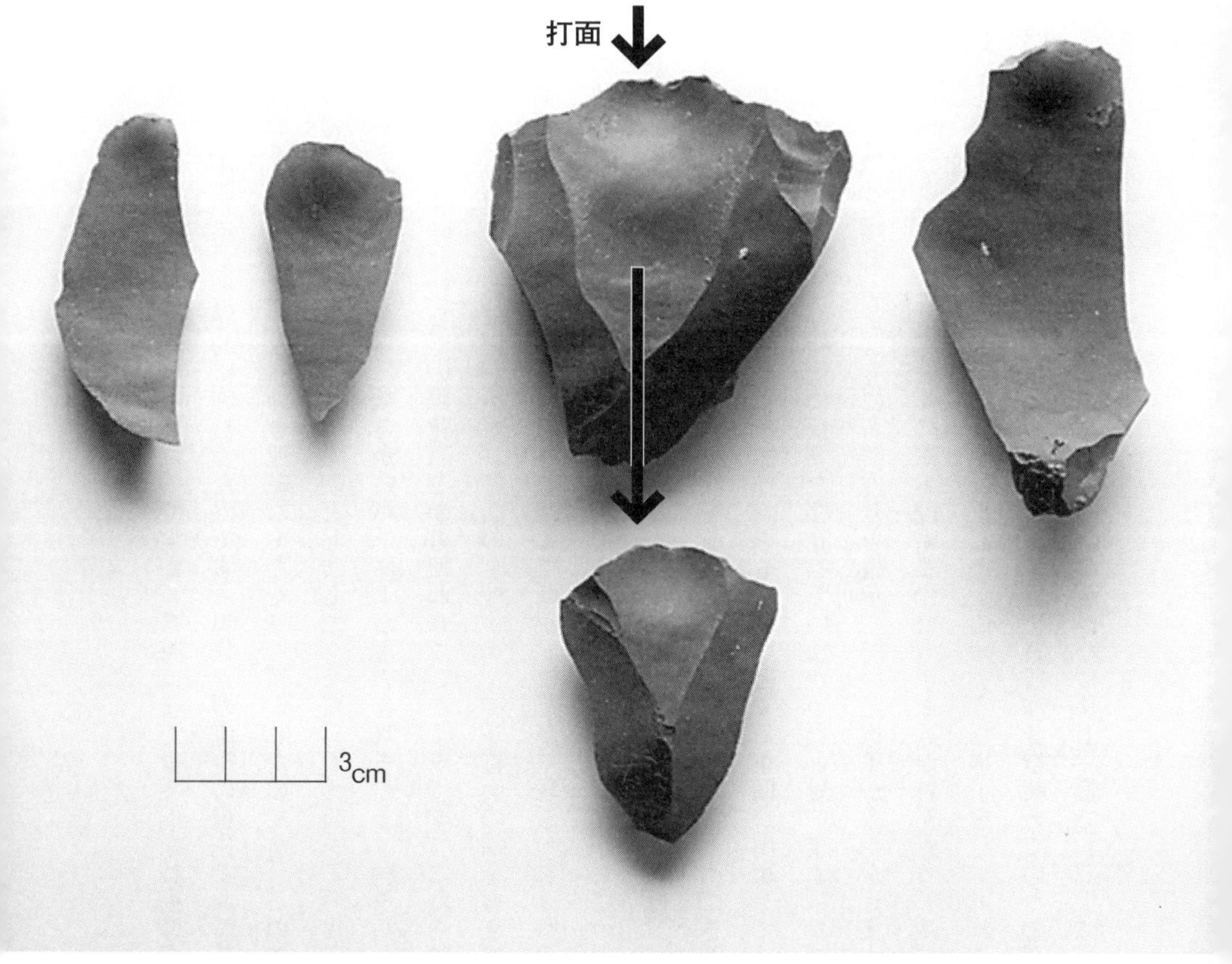


図 15　復元製作したルヴァロワ・ポイント（下）と、残核（上段中央）
上段左右3つの剥片（すべて裏面）は、ルヴァロワ・ポイントのY字状稜線を作るために剥がされたもの

ほど前のアフリカや西アジアですでに出現していたのですが、当時はまだ世界的な技術傾向にならず、四万年前ぐらい前になってはじめて世界的に流行したのです。現代人の直接の祖先である新人が本格的に流行させたこの技法は、規格に沿った石刃を連続してたくさん剝がしたのです。このことは当然、打ち下ろすハンマーの力と方向のコントロールを必要としました。また、石刃はある程度一定の平行形をして、薄身であるべきだったことから、軟らかいハンマーが用いられました。鹿角ハンマーだったこともあったでしょうし、非常に軟らかい風化石とかも使われていたようです。これら軟らかいハンマーは打撃の際に石刃を瞬時のうちに剝がさず、打面の上ですべって、打面の縁をもぎ取るように剝がすことになります。したがって、薄身の石刃を連続して剝がすことができる、こういう利点があるんです。かなりの数の石刃が剝がされて打面がつぶれてくると、打面を薄く剝がしてつぶれた部分を取り除き、打面を修正してから、また続けて剝がすんです。このように、石刃技法は、イメージされた剝片を二、三枚だけ剝がし取ったルヴァロワ技法を改良したものと考えることもできるのです。

このように石刃の大量生産が始まりますと、石器作りをもっぱらとする集団が出現していたのではないかという考えも存在しますが、この時代にはまだ存在していなかったと思います。フランスの二万年ほど前のある遺跡では、年長者が子どもに石器作りを教示していた様子がうかがえます。剝片や石核をペタペタと貼り戻していきますと、製作のある段階までは上手な人が打ち割り、次に下手な人が打ち割って壊してしまう、それをまた上手な人が修正した、このような様子を見て取れることもあるんです。後期旧石器時代では、集団の年長者・経験者が子供に石器作りを教えていたのだと思います。当時の石器作りは遊びではなかったので。専門家はいなかったにせよ、誰でも上手に石器を作ったと思います。ただ、今から六千年ほど前の金石併用時代の西アジア地方では、農耕鎌の替え刃として形の整った分断石刃が用いられていたのですが、この石刃の剝離に関しては、おそらく梃子状の装備を用いて圧力で剝がす専門集団の存在が考えられます。その工房らしい遺跡がトルコにありまして、製品がパレスチナとかイラク方面にまで持ち運ばれていたようです。このような場合は、交易や商売にからんだ専門職人が出現していたという感じがします。それから、石刃とは違うんですが、さきほど関先生が示された、圧力で作られ、形の整ったデンマークの大型ポイント、あるいは、エジプトの王墓から出る、非常にみごとな造りのナイフなどに関しては、王や有力者に仕える石器作り専門職人の存在を考えざるを得ないと思います。

これは鹿角ハンマーで復元製作した石刃です（図16）。大きさはまちまちですが、ほぼ平行した鋭い刃をもった石刃をたくさん剝がしました。

これはヨーロッパの新人・クロマニヨン人が作った石刃石器と、石刃を剝がされて残った石核です（図17）。おわかりだと思いますが、同様な規格の石刃がかなり多く取られています。この石核は長さが十二～十三センチほどですが、このような石核から剝がされた石刃は百近い種類の道具に加工されました。鋭い一辺をそのまま残して他の辺を鈍く加工してナイフにしたり、両端をにぶく加工して皮はぎ道具にしたり、錐にしたり、あるいは、丈夫な刃をもつ彫刻刀にしたり、新人が作った道具は、現在の道具とほぼ同じ種類をもっていました。

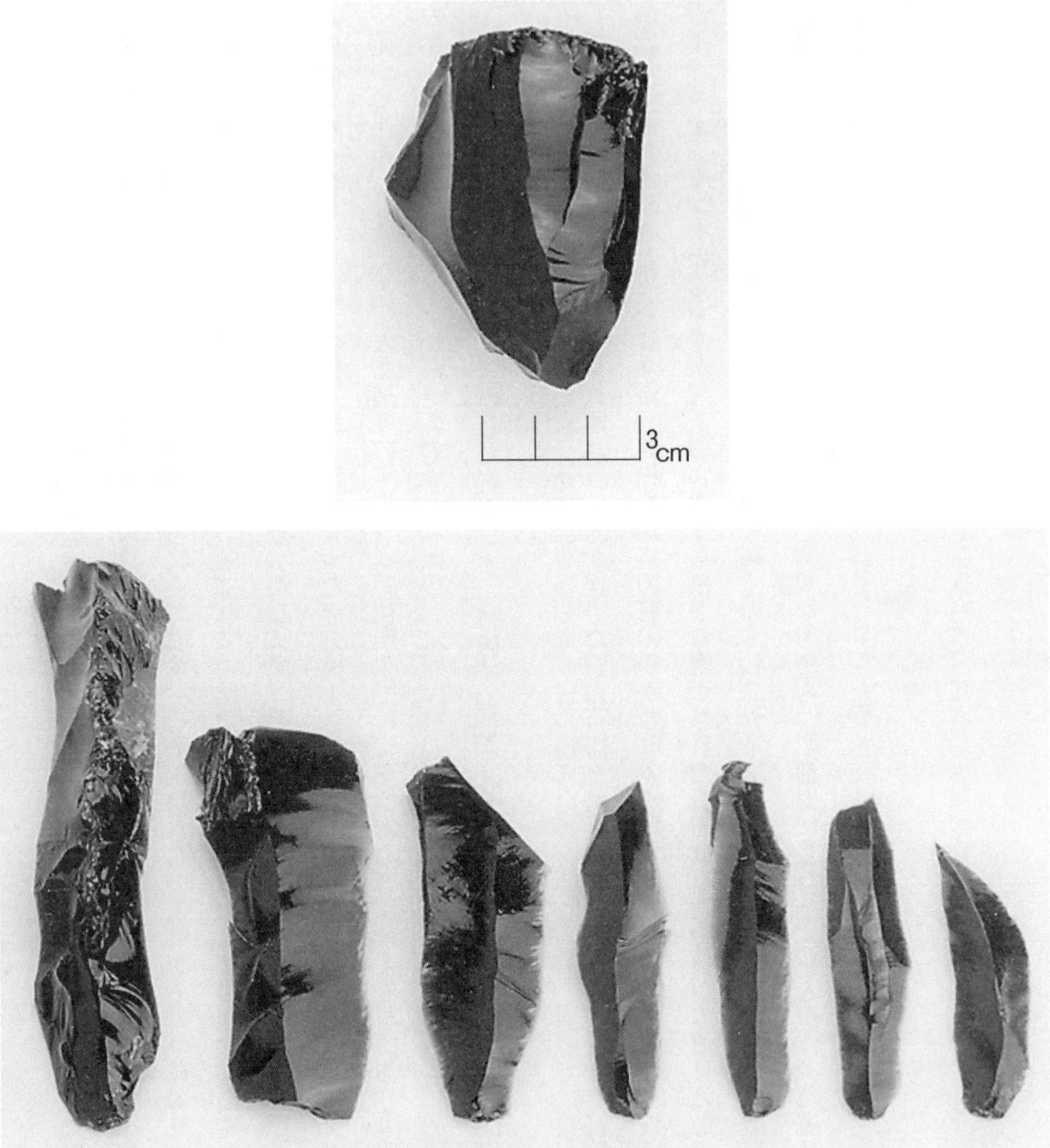


図16　復元製作した石刃と、残核（上）

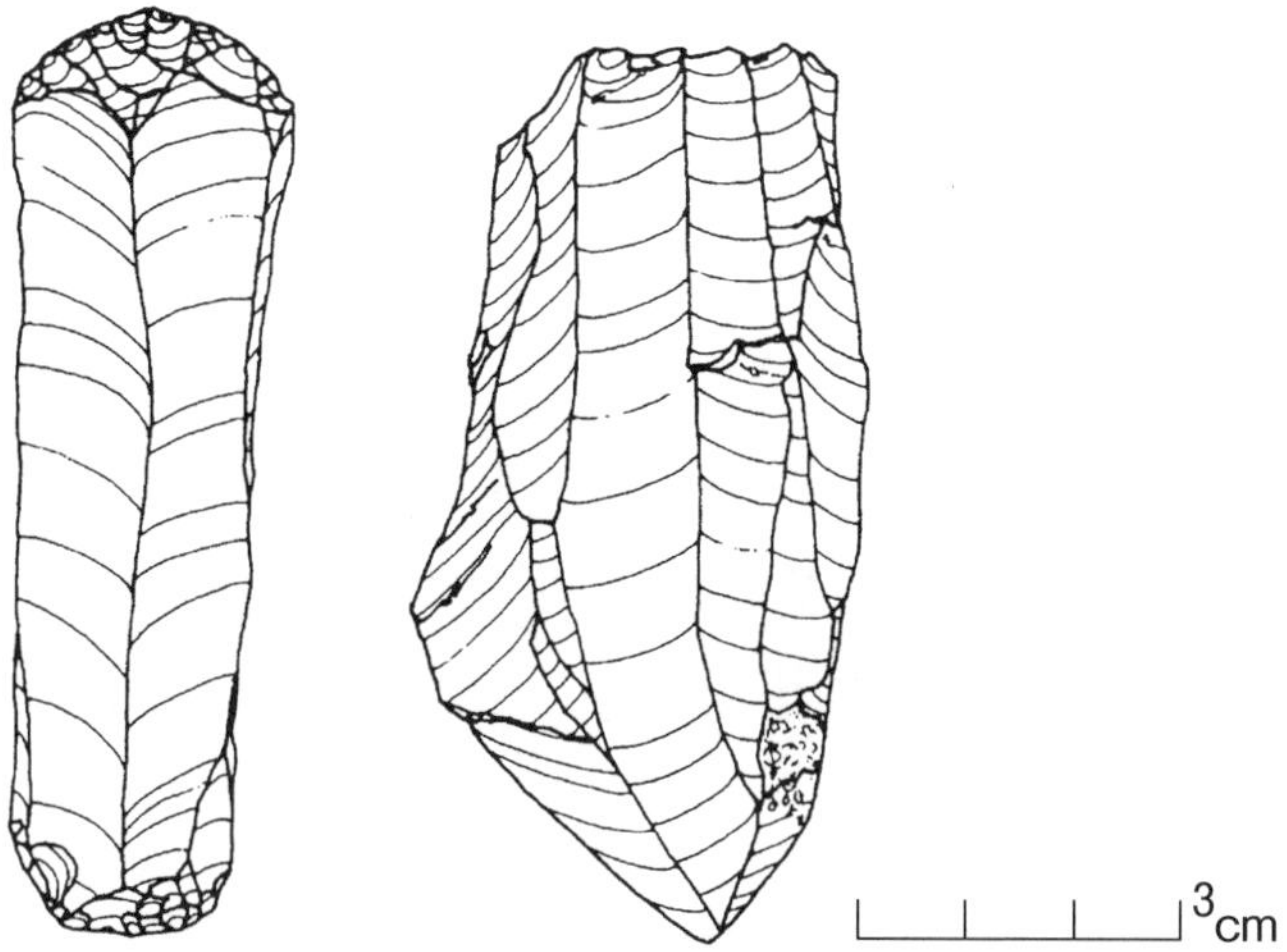


図 17　石刃を素材にして作られたエンド・スクレイパー（左）と、石刃石核（右）（Oakley の原図 1972:Fig.24-1（左）、Fig. 24-m（右）からの描き直し）

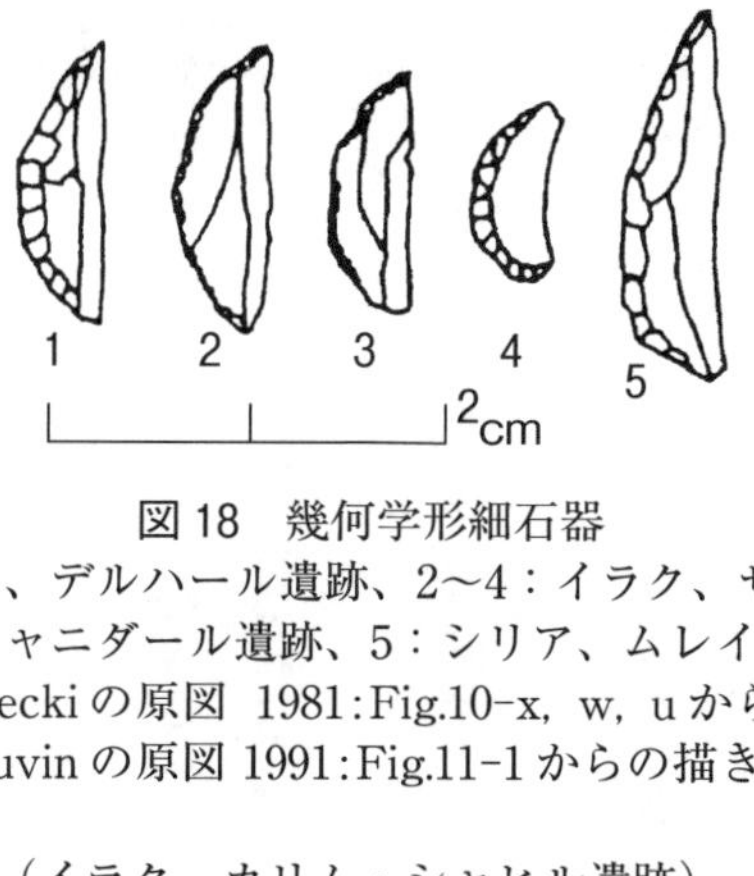


図 18　幾何学形細石器
(1：イラク、デルハール遺跡、2〜4：イラク、ザーウィ・チェミ・シャニダール遺跡、5：シリア、ムレイベト遺跡)
(2〜4：Solecki の原図 1981:Fig.10-x, w, u からの描き直し、5：Cauvin の原図 1991:Fig.11-1 からの描き直し)

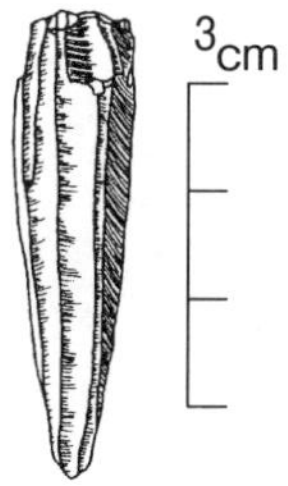


図 19　押圧剥離による細石刃石核（イラク、カリム・シャヒル遺跡）
(Howe の原図 1983:Fig.21-4 からの描き直し)

## 細石刃の出現

一万五千年ほど前になりますと細石刃と呼ばれる非常に小形の石刃が出現します。細石刃の出現については、研究者によっては、それ以前よりも移動生活が頻繁になったことから、鋭利な石器をより多く運搬するために軽くしたのだという考えもあります。私は細石刃の出現は、有機質の柄に埋め込んだ組み合わせ具の出現によったのだと思います。と言いますのは、石刃よりも小さい細石刃は、組み合わせ具の溝にそのまま埋め込まれたり、細かく加工してから埋め込まれたりしていますが、いずれの場合でも、柄の溝に何本も埋め込んで、ナイフとか鋸、銛あるいは槍などにされています。石刃が小形化した大きな理由はこのようなことだったと思います。

これは柄の溝に埋め込まれた細石器です。細石刃を一部分加工してから溝の中に装着されたものです（図18）。幾何学形細石器と呼ばれるものです。埋め込まれた細石器のどれかが壊れたら、壊れた部分を埋め替えたんです。ですから、同じ規格の細石器が必要とされたんです。

これは規則的に剥がされた細石刃石核の典型例ですが、一万年ほど前のイラクの遺跡で出たものです。圧力で剥がされた石核の典型例です（図19）。

これは細石刃の実験製作の様子です。どのようにしたかと言いますと、黒曜石の石核を皮布で覆った左手で握って、アイスマンが残した道具に似せて作った押圧具で、木棒に鹿角の先を埋め込んだものですが、軽く下に押して細石刃を剥がしました（図20）。

細石刃を圧力で剥がすと、その厚さと幅が一定になります。何故かと言いますと、打ち割りの場合

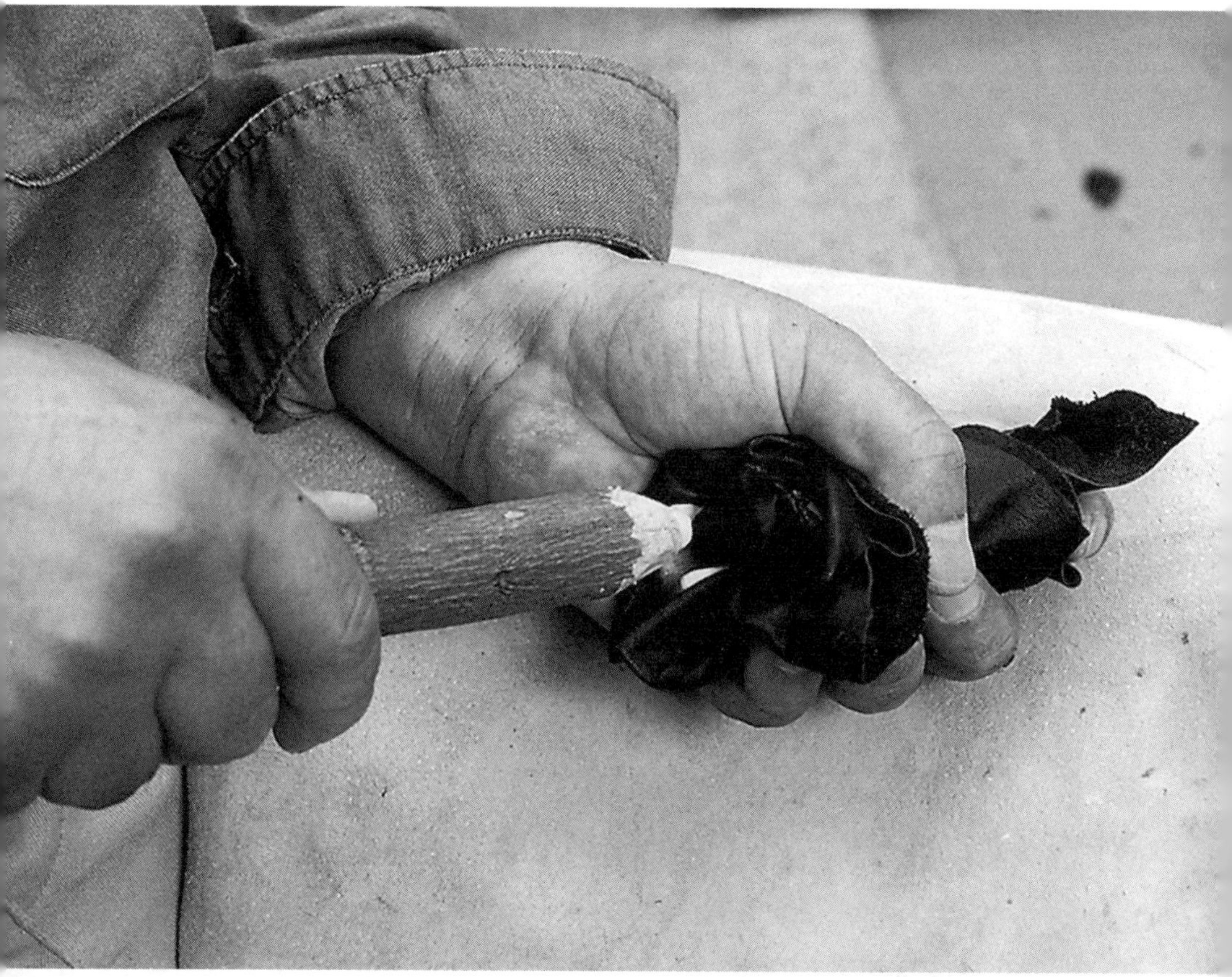

図 20　細石刃の押圧剝離（掌上固定具にはめ込んだ細石刃石核から細石刃を剝離する）

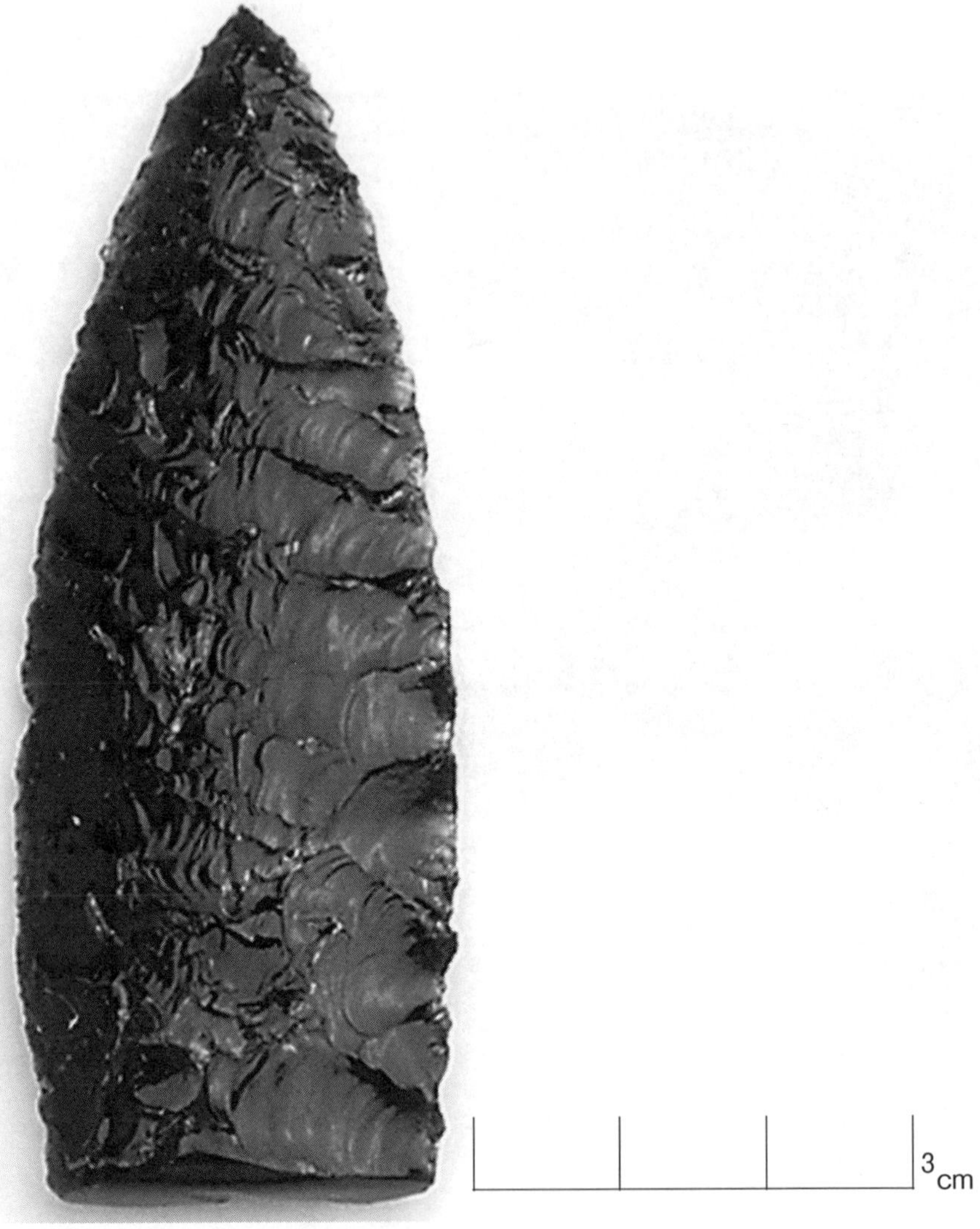


図 21　押圧法で復元製作した石鏃

は、ハンマーが当たる衝撃点の位置がばらつきます。そして、衝撃点が深いと分厚い細石刃が剥がれてしまうんです。これに対して、圧力で剝がす場合は、押圧具の先端を石核の上に入念に固定してから剝がしますので、厚さが一定になります。また、厚さと関連して幅もまた一定になるんです。

それではなぜ、圧力による石器製作が出現したのかということに関しましては、さきほどお話ししました、柄に溝を彫って細石刃を埋め込んで、壊れた部分をはめ直すという組み合わせ道具の出現と密接に関係したと思います。溝の幅は一定ですから、壊れた細石刃の替わりを埋め込む際には、厚さが一定でないとまずいわけです。細石刃は最初に出現した時にもすでに柄に埋め込まれて、組み合わせ道具として使われたと思いますが、時間の経過とともに、溝の幅にフィットして、容易に入れ替えることのできる刃を作ることができる、それまでの打撃による剝離方法ではなく、圧力による剝離方法が出現したのだと思います。

これは圧力で復元製作した石鏃です（図21）。石鏃に関しましても、アメリカ、オーストラリアの先住民族は、輪郭を整えて表裏をなめらかにする必要から、ほぼ例外なく、圧力で作っていました。つい最近までのことです。

## 大型石刃の製作

これはかなり大きな石刃で、十センチ以上の長さですね（図22）。イラクのジャルモ遺跡の、今から九千年ほど前の、土器が出現する直前の層から出土した石刃ですが、この種の石刃は分断され、溝の彫られた鎌柄に埋め込まれました。中には、十七〜十八センチの長さのものもあります。分断した

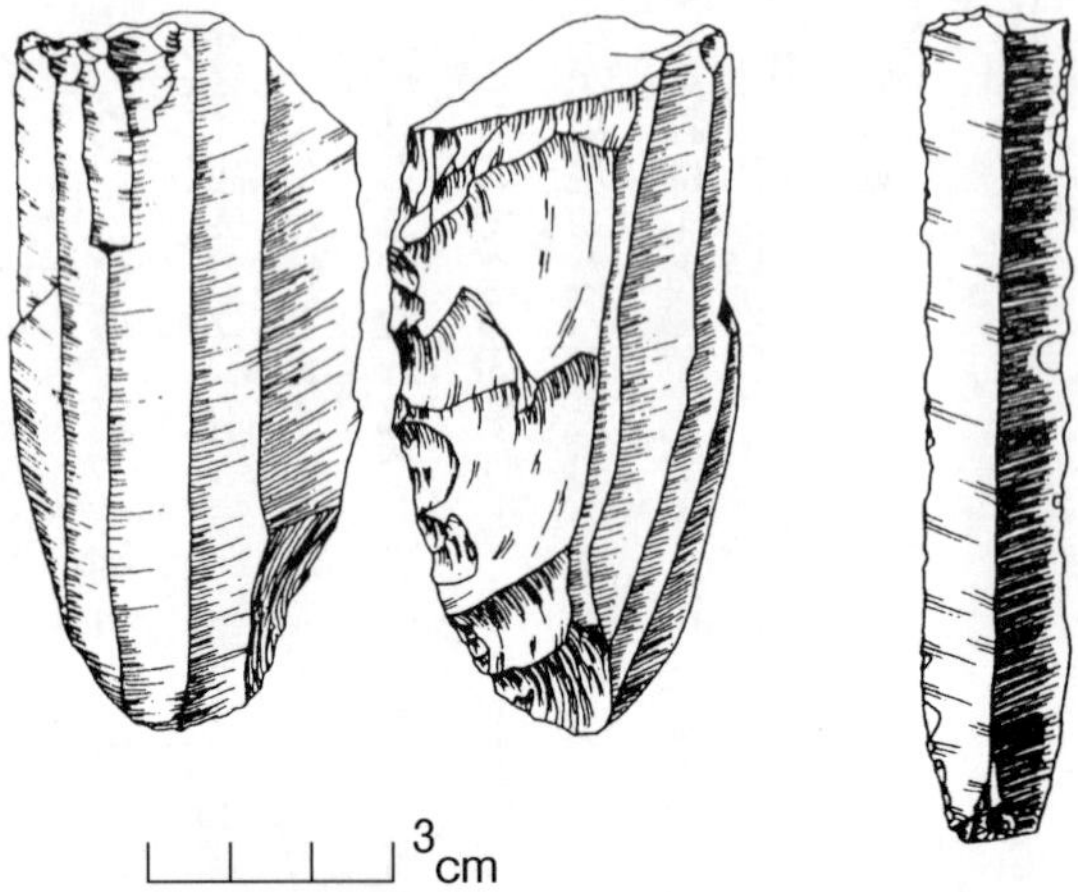


図22　押圧剥離による石刃石核（左）と石刃（右）
（大きさからみて、梃子使用の押圧法が採用されたと考えられる：イラク、ジャルモ遺跡）（Holeの原図 1983:Fig.126-7（左）、Fig.119-7（右）からの描き直し）

石刃は鎌柄の溝の中に埋め込まれて、アスファルトやピスタチオの樹脂などで固定されたんですが、ここでもまた、溝の幅は一定ですので、厚さが一定でなければならなかったんです。したがって、細石刃と同様に圧力で剥がされたんですが、こんなに大きな硬い石核から規格に沿った石刃がたくさん剥がされていますので、手持ちではとても無理なんで、なんらかの梃子状装備が存在したのではないかと思います。

これは、石核を固定して上半身の圧力で剥がしたものです（図23）。十センチぐらいの長さの整った石刃が剥がれます。ここに石核を埋め込んで、くさびで固定してから上半身の圧力で剥がします（図6）。あま

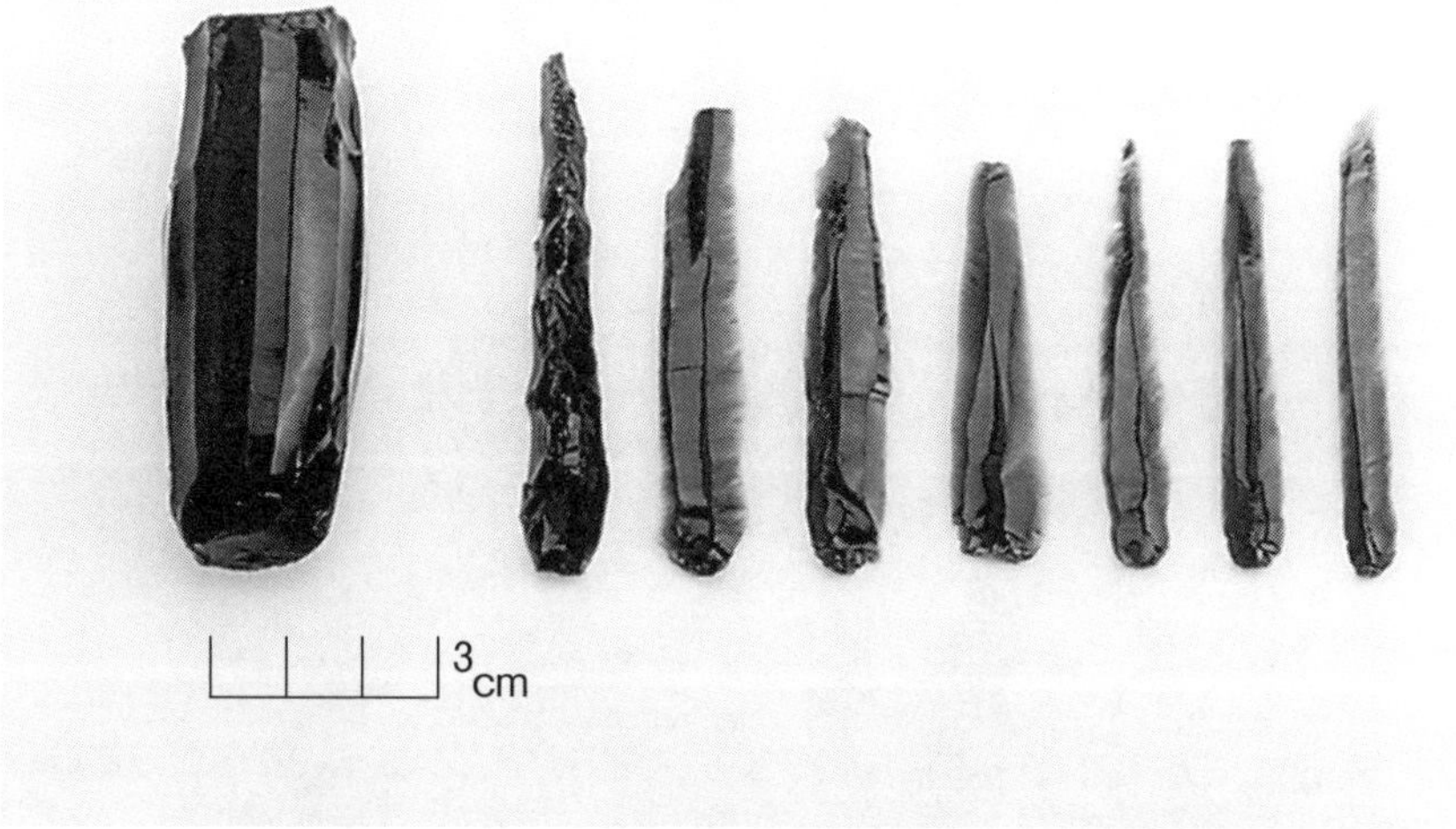


図 23　押圧法で復元製作した石刃と、残核（左）

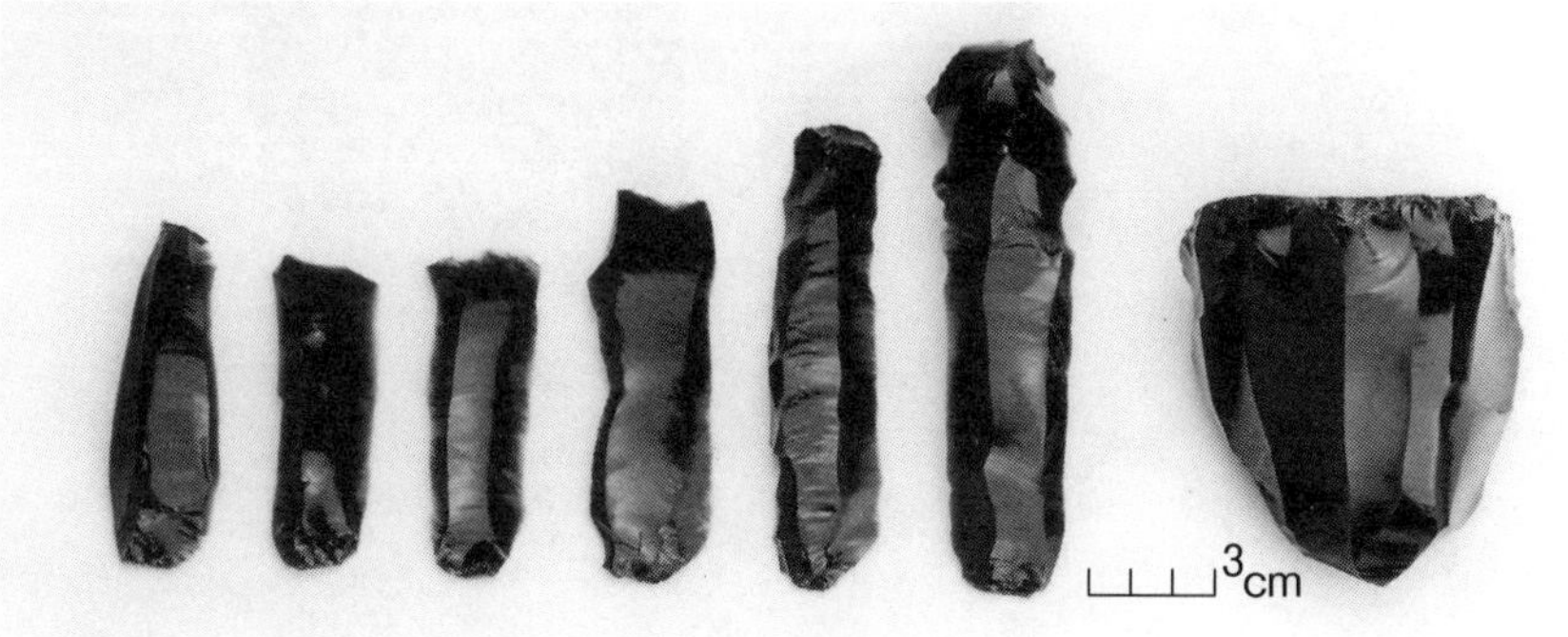


図 24　梃子使用押圧法で復元製作した石刃と、残核（右）

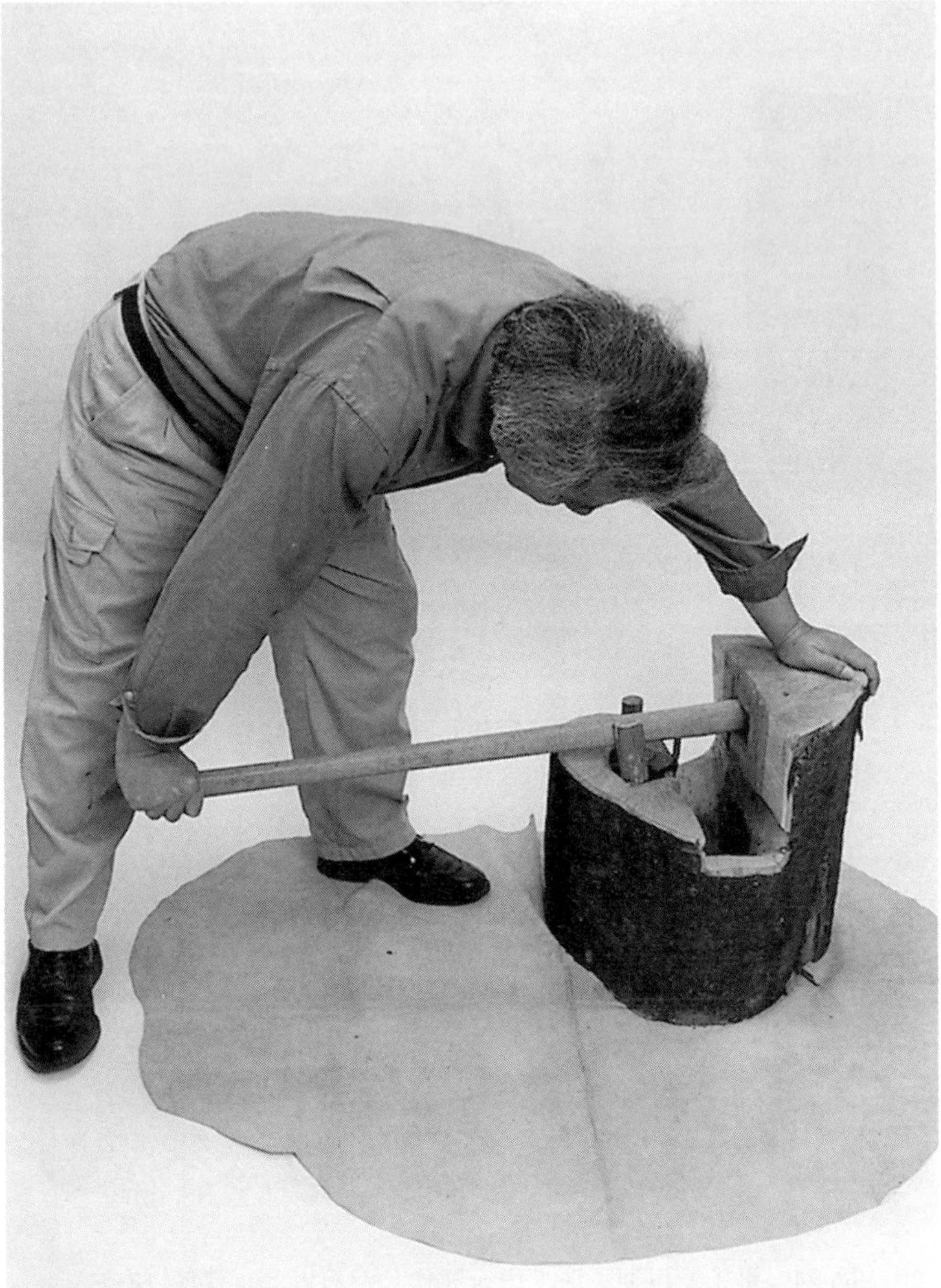

図 25　梃子使用押圧法による石刃剥離

り長いものは取れないんですが、打ち割りよりはずっと規則的なものが剝がせます。

これはかなり大形の石刃ですが、これもまた圧力で剝がしました（図24）。このように大きい石刃は上半身からの圧力だけではとれませんので、梃子を使います。これは私が作った梃子装備の写真です。梃子といいましても、戦後まで存在した、取っ手を押し下げて水を汲み上げる井戸みたいなものでして、取っ手の一端を下げますと、石核固定台にあけた穴に入れてある他の一端がひっかかり、受けた圧力を梃子状の力に変えて、石刃をぱちんと剝がすんです（図25）。成功するととても楽しいです。

さきほど、イラクの九千年ほど前の石刃は梃子状装備を使って剝がされたのではないかと言いましたが、梃子状装置自体が発見されたことはありません。しかし、シリアとかイラクの当時の住居のあるものは、大きな石を積んで作られています。我々とまったく同じ思考をした当時の人々は、石を積む際に石の下に棒を差し込み、梃子で石を少し上げながら動かしたであろうことを考えれば、何らかの梃子装備を考えだしたとしても不思議ではありません。

## まとめ

以上、「石器技術の発展の契機となったもの」ということでお話しをしました。

最後に話をまとめてみますと、人類は誕生して以来、礫器を作り、ハンド・アックスを作り、ルヴァロワ技法を考案し、石刃技法を経て細石刃技法を考案し、さらには、鎌刃を作るための大形石刃の製作に至るまで、石器製作技術を絶えず発展させてきました。このような石器製作技術の不断の発展をもたらしたものは何か、このことを私なりに考えますと、いつの時代でも天才的な人間がいて、とんでもないことを考え出したりしたと思うんですが、その奇抜な考えは、集団の中で理解され、必要とされない限り、忘れ去られてしまったと思われます。たとえば、ルヴァロワ技法に似た方法は、古い時代から幾度も現れたにせよ、四十万年ほど前にその有効性が理解、認知されてはじめて流行したわけです。

ハンド・アックス製作の中からルヴァロワ技法が出現したということ、それから、ルヴァロワ・ポイントの製作の延長上で石刃が出現したということ、さらには、石刃が小形化して柄に埋め込まれ、組み合わせ道具の替え刃となり、次第に圧力で剝がされるようになったということ、これらはすべて、人類の誕生以来、「道具作りに関わる偶然の出来事は、その有効性が集団に認められてはじめて流行した」ことを示していると思います。

それでは、何が新しい考案の有効性を認めさせたのかということに関してはさまざまな要因が考えられます。たとえば、自然環境が急に変化して、それまで狩猟の対象であった大形動物が死滅して、小形で機敏な動物を狩るために新たな石器を考案せねばならなかった、というようなことも考えられます。

このようなことは現代でも頻繁にあることです。すでに考案・発明されていたにもかかわらずその価値が顧みられることのなかったものが、社会的背景の変化にともなってある時突然見直され、爆発的に流行するようになる。このようなことがあるでしょうし、あるいは、絵画や文学の世界でも、ある作品が作者の死後に、時代とともに変化した価値観に合致してはじめて認められる。このようなこともあるでしょう。

さらに興味深いことは、蓄積されて、多様化した技術は記憶され、必要に応じて使い分けられたのですが、考案時には難解な工程を経た技術も、時とともに、退化というわけではないのですが、簡単に作られるようになる。合理化という言葉があっているかもしれませんが、こういうことがみられます。

四百万年、あるいは五百万年という非常に長い時間幅を扱った話でしたので、話題が多く、まとまらなかったんですが、のちほどご質問を受けたいと思います。

（本稿を作成するにあたり、学生社の鶴岡一郎氏には写真の転載に関する快諾をたまわりました。心からの謝意を表します。）■

# Ⅳ　狩猟具（特に尖頭器）の変遷

安斎正人

最初の予定では、レジュメにありますように「石材獲得戦略」とか「遊動性」とか「構造的変動」とか、私の話にはいろいろと難しい言葉が並んでいます。これは私にとっては日本で旧石器時代を研究していくうえであるべき方向性であるわけですが、難解な用語法であると言われたりして、研究者仲間でも理解できないと言われることがあって困ります。私のやっているような方向に賛同してくれる人は数名ぐらいしかいません。ですからそれを皆さんにお話するとなると、用語の解説から始めて数時間は必要になってきますから、急きょ、テーマを絞りましたのが今日の話です。

## 遺物から道具へ

私自身は理論考古学を提唱していろいろ話しているのですが、まずその前提となる話から入りたいと思います。私たち考古学者は過去を復元していろいろなことを書くわけですが、どういう手続きでそれをやっているか、そして今日の話に出てきます尖頭器のような遺物を、どうして槍先だと解釈するのかということについて説明します。こんな遺物がありますというよりも、むしろそうした遺物を私たちはこうした手続きでもって、その機能を解釈していますということですね。

スライドをご覧下さい（図1）。考古学では出てきたものを「遺物」と呼んでいます。まさに〝のこされた物〟という意味です。今日の話ですと石器ということになります。もう一方に「道具」という言葉があります。これは考古学者でも混同している人がいるのですが、実は遺物と道具とはイコールではありません。この間には解釈上の大きな溝があると捉えています。この二極を分けているのは時間です。遺物は現在の私たちに属するもの、道具は過去の彼ら、縄文人とかムステリアン人とかネアンデルタール人と呼んでいる人たちに属するものです。この構図の中で、私たち考古学者はどうするかということですが、この「道具」から「遺物」に変わる、過去から現在の間に複雑な過程があります。ですから過去に生きた人たちが意図して作った道具が現在、そのままの形で出てくることはありません。一度作ったものを、刃が鈍くなったのでもう一度作り直すと形が変わってきてしまう、捨てる時に掃除をしたり踏んだりするとまた形が変わってきてしまう、そういう人が関わった変形を「文化的変換」（c-transforms）と呼んでいます。そうした文化的変換だけでなく、捨てたり残していった道具が土の中に埋まる過程で、雨が降ると一部は流され、また摩耗したりてしまう、あるいは台地の崖から落ちて湿地の中に沈んでしまう、そうした「自然的変換」（n-transforms）での変形もあります。そういうことで、「道具」（および「現場」）から「遺物」（および「遺跡」）に変わっていく過程の研究を、「形成論」あるいは「形成過程論」と言います。このように道具・現場と遺物・遺跡の間に形成過程論を入れないと、私たちの解釈は主観的、想像的なものになりやすいのです。このことが主張され始めたのが一九七〇年に入ってからです。私たちの考古学はこうした「形成過程論」を

n 要因
c 要因

**過去**

**絶**

**道具**
**現場**

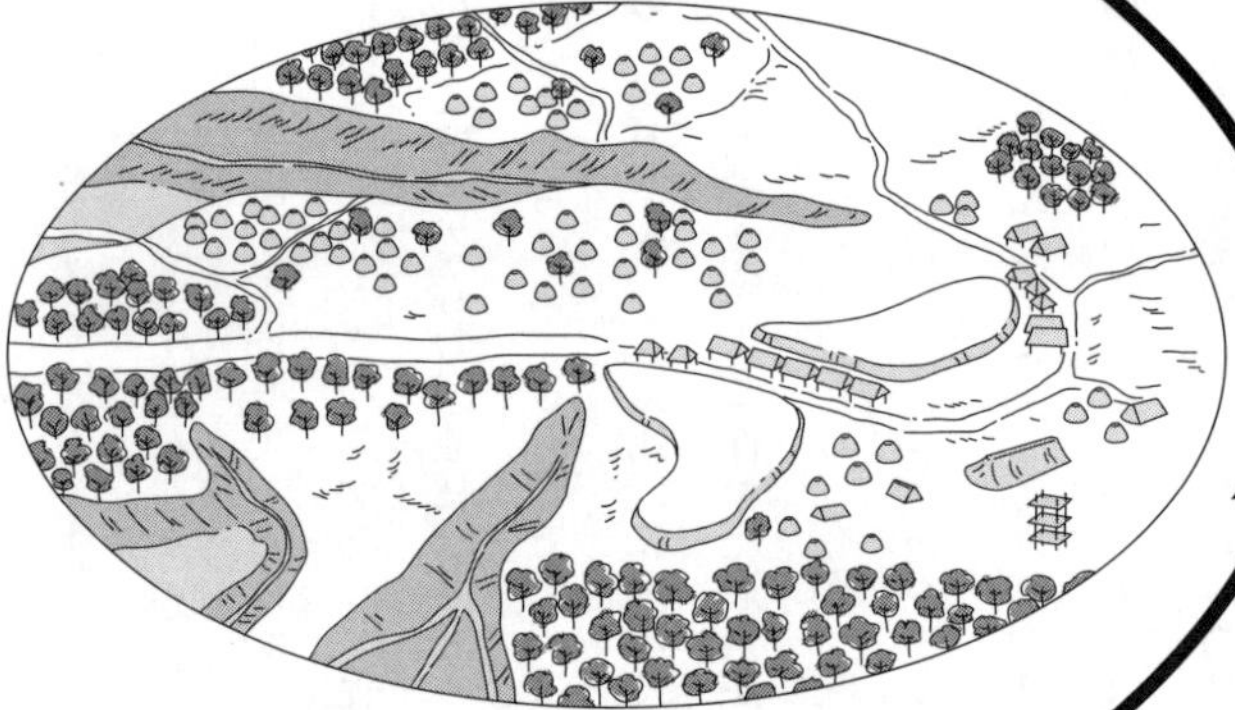

復元された三内丸山ムラと周辺の生態系

**解釈**

→ **中間領域の研究（ミドルレンジセオリー）**

- **歴史考古学**
- **実験考古学**
- **民族考古学・土俗考古学**

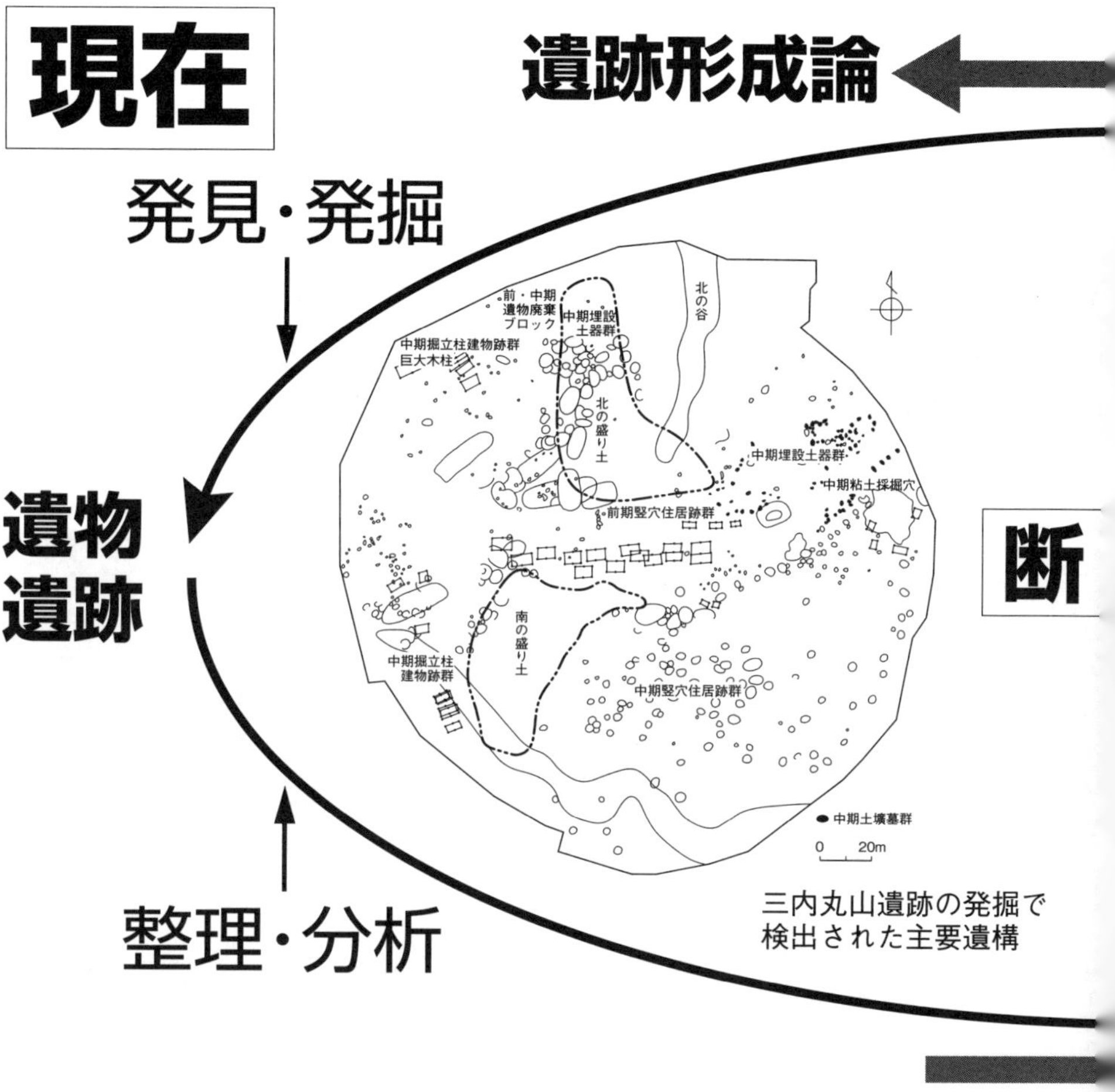


図1 「遺物」と「道具」の断絶性

方法論としてもたなくてはならないということです。

そして図の下に記してありますことですが、先ほど私たちは大沼さんの話の中でルヴァロワ型尖頭器を見ました。しかしあのルヴァロワ型尖頭器がナイフなのか、槍先なのか、あるいは鑿みたいに使ったのかはわかりません。尖端が尖っているから槍ではないかと、かつてはそうした想定をしていました。つまり自分たちが知っている道具との形の類似から解釈をしていました。あるいは思いつきで言ってみることもあります。そうした点については今の考古学者は自らを戒めています。この「遺物」から「道具」へ移る部分に解釈が入ります。この石器は槍先ですと機能の解釈をする時、かつては自分の知識範囲、経験知、あるいは習って得た学識の範囲内で類推していたのですが、それは非常に主観的であったり、偏見的になったりしたわけです。つまり自分たちは文明の中にいて狩猟をやったことがない人たちが、狩猟を想定するような場合ですね。

そうではなくて考古遺物を解釈するためには、先ほど大沼さんの話にありましたように、自分で作ってみるという「実験考古学」の方法があります。遺跡から出てきたものとできるだけ同じ石材やハンマーを使って、いろいろと想定できる動作や一連の技術を使って、できる限りそれを作った人の身体動作や認識に近づこうという方法です。もうひとつは十七、十八世紀のヨーロッパ人が世界各地に進出していった時に、その土地の先住民たちがいまだに伝統的な方法で石器を使っていたり、土器を作っていたりしていたのです。その記録が残っています。いまだにニューギニアではそうした生活をしているという報告もあります。「民族考古学」と言っていますが、エスノグラフィー、民族誌資料を使う方法もあります。あるいはこの後の渡邉さんの中世から近世にかけてのお話が出てきますが、そうした時代になると文献資料が残っているので、考古資料の解釈にそれらを活用する「歴史考古学」という方法があります。このように「遺物」から「道具」を一足飛びに復元するのではなくて、その間にこうした方法論、中間的な研究を入れることによって、私たちが彼らの認識や行動にできるだけ近づくということをやっています。これが今日お話することの前提となります。

## 石を投げる

まず、今日のお話のテーマを列記しましたレジュメに「スキャヴェンジング対ハンティング論争」と書いてありますように、ヒト化の過程において高栄養蛋白の摂取、つまり肉食というものが非常に重要な役割を果たしたことは、以前から言われてきました。狩猟採集民という言葉のイメージから、もともとヒトは動物を狩るという活動をやっていただろうという発想がありまして、考古遺物、石器の中にもそうした狩猟具を探そうとしていたわけです。だが、サルからヒトへの進化において、ヒトの身体能力や認知能力についての考察を重ね合わせていく中で、どうも最初から狩りをしていたわけではなかったのではないか、という疑問が出てきました。あるいは石器の研究が進むにつれて、最初から狩りをしていたという解釈に無理が出てきました。その代案として出てくるのがスキャヴェンジング、つまり自分たちが動物を狩るのではなくて、自然死したり、肉食動物がたおしたりした草食動物の屍肉を探して、それを食べるというのが最初の行為ではなかったかということです。

アルフレッド・クロスビーの『飛び道具の人類史』（紀伊国屋書店）の中に、興味深い話が出てきます。彼はホモ・サピエンスを、二足歩行し、ものを投げ、火を操る動物と定義しているのですが、ものを投げるという行為に注目しているところがミソです。ヒトは地球に生息する動物の中で随一の投擲力をもつが、いつ・どのようにしてこの能力を獲得したのだろうか、とクロスビーさんは考えたのです。先ほどの吉原さんの話にチンパンジーのものの投げ方が出てきました。オーバーハンドができないので、腹のあたりから横投げするということでした。アウストラロピテクス類の革新性は石を加工することではなく、石を投げるという行為で発揮されたのではないでしょうか。石を投げて大型草食動物の屍に群がるハイエナを追い払っている光景を想像してみてください。オーバーハンドで投げる時、肩はかつて腕渡りをしていた時と同じように回転の軸として機能します。祖先の霊長類から継承した樹上生活に適応した手や腕、肩などの身体構造が投げるのにも適していることを、アウストラロピテクス類が発見したというわけです。

石を加工したという証拠、すなわち最古の石器は二五〇万年ぐらい前で、アウストラロピテクス類についで出現した初期のホモ属によるとされています。鋭い刃で動物の毛皮を剥いだり肉を切り取ったりするのに使われたのです。大沼さんが紹介された礫器というような道具は、実は狩猟具ではなかったのです。スフェロイド、球状石器がかつてボーラだと言われたこともありましたが、投擲用であったかは確かでない。製作使用実験などで否定されています。大沼さんがお話したようなアシュレアン期のホモ・エレクトゥスの手になる両面加工のアーモンド形のハンドアックスは、多機能の石器であるとされていますが、これも製作使用実験などで狩猟具としての機能は否定されています。つまりハンドアックス以前の段階における人間の道具の中には、槍のような狩猟具はなかなか同定できないというのが現状です。

## 木槍を使っていた

それでは狩猟具として一番古いものは何かということですが、これは確実であろうと言われている最古のものは、槍と解釈されている木製の遺物です。これはアシュレアンのハンドアックスが出てくる時代のものとして二例ほど知られていました。一九一一年に英国のクラクトン＝オン＝シーで見つかったものと、一九四八年にドイツのレーリンゲンで発掘されたものです。近年になって、まとめて八例のかなり保存状態の良いものが出たという報告があります。ドイツのショーニンゲン遺跡です。

一九九七年の『ネイチャー』誌に、ハルトムート・ティエメという研究者が、木槍の発見を報じました。ドイツのハノーヴァーの東百キロ、ハルツ山地北端に位置するショーニンゲンの炭鉱地帯での十数年に及んだ調査によって、およそ四十万年前のフリント製の道具や、数千点に及ぶミズハタネズミ、ビーバー、シカ、ウマ、クマ、真直ぐな牙をもったゾウの骨など、大量の遺物が発掘されました。動物の骨の九十パーセント以上がウマのものです。動物の骨の一部には、石器によってつけられた痕が残っていました。

この遺跡では厚い堆積層がみられます（図2）。右側に年代値、そしてその左に気候の変動が示されています。上のほうで非常にぎざぎざになっているところが最後の氷河期です。ご覧のように人類が生きてきた時期は、寒暖の差が非常に激しかったのです。四十万年前の地層のところを見ていただきますと、菱形のしるしがありますね。そこの4の地層が木槍の出たところです。

これが木槍の出土状態です（図3）。手前が尖頭部で、基部が失われていますが推定二・三メートト

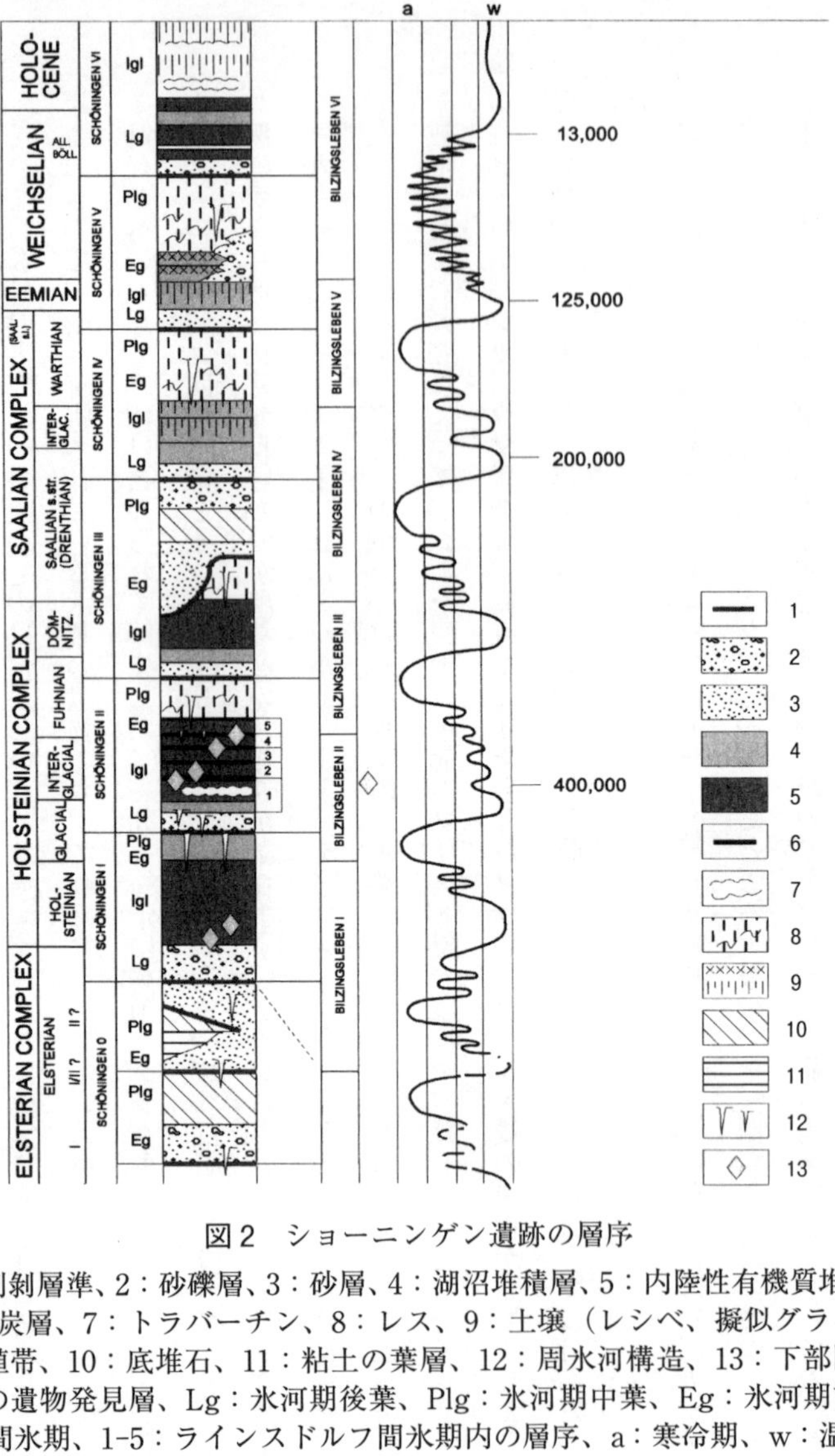


図２　ショーニンゲン遺跡の層序

（1：削剝層準、2：砂礫層、3：砂層、4：湖沼堆積層、5：内陸性有機質堆積層、6：泥炭層、7：トラバーチン、8：レス、9：土壌（レシベ、擬似グライ土）と腐植帯、10：底堆石、11：粘土の葉層、12：周氷河構造、13：下部旧石器時代の遺物発見層、Lg：氷河期後葉、Plg：氷河期中葉、Eg：氷河期前葉、Igl：間氷期、1-5：ラインスドルフ間氷期内の層序、a：寒冷期、w：温暖期）（図2～8は図9の本からの引用）

図３　ショーニンゲン13Ⅱ遺跡での第２号木槍の出土状態（右頁）

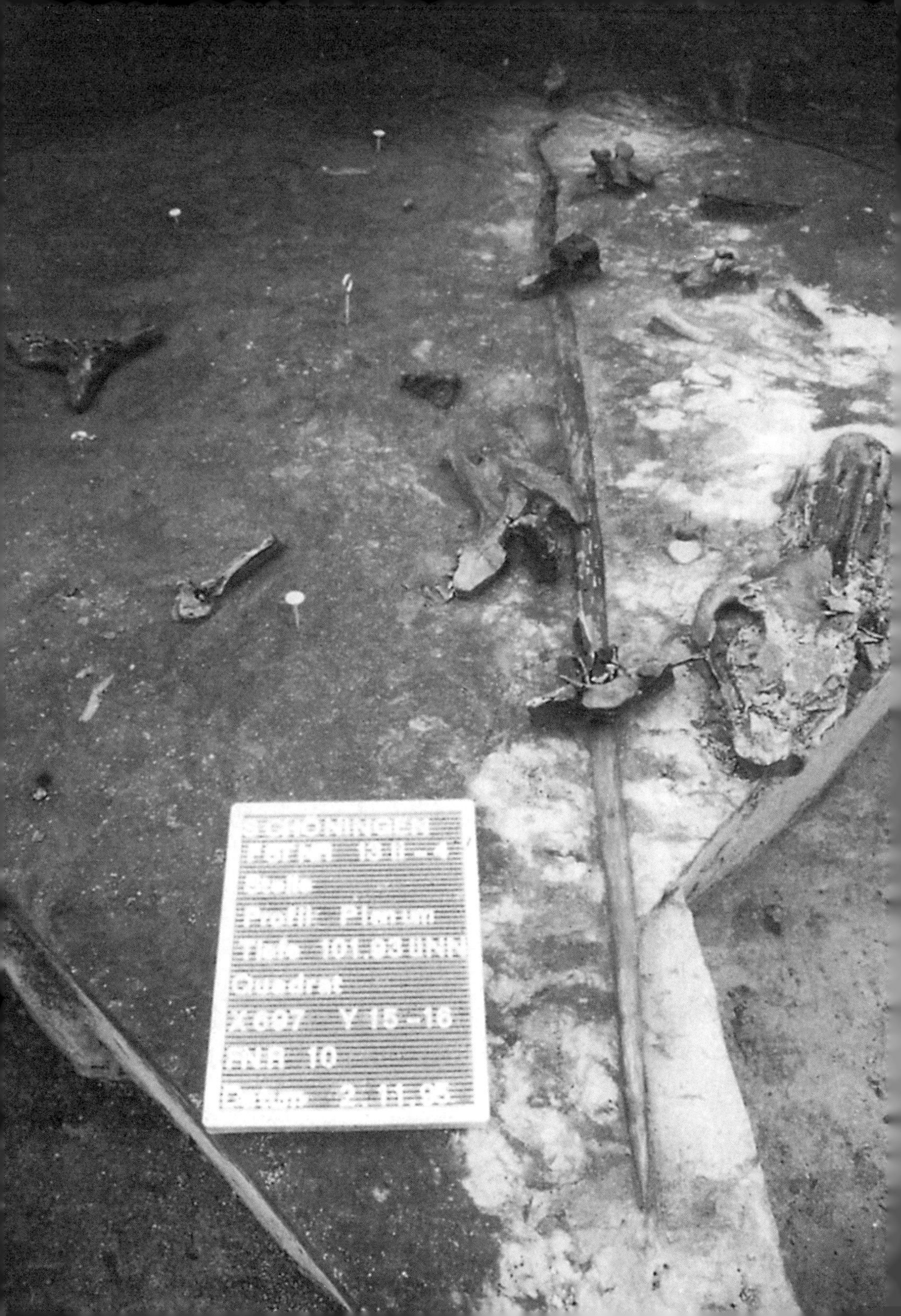
SCHÖNINGEN
Profil Planum
Quadrat
X 697 Y 15–16
FNR 10

ルの長さです。右側にウマの頭骨などの動物骨が見えます。木槍は一・八二～二・五メートルの長さがあり、もっとも太い部分の直径は二・九～五・〇センチです。これらは樹齢三十年のトウヒの幹で作られ、樹皮を剝いで太いほうの端を尖らせてあります。重心はこの先端から全長の三分の一のところにあって、棒の形状と重心の位置から投げ槍だと想定されています。湖畔でのウマ狩りに使われたのでしょう。そのほかに、両端を尖らせた「投げ棒」（ガチョウ猟用）、先端が炭化した棒（火搔き棒？）なども出ています。一端に刻み目をつけた木の枝が四本混じっていました。この刻み目に石片を取り付けたのかもしれません。ちなみに、カバノキの樹脂が付着した石片が、イタリアのアシュレアン終末期の地層から出ています。最近報告されましたが、おそらくこれが石器を樹脂の接着剤で柄に付けた最古の実例でしょう。

遺跡のある中央ヨーロッパあるいは東ヨーロッパは、西ヨーロッパのハンドアックス圏から外れていて、ハンドアックスの代わりにこうした剝片の石器類が特徴です（図4）。そしてこの地域は後に両面を加工した尖頭器が発達する別の文化圏に属していました。

次をご覧下さい（図5）。これは今までのショーニンゲンではなくてビルジングスレーベンという、やはりドイツの三十七万年前の遺跡です。動物や植物、特に昆虫や貝類の遺存状態がたいへん良くて、周辺環境の復元に役立っています。現在より平均三～四度気温の高い、周辺が開けた森林の川と湖のそばにあった、大きな狩猟キャンプだったことがわかりました。この平面図の縮尺を見るとおわかりになると思います。径三～四メートルの円形の住居跡のような遺構が三ヶ所あります。何ヶ所か検出された作業場には多量の遺物が残されていました。非常に広大な遺跡です。かつての湖のほとりに長

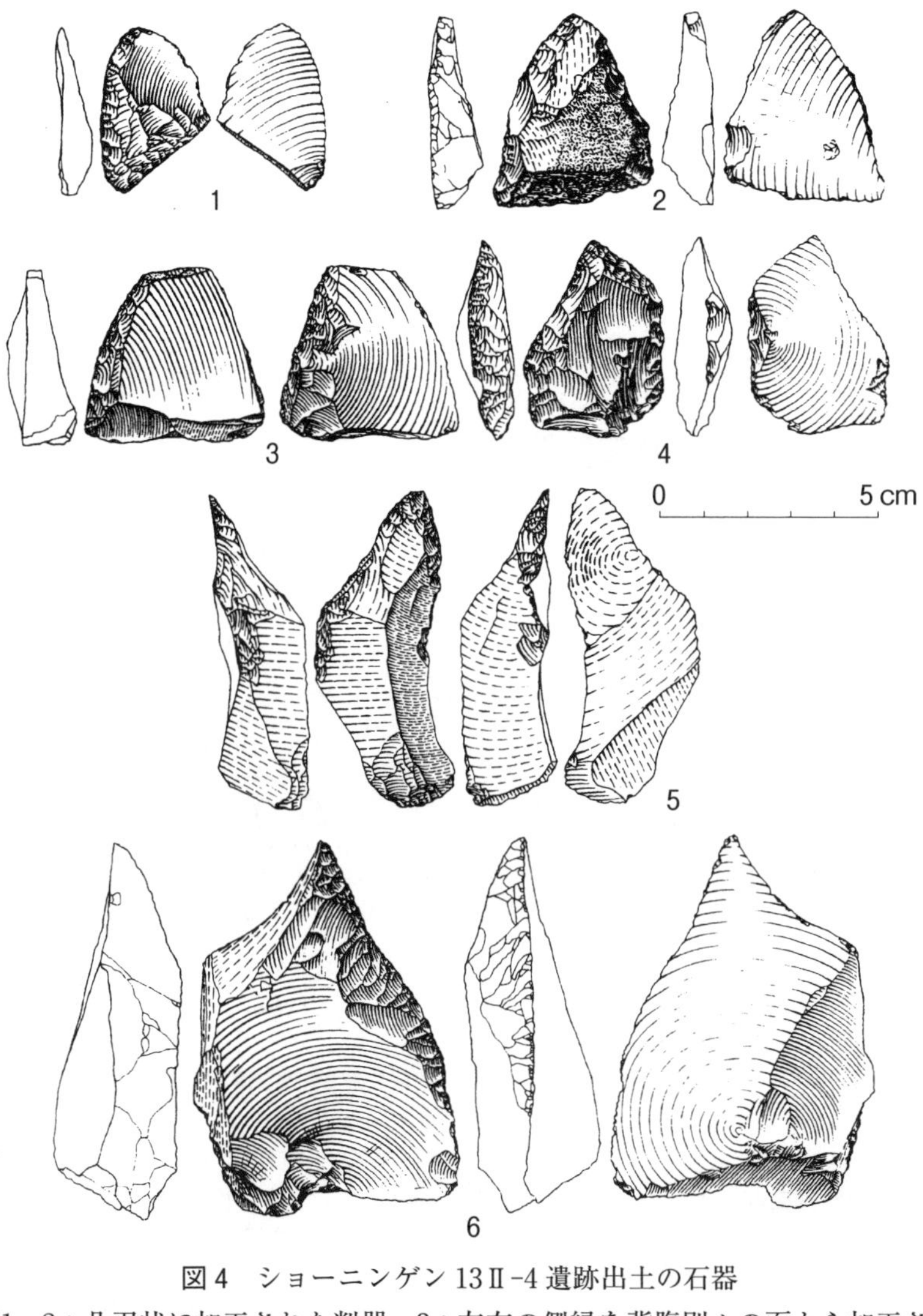


図4　ショーニンゲン13Ⅱ-4遺跡出土の石器

(1・2：凸刃状に加工された削器、3：左右の側縁を背腹別々の面から加工された削器、4：隣接する2側縁が加工された削器、5・6：尖頭状に加工された石器)

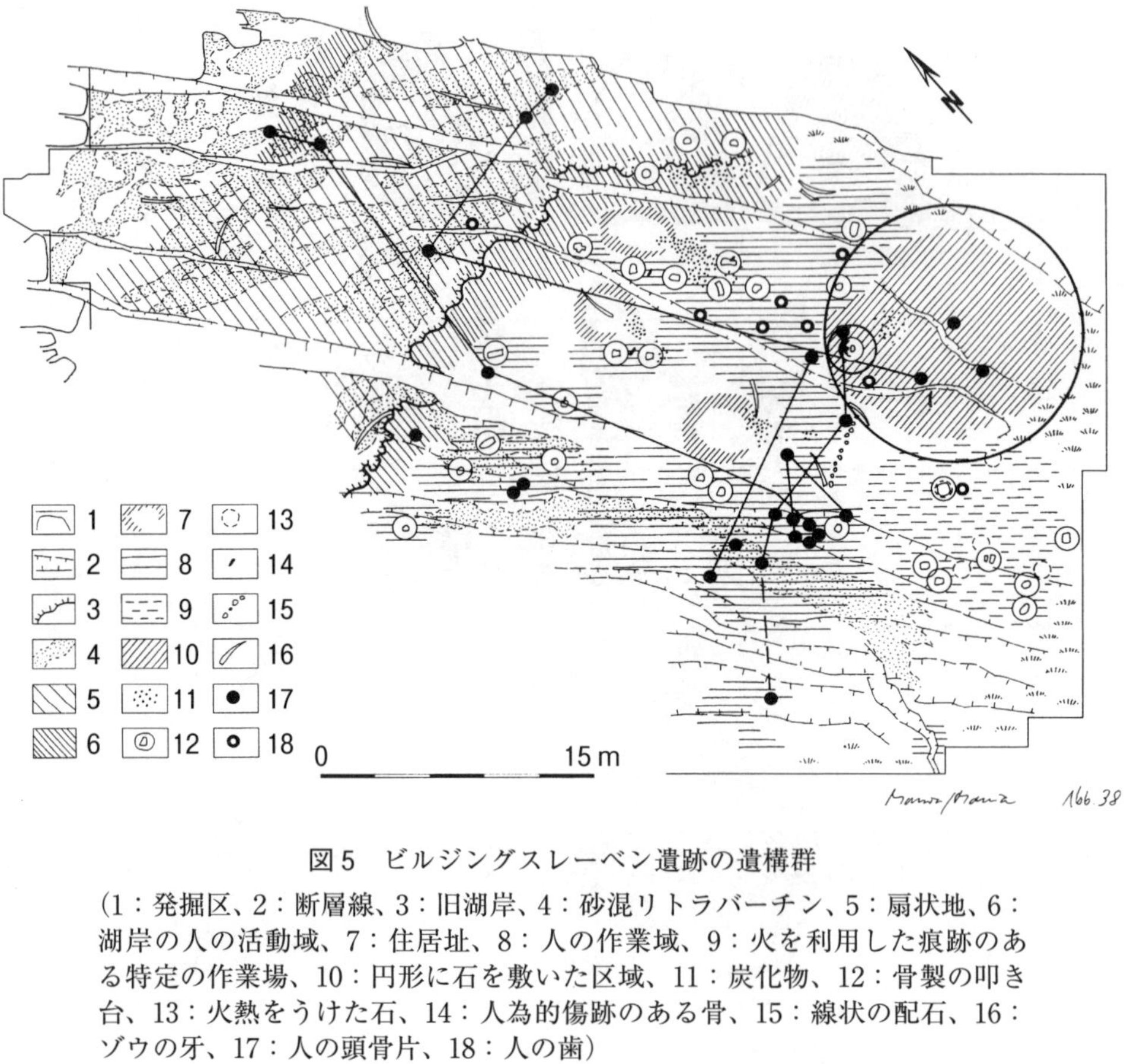


図5　ビルジングスレーベン遺跡の遺構群

(1：発掘区、2：断層線、3：旧湖岸、4：砂混リトラバーチン、5：扇状地、6：湖岸の人の活動域、7：住居址、8：人の作業域、9：火を利用した痕跡のある特定の作業場、10：円形に石を敷いた区域、11：炭化物、12：骨製の叩き台、13：火熱をうけた石、14：人為的傷跡のある骨、15：線状の配石、16：ゾウの牙、17：人の頭骨片、18：人の歯)

期間、狩猟キャンプを営んだ人たちの生活の跡です。

実際に遺物がどのように出るかと言いますと、次をご覧いただくと、こうですね。直径九メートルに石を敷き詰めて整地した跡があります。人の骨や象牙が出ていたり、あるいは大量の石塊と同時に野牛の角のようなものが出ていたりします（図6）。骨類がたくさんあるし、台石のようなもの、あるいは石器が大量に密集した形で出ています。こうした切痕、石器で切ったような痕跡はおそらく肉を切るか腱を外す時に石器によってできるものです（図7）。こうした切痕のついた骨は、自然の骨なのか人為的にできた状態なのかを判定する基準になります。次もそうですね。上に大きな石がかぶさっていてこれが人為的に集積状態が作られた跡であることがわかります（図8）。

一冊、本をご紹介します。タイトルが非常に面白くて『コンテクスト中のヒト科の個体』とあります。私自身も一九九〇年に「石器は人（individuals）を語れるか?」という論文を書いたのですが、何が言いたいかというと、考古学というのは歴史学と違って個人名が出てきません。個人名が出ないで集団、ピープルとかグループを扱うのが一般的です。そうではなくて個人、考古学のコンテクストの中でなんとか個人を抽出できないかというのがこの本の主旨です。私は学生時代に石器というテーマを選んだのですが、その当時私淑していた先生は土器をやっていらっしゃる方でした。私に「石器は土器ほど人を語りませんよ」とおっしゃって、土器をやりなさいと勧められました。それが頭にあって後に先ほど言いました論文を書いたわけです。ところが最近は考古学の方向が変わってきていまして、イギリスの最近の考古学では社会考古学、つまり社会とか組織、構造といった概念に含まれなかった「個人」を、彼らはエージェントと言っていますが「主体的実践者」とでも訳しましょうか、

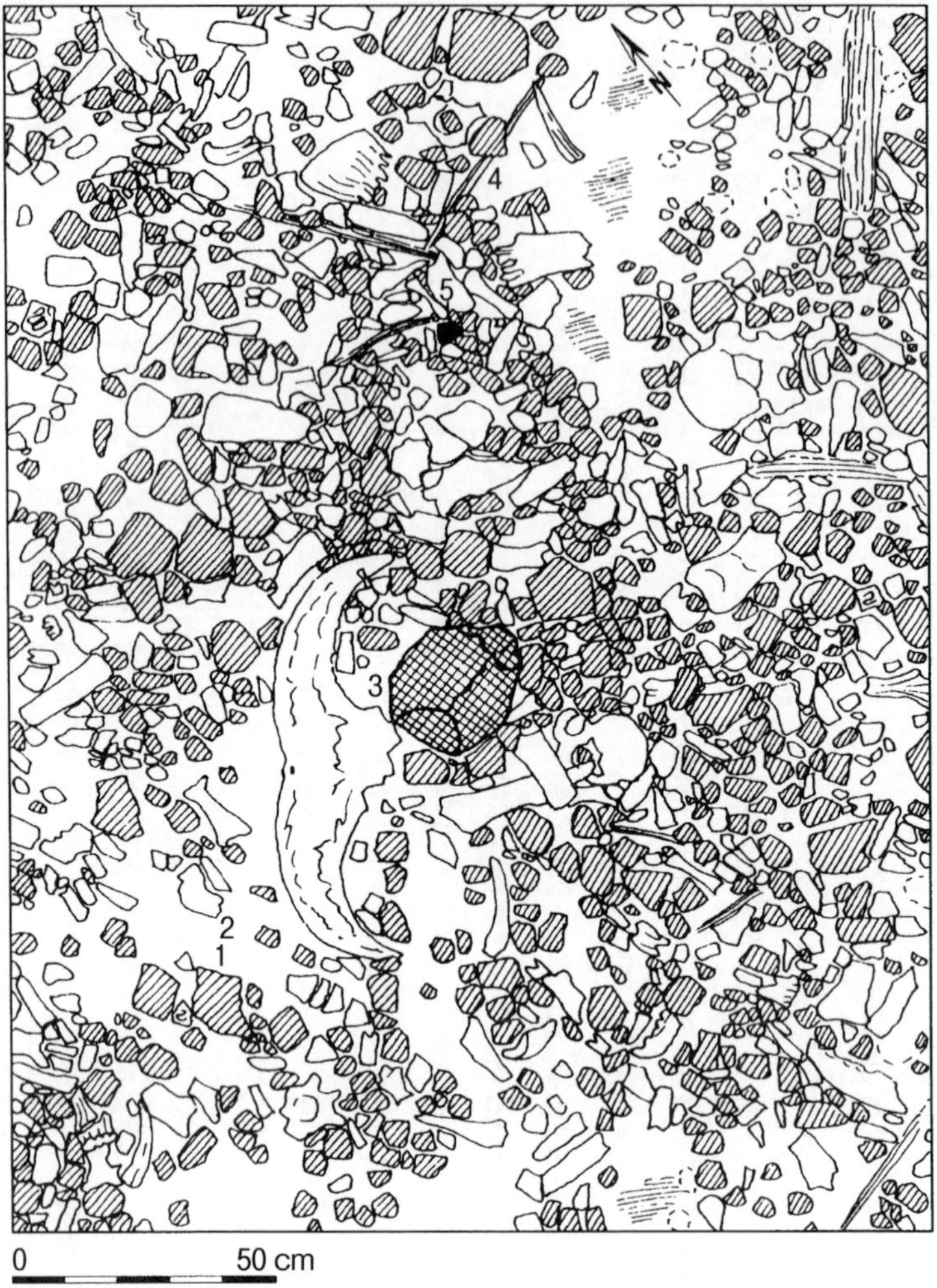


図6　石を敷き詰めて整地した痕
(1：トラバーチンと石、2：骨、3：珪岩製叩き台と野牛の頭骨、4：木製品の破片、5：人の頭骨片)

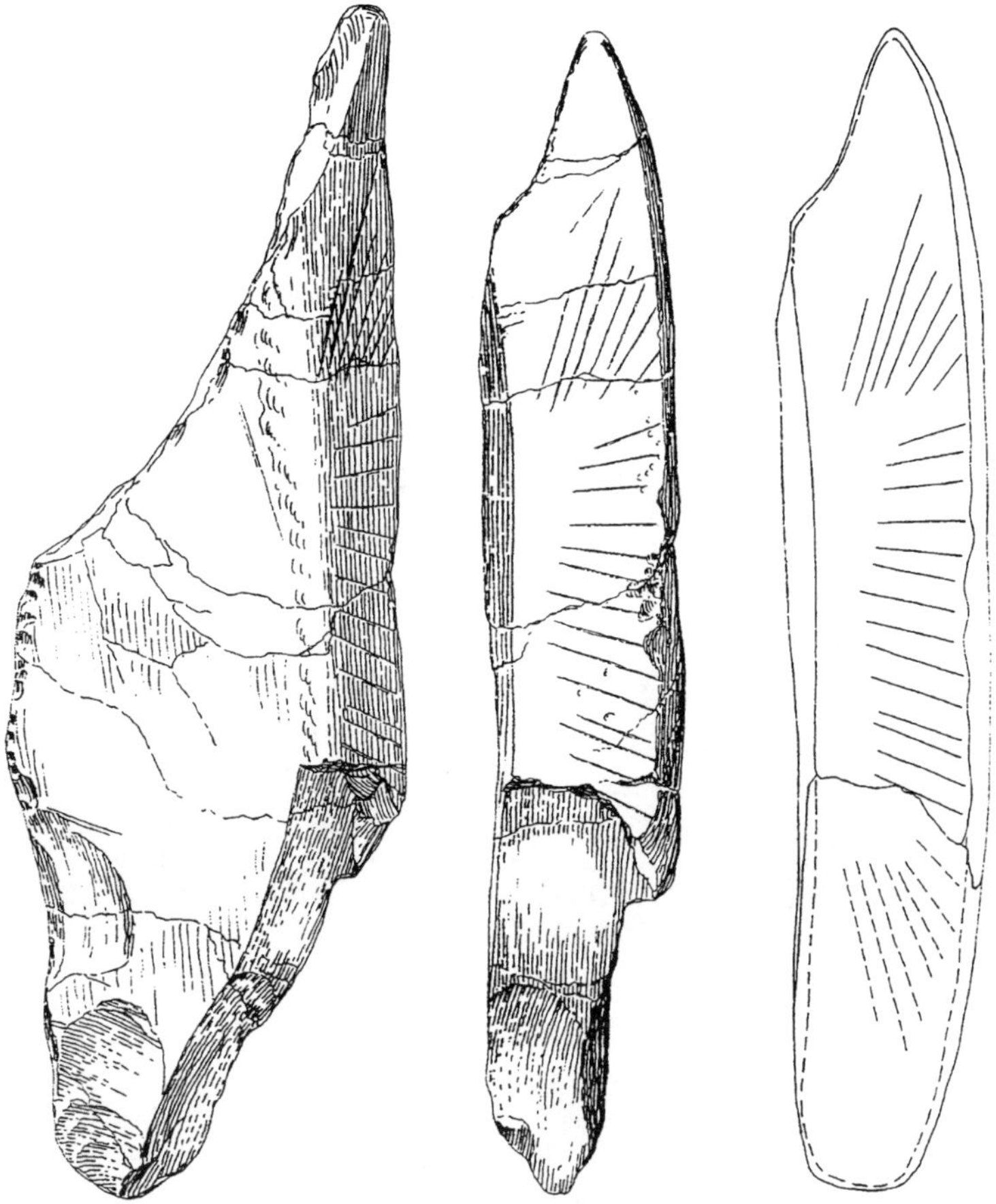

図7　切痕を有するゾウの骨片

脛骨から作られた大型の骨器と考えられる（39.5×12×6.5 cm）。楔のようなもので割られた痕がある。一端が丸みをもつ尖形に整形されている。5～6 cm 幅の平坦面の尖端付近に7本の放射状の線刻、その中央部に14本の線刻が残っている。調査者は破損部にも対称的に7本の放射状の線刻があったとみている。

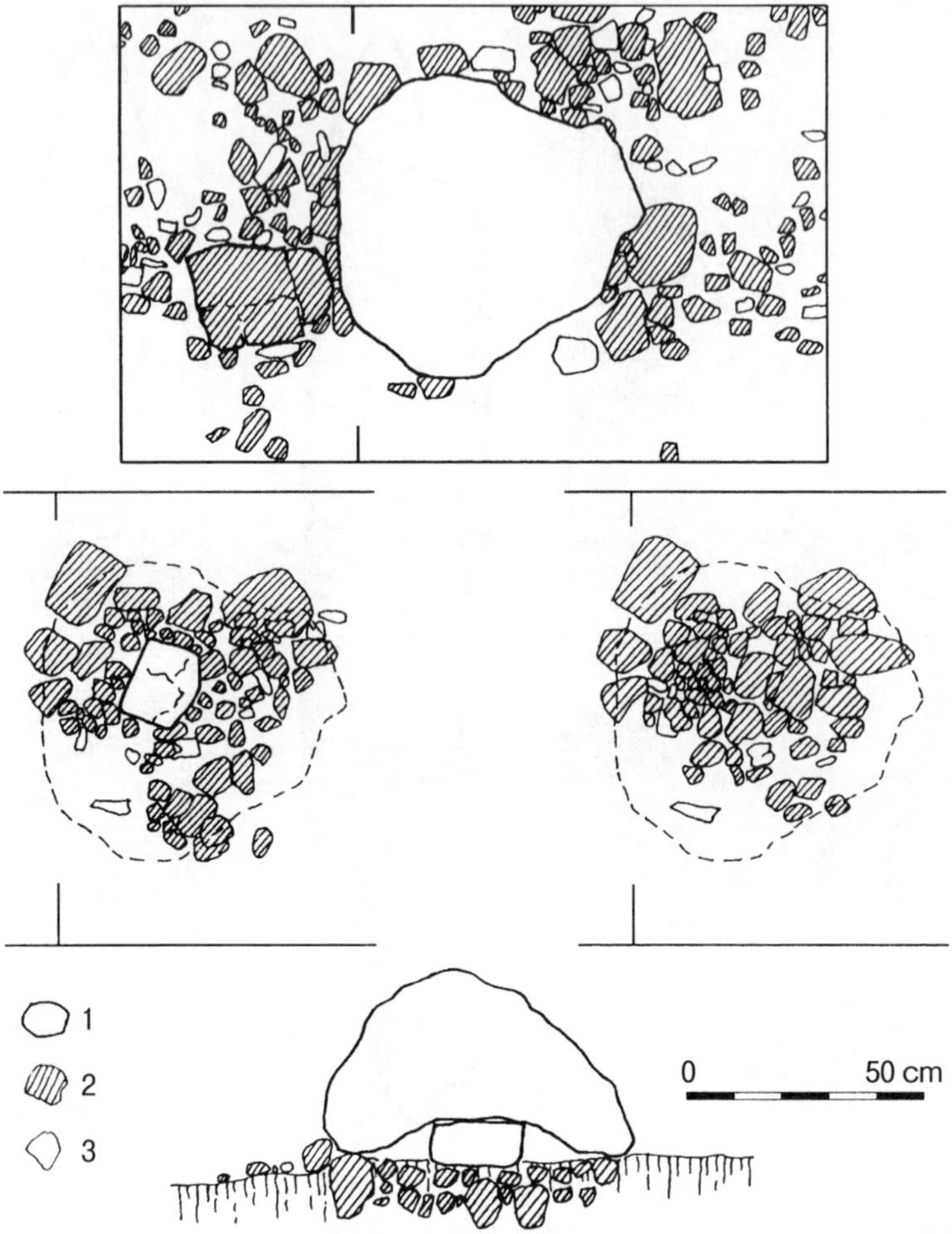


図8　人為的な集石

75 kg 以上の重さの大きなトラバーチン（60×60×35 cm）の下に粗い加工で火熱をうけたトラバーチン（25×25×25 cm）が意図的に置かれていた。
(1：トラバーチン、2：岩石、3：骨)

そうした個人を考古学のコンテクストの中に探そうというのが、今の考古学の先端的な方向です。

そこでこの本に戻りますが、この本のすごいところは、ご覧いただくとわかるのですが、副題『下部・中部旧石器時代の景観、現場、遺物の考古学調査』にみるように、下部旧石器時代と中部旧石器時代、私たちに直接つながるホモ・サピエンス以前のホモ・エレクトゥス段階やネアンデルタール人の中に個人の痕跡を探し出そうという論文集なのです。

そしてその表紙を飾っている絵（図９）ですが、通常、こうした絵は想像で描くことが多いので、何年か経つと私たちから見てもどうもおかしいなというようなものが多いのです。ところがこの絵は非常によくできていると思います。三人の人物が描かれています。これはヨーロッパのホモ・エレクトゥスの後期段階、ホモ・ハイデルベルゲンシス、ハイデルベルク人ですね。昔はマイエル人と呼ばれていましたが今はハイデルベルク人です。これは四十万年前の人類ですが、この後二十五万年から二十万年前ぐらいになるとこの人たちからネアンデルタール人が進化してきます。化石骨が残っていますのでそれを復元した人物が三人描かれているのです。この人たちは炉を囲んでいます。人類進化史上、火の使用、発火行為はいつだったかというのは昔から論争になっています。確実な考古学的証拠がないので年代は決まっていません。この遺跡で炉址が見つかったので、この絵では四十万年前には確実に火を使い、コントロールしていただろうということで炉を囲む人たちを描いています。ご覧いただくと、ここで木槍を削っていますね。これがショーニンゲン遺跡で出たものです。ここにはハンマーがあるし、ハンドアックスが描かれています。ただこのハンドアックスは先ほど言いましたように、この遺跡では出ていません。これはこの時代にどのような道具が使われていたのかということ

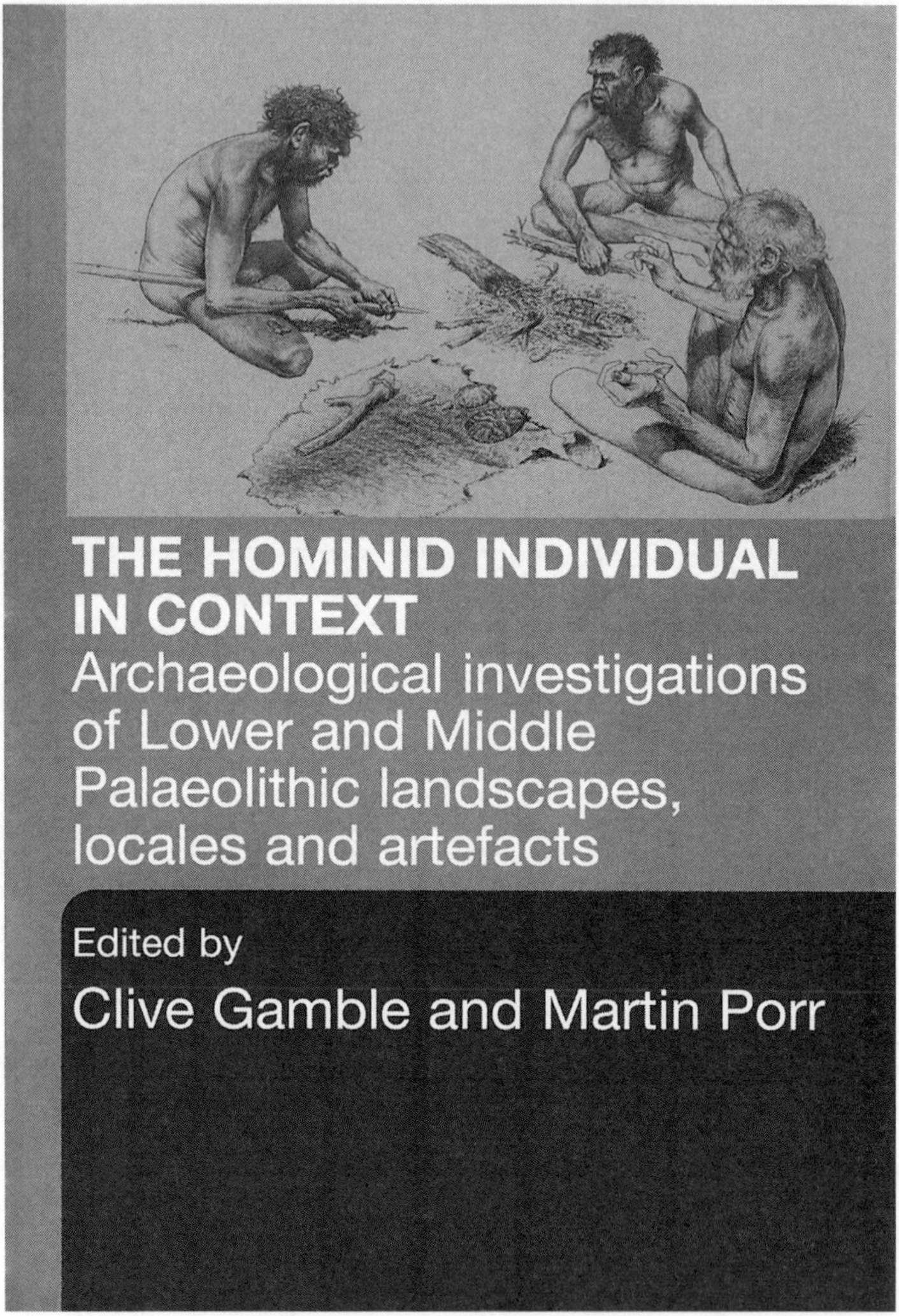


図9　ギャンブルとポーの共編著『コンテクスト中のヒト科の個体』の表紙
(Gamble C. and M.Porr, Routledge, 2005)

を説明的に描いていると受け取って下さい。

## 石槍を見つけた

こうした保存状態の良い遺跡を、精度の高い発掘調査をすることによりまして、先ほどお見せしました本の表紙に出ているような、四十万年前のホモ・エレクトゥス段階の人たちの狩猟活動、あるいはそれに伴う石器がわかってきました。しかしそうした石器のもつ用途がなんであったかということがはっきりしないのです。先ほど大沼さんのお話にありましたルヴァロワ型尖頭器も、実際には何に使ったのかについては論争があります。尖頭部に注目して槍先とする人がいれば、穴をあける穿孔具とする人もいます。鋭い側縁をナイフのように使ったという見方もあります。もちろん、一つの石器が一つの用途に限定されているとは限らないわけです。オーストラリアのアボリジニの間で「男用のナイフ」と呼ばれる石器は、柄につけて槍としても使われています。

シリアの中央部、エル・コウム盆地にあるウム・エル・トゥレル遺跡で、五万年前より古いとみられる、野生ロバの頸椎骨に刺さったルヴァロワ型尖頭器の一部が発見されました（図10）。このことからルヴァロワ型尖頭器が少なくとも槍先としても使われていただろうと考えられます。問題は、どのように柄に付けたのか、柄は手に持って突いたのか、手で投げたのか、あるいは直接手には持たないで、一端を鉤状にした木や骨の棒状のものに柄をひっかけて投げたのか、これは投槍器と言いますが、ダーツなどのような槍投げ、あるいは弓の鏃のような使い方をしたのか。ただこのルヴァロワ型尖頭器の場合は、これを投げて使ったのかどうか、それほど単純にはわからないということがあり

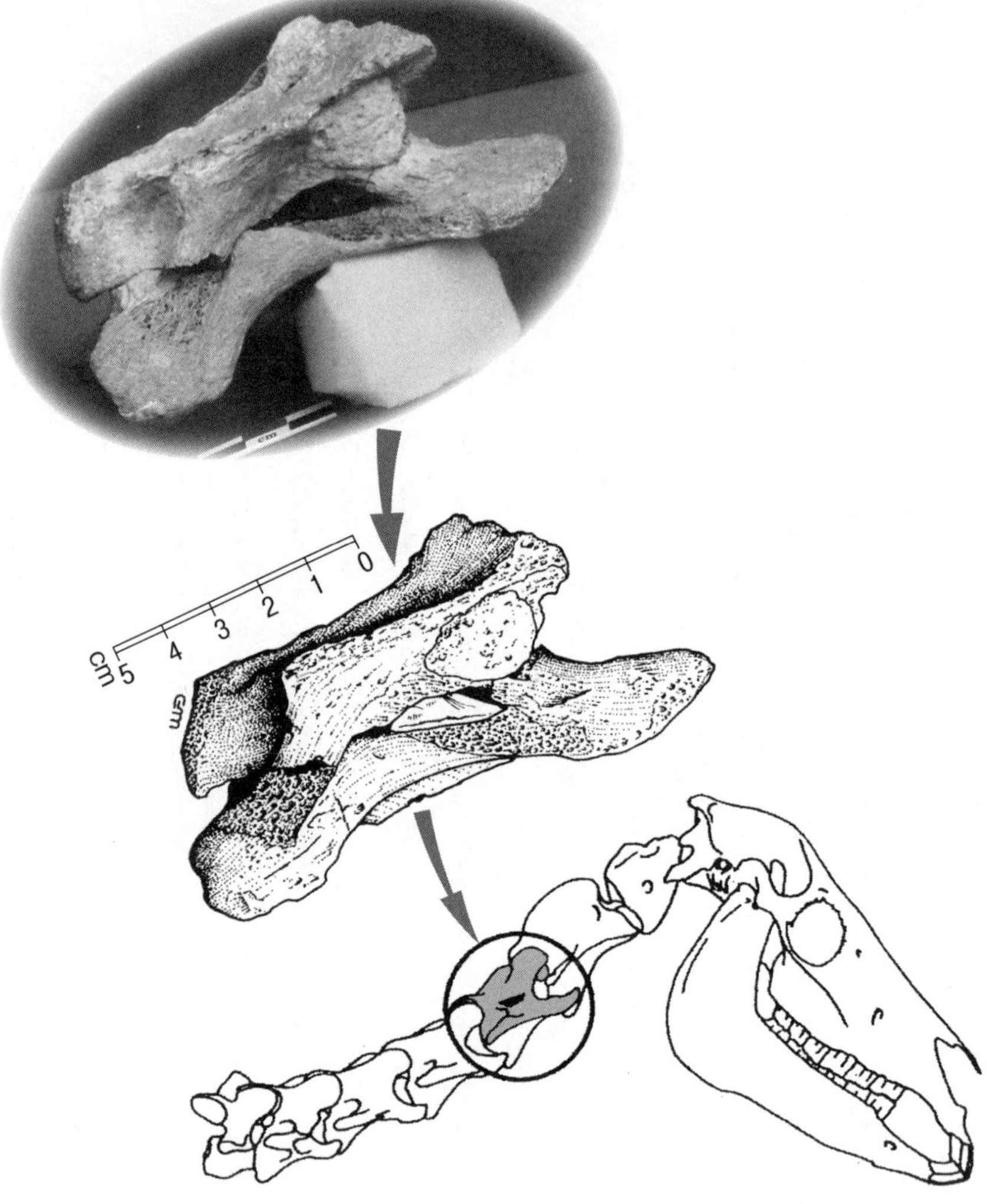


図 10　野生ロバの頸椎骨に刺さったルヴァロワ型尖頭器

(Böeda, E. et al. 1998 A Levallois point embedded in the vertebra of a wild ass (*Equus africanus*) : hafting, projectiles and Mousterian hanting weapons. *Antiquity* 73:394-402. より作成)

ます。

これはアフリカの中期石器時代の尖頭器類ですが、非常に多様な形態のものが知られています（図11）。現代の私たちが知っているような鉄製の鏃や槍先というのは、形態的に非常に規格性がありますが、それらには非常に豊富なバリエーションがあるのです。両面体の長い、まさに槍先形のようなものもあれば、カタンダで見つかった骨製の銛先は近年になってはじめて見つかったもので、後期旧石器時代、私たちの直接の祖先が骨角器を使うようになったと言われてきた、四万年あるいは三万年前よりもはるかに古い九万年ぐらい前のものです。有茎の鏃に似たようなもの、幾何形のナイフ形のものもあります。

幾何形のナイフ形のものが七万とか、八万年とか前に出たことが驚きなのですが、その南アフリカ共和国のクラシーズ川河口遺跡の近くで、その後に、首の部分に石器の先端片が刺さった、絶滅種の巨大なスイギュウの化石骨が発掘されたのです。この種の危険な獲物は、計画的かつ組織的に沼地に追い込んだり、崖から追い落とすなどした後に、より安全な所から槍を投げたり突いたりしていたのでしょう。

ところで、こうしたバリエーションが何に拠るのかということが問題ですが、私自身は最近、デザインという概念を入れて考えようとしています。私たちは石器をこのように分類するというのではなく、彼らは道具をそのようにデザインしたという見方をしたいからです。少なくともこういう槍を作る時には、ひとつには尖端が尖っているということは貫通力が意識されていたでしょうし、投げるということであれば正確に飛ぶということ、遠くの獲物まで届くということであれば飛翔力が意識され

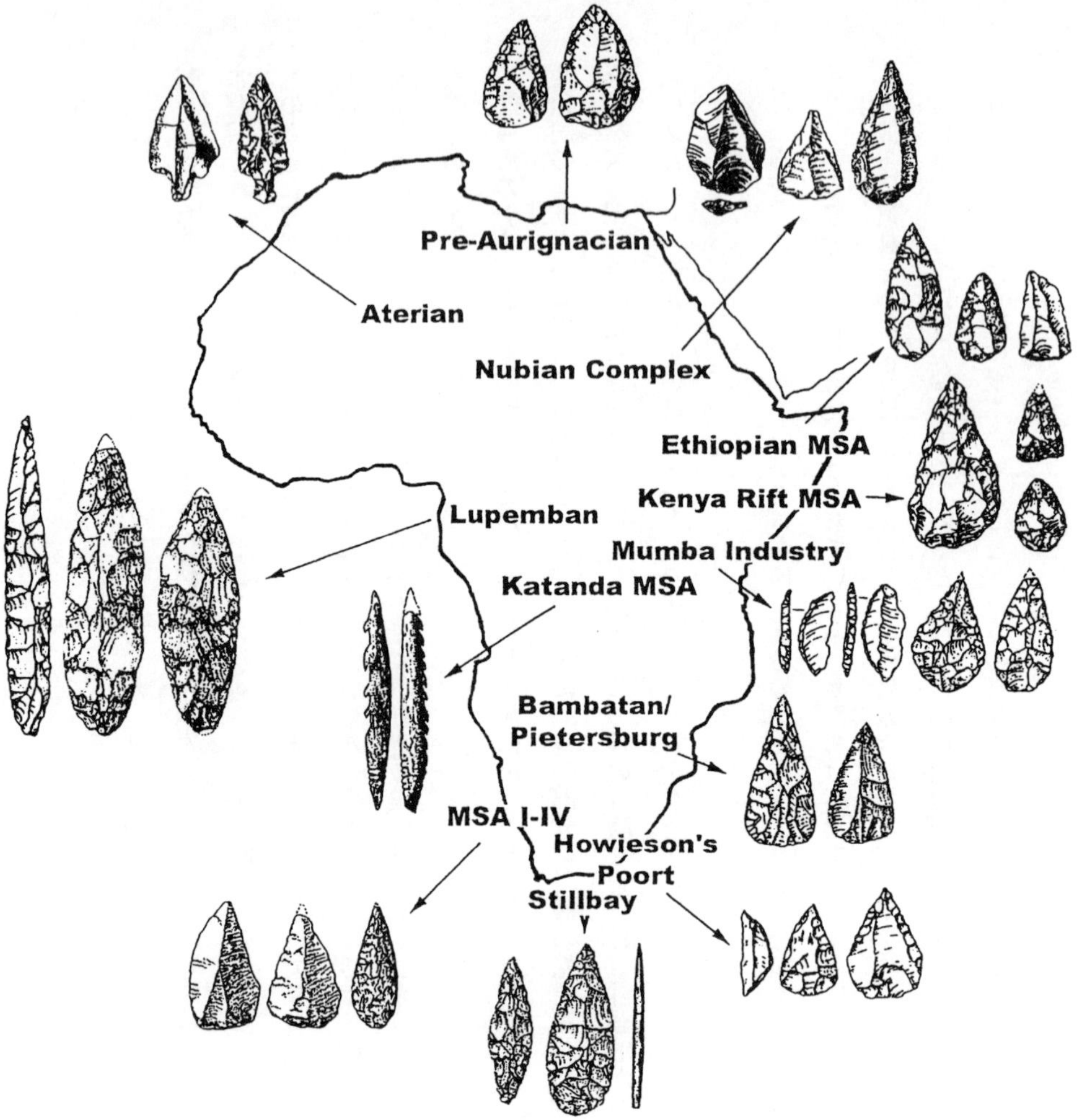


図 11　中期石器時代のアフリカ各地の狩猟具

(McBrearty S. and A.S. Brooks 2000 The evolution that wasn't:a new interpretation of the origin of modern human behavior. *Jurnal of Human Evolution* 39:453-563.)

(MSA：Middle Stone Age)

ていたでしょう。あるいは長い間持ち運ばなければならない時には、強度や耐用性も意識されたでしょう。ですからこうしたさまざまな条件が、時と場合によって、クリアできるようなデザインが考えられたでしょう。またこうしたさまざまな条件を決めた要素としては、対象となる獲物、たとえばそれでマンモスを獲るのかトナカイを獲るのか、あるいはウサギを獲るのかということがあります。もう一つはこれを作る素材があります。質が良くない安山岩やチャートであったり、あるいはそれよりも良質で鋭い刃が作れる黒曜石や頁岩であったり、そしてそれがまた自分たちの身近にあっていつでも手に入るのか、十キロ先にあるのか、あるいは百キロ先にあるのか、あるいはその石材の状態が小さな円礫なのか、人の頭ぐらいの角礫なのか、あるいは一抱えもある大きな石塊なのか、そうした石材獲得の条件を考慮してさまざまにデザインする。したがってこういったバリエーションが生じたのだと考えています。

## 尖頭器はどう使われたのか

さて、私たち考古学者はこの学問の当初から、遺物の形や製作技術の研究、型式学と言いますが、発達させてきました。いろいろな遺物のタイプを組み合わせてそれらがどんな文化かを決め、基準となる遺跡や遺物の呼び名を当てて、その文化名としてきたのです。アシュール文化とかムスティエ文化とか、あるいはナイフ形石器文化とか尖頭器文化とかいったようにです。

ところで一九七二年ですから世界的にみてもかなり早い時期に、そうした形や技術とは別に、石器の機能を考えようということで、鈴木道之助さんが論文を発表しました。旧石器時代には木の葉状の、つまり槍先を思わせるような木葉形尖頭器と呼ばれるものがあり、縄文時代には石鏃があります。そしてその間に有舌尖頭器と呼ばれる石器が、縄文時代のはじめの草創期に限って出てきます。鈴木さんはこれら三種の石器の大きさ、つまり長さ、幅、そして重さを測ることによって、それぞれが三つの異なる道具になると発表したのです。木葉形尖頭器はおそらく手突き槍か手投げ槍、石鏃は弓の矢、そしてその中間にある有舌尖頭器を投げ矢いわゆるダーツと分類したのです。これを私は石器研究におけるパラダイム転換と言いたいのですが、当時の、遺物が出てくるとまずその形態と製作技術を探って、その組み合わせで石器文化を決めようという研究パラダイムにあった時ですから、非常に突出した発想で継承者が出ずに絶えていたのです。だが、遅まきながらこれからの考古学はこちらの方向に大きく転換していくはずです。

私が今日のお話のテーマを急きょ変えようと考えました理由は、先週研究室に届いたばかりの“Journal of archaeological science”誌で、投槍器の起源に関する論文を読んだからなのです。先ほど紹介しましたようにロバの骨の中に残っていたルヴァロワ型尖頭器の一部が、投槍器で飛ばされたのだろうという話がありますが、ではその根拠は何かというとそれがないわけです。その根拠を研究しようということはだいぶ前から行われているのですが、なかなか面白い研究がないのですね。先ほど道具のデザインということで、いくつかその条件となることを列挙したのですが、その中で貫通力をあげました。その貫通力を出すには重さも必要ですが、それに加えて断面の面積、つまり最大幅と最大の厚さが関連するということが、一九七〇年代くらいから指摘されてきています。おおよその計算で、「最大幅の1／2」×「最大厚」がだいたいこの切断面積と一致するということになっています。

この切断面積の大きさで検討してみようという論文です。

で最初の図（図12）は、これは西アジアの新石器時代のもので、このようにいろいろなタイプの尖頭器ですが、これがいったい鏃なのかダーツなのか、あるいは手突き・手投げ槍なのかということです。次ですが（図13）、標準資料が左側にありますが、これはアメリカ先住民が残したものです。柄が付いていて確実に鏃あるいはダーツであることがわかっている民俗資料です。それを基準にしようとしています。もうひとつは彼らが実験的に製作して、それが槍として有効な範囲を決めた資料です。この三つの資料を基準資料にしています。そして先ほどお見せした西アジアの新石器時代の尖頭器は、基本的に鏃としての範囲に収まるだろうと結論しています。他にも検証の対象として出ているのがクロヴィス型尖頭器です。クロヴィス型尖頭器というのは、新大陸への最初の移住者が一万一五〇〇年前頃からマンモスを狩猟した時に使ったと言われている尖頭器です。これはダーツよりは上だけれども実験的に製作した石槍よりは下の、中間的な値に収まるとされています。また、先ほどお話したアフリカ中期石器時代の多様な尖頭器類ですが、これも検証した結果、ダーツとして使用したものはアフリカ中期石器時代にはまだ存在しなかったと結論しています。現在、中期旧石器時代から後期旧石器時代への移行は、西アジアでは四・五万年から四万年前、ヨーロッパのほうでは四万年から三・五万年くらい前というように、現生人類の移動の関係で少しずれていますけれども、この中期から後期への移行期、あるいは後期初頭に属する尖頭器類というのが、ここにいろいろなタイプのものが並べてあります（図14）。ここにおいてダーツが出てくるのではないかと研究者たちは考えています（図15）。つまりダーツについてはいろいろと言われていたけれども、投槍器を使って遠くに投げるという方法

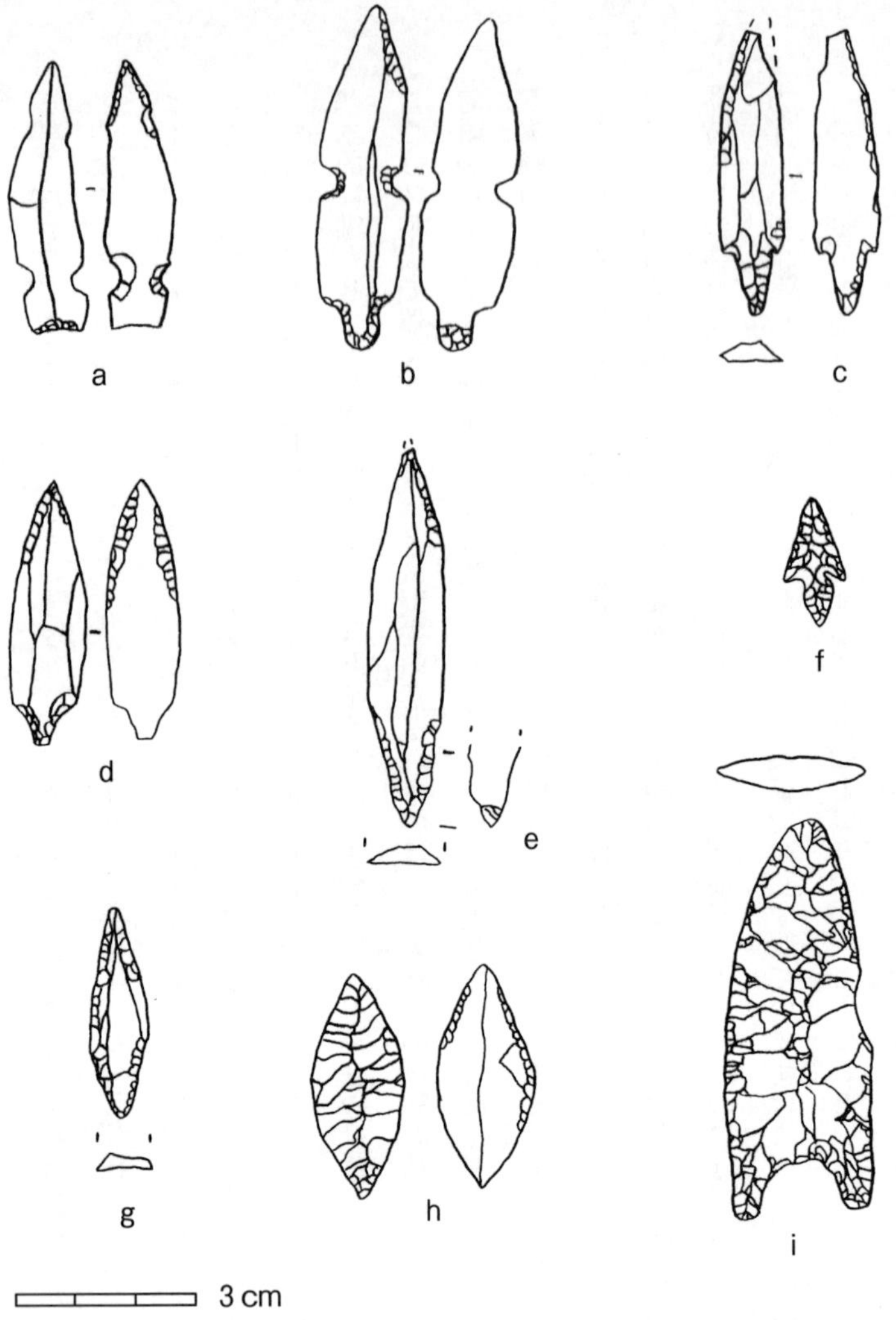


図 12　西アジアの新石器時代の尖頭器類（Shea 2006）

(a：エル－キアム型、b：ヘルワン型、c：イエリコ型、d：ビブロス型、e：アムク型、f：ハ＝パルス型、g：ニザニム型、h：ヘルジリア型、i：クロヴィス型)

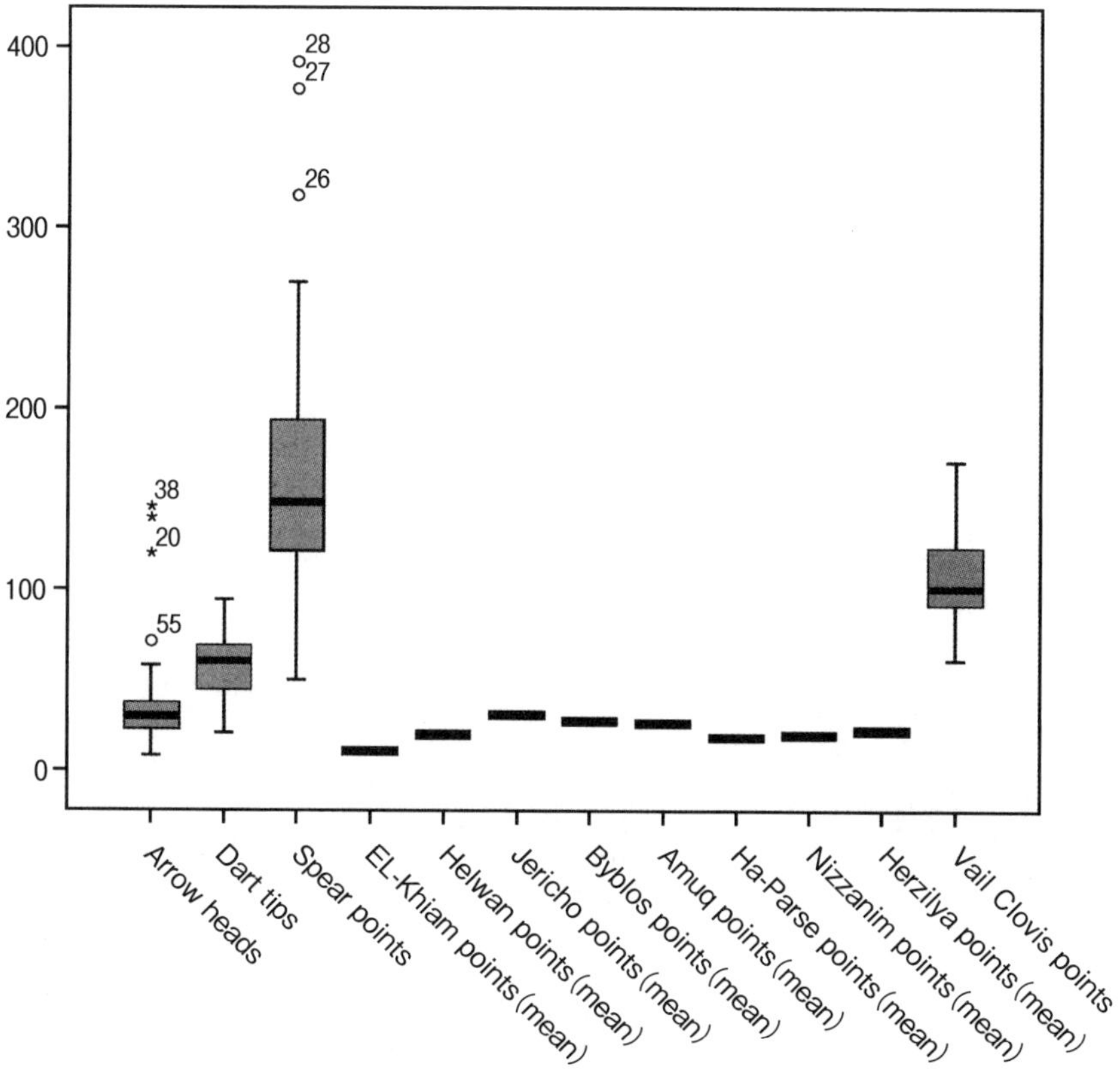


図 13　標準資料（左 3 例）の TCSA（最大幅の 1/2×最大厚）値と西アジア新石器時代の尖頭器類との対比

（図 12〜15 と図 17：Shea, J. 2006 The origins of lithic projectile technology: evidence from Africa, the Levant and Europe. *Journal of Archaeological Science* 33(6):823-846.）

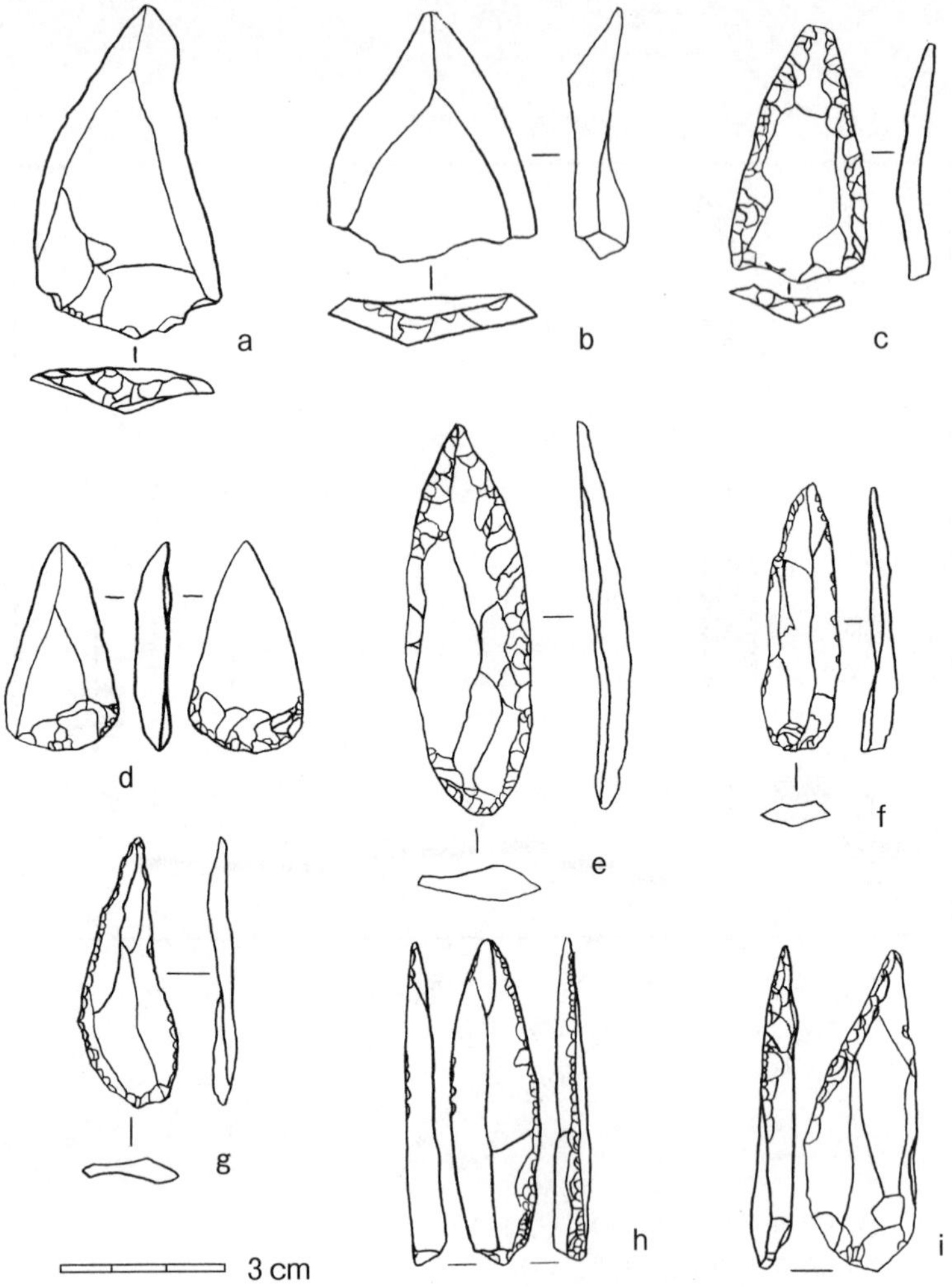


図 14　後期旧石器時代開始期前後の尖頭器類（Shea 2006）
(a：ルヴァロワ型［カフゼ洞穴］、b：ルヴァロワ型［ケバラ洞穴］、c：ムスティエ型［クンジ洞穴］、d：エミレ型［ボーカー・タクチット］、e：片面加工［クサル－アキル］、f: クサル－アキル型［クサル－アキル］、g: エルーワド型［クサル－アキル］、h：背部加工、i：斜切断加工）

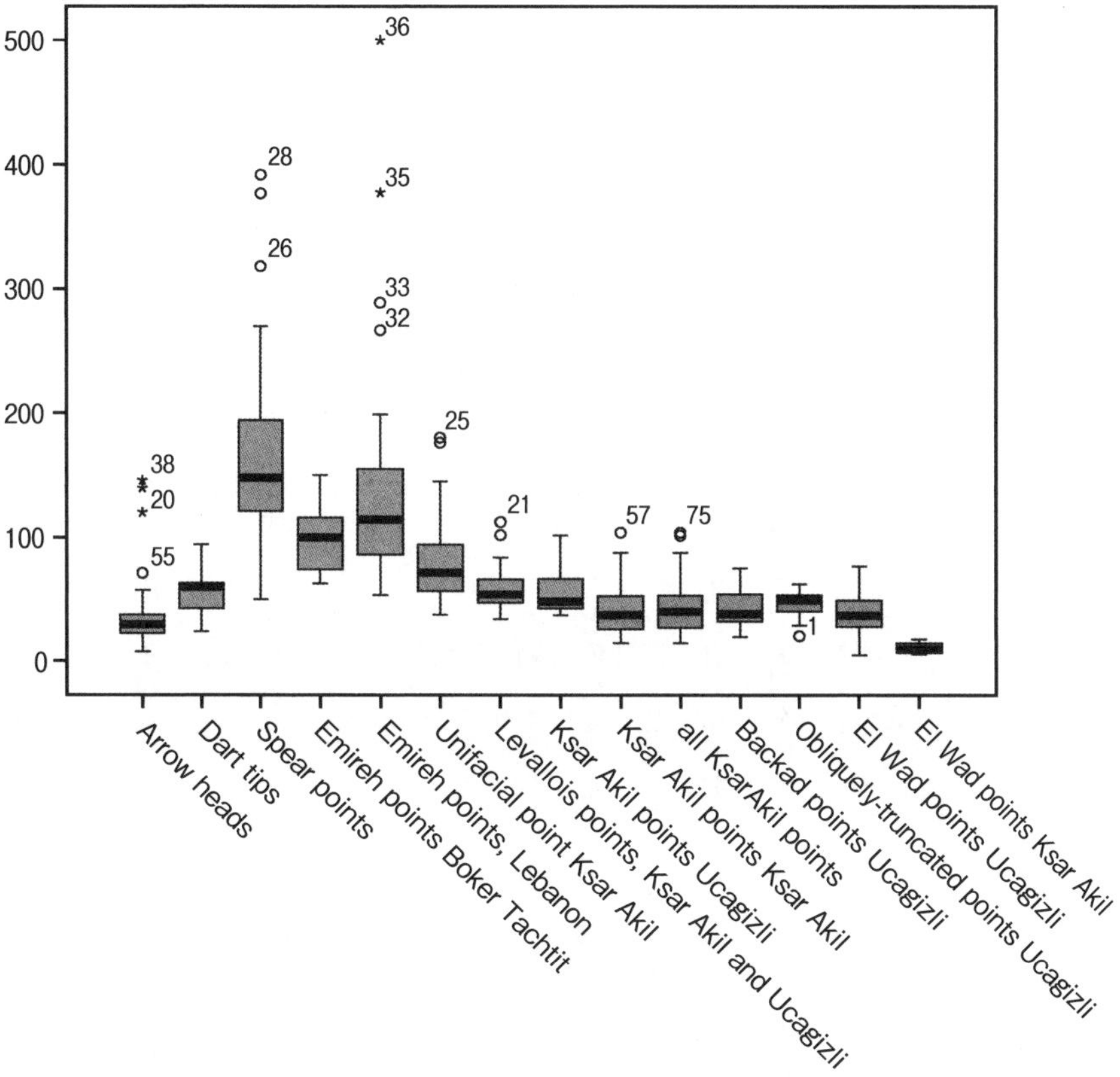


図 15　標準資料（左 3 例）の TCSA 値とレヴァント地方後期旧石器時代開始期前後の尖頭器類との対比（Shea 2006）

は、中期旧石器時代ではなくて後期旧石器時代にはいってからの活動で出てきたのだろうという結論です。

後期旧石器時代になって、矢や槍を投げる時に用いる投槍器（アステカ族の呼称にちなんで「アトゥラトゥル」と通称されている）が発明されました（図16）。いちばん古い考古学の証拠は、枝角製でおよそ一万七五〇〇年前に作られたものです。しかし言うまでもないことですが、木や角などの素材はすぐに腐ってしまうし、矢またはダートを置くための溝を彫っただけ、後端に矢をひっかけるための鉤状の突起をつけただけの単純な形をしているので、他の道具やただの木片と区別するのが難しいのです。アトゥラトゥラがはじめて作られたのは、それよりもずっと前のことでしょう。オーストラリアおよび新大陸の先住民たちは、白人と接触した時にもこの道具を使っていました。このように広く拡散していたのは、この道具が有用であったことの何よりの証拠です。アトゥラトゥラの長さは使い手の前腕の一・五倍くらいが普通なので、これを使うと肩を中心として回転する腕の長さがほぼ倍増することになるのです。その分、発射体の速度が増すのです。アトゥラトゥラで投げる矢をダートと呼ぶのです。その長さは普通の矢の二倍ほどで、矢羽を付ける場合も付けない場合もあるようです。

## 過剰にデザインする

次（図17）の上の二点はルヴァロワ型とムスティエ型の尖頭器、中の左は木葉形の尖頭器で中期旧石器時代のものですけれど、他はシャテルペロン型、フォン・ロベール型、グラベット型、下の三点

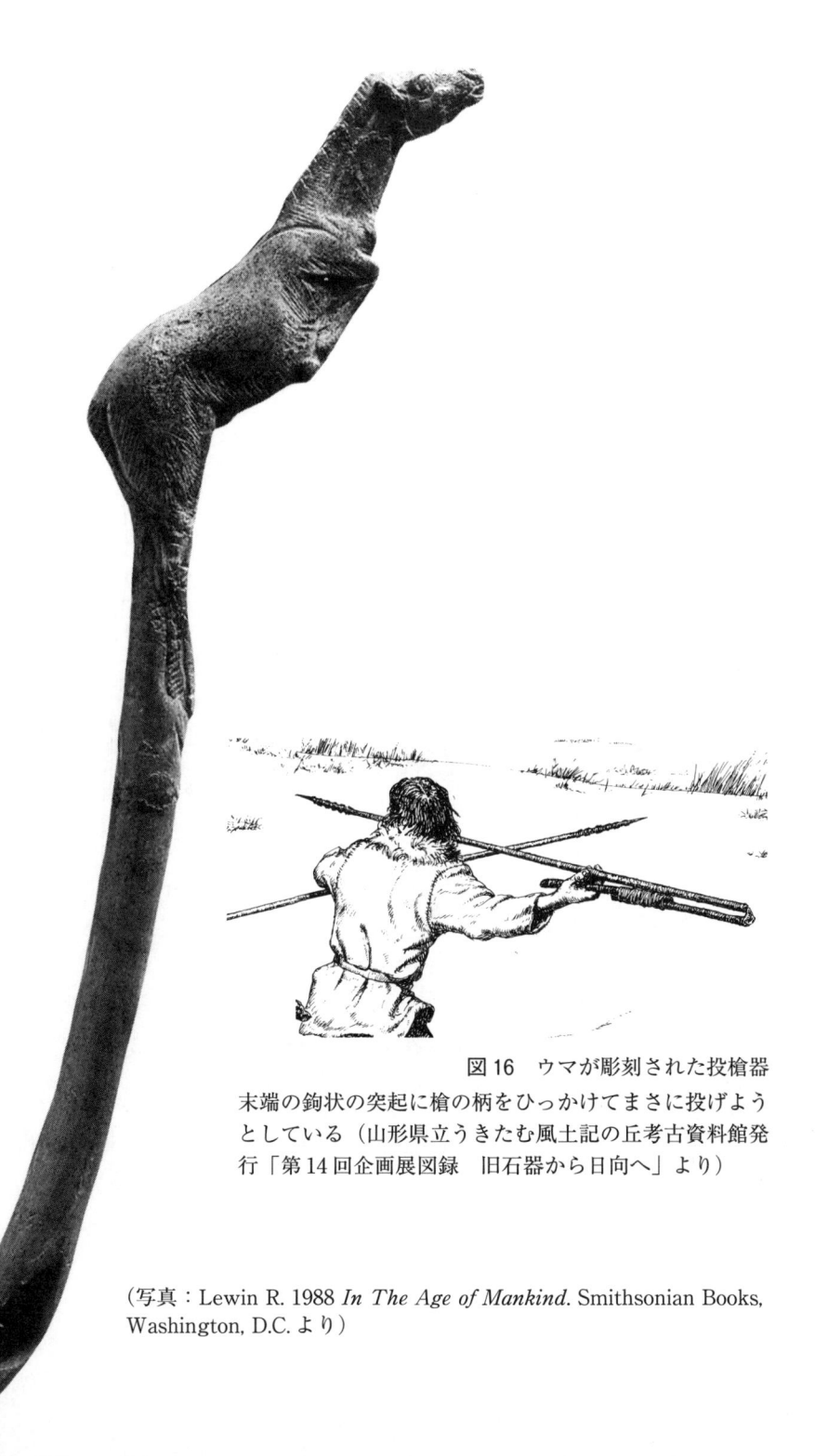

図 16　ウマが彫刻された投槍器
末端の鉤状の突起に槍の柄をひっかけてまさに投げようとしている（山形県立うきたむ風土記の丘考古資料館発行「第 14 回企画展図録　旧石器から日向へ」より）

（写真：Lewin R. 1988 *In The Age of Mankind*. Smithsonian Books, Washington, D.C. より）

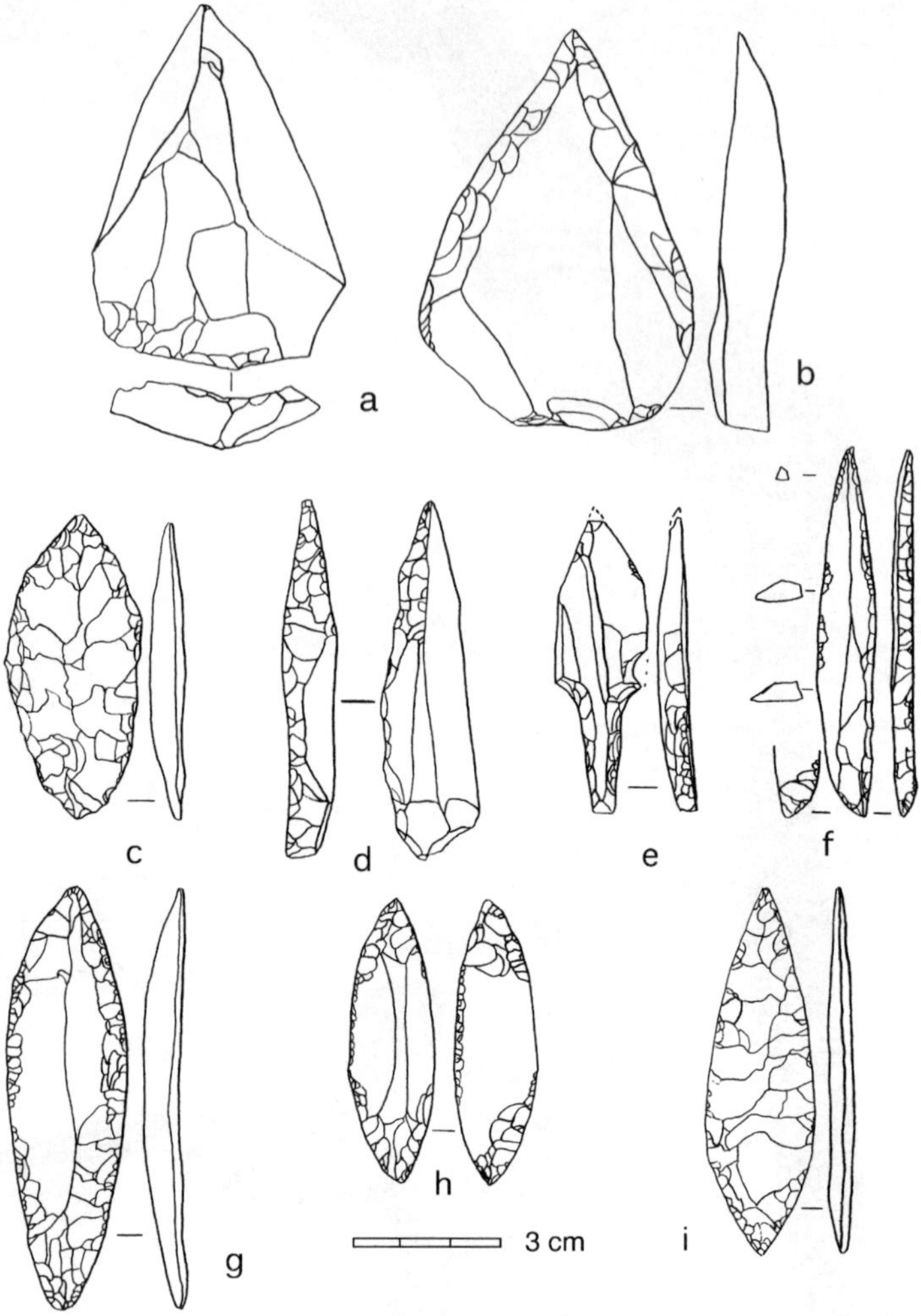


図 17　中期・後期旧石器時代の尖頭器類（Shea 2006）
（a：ルヴァロワ型、b：ムスティエ型、c：木葉形両面加工、d：シャテルペロン型、e: フォン－ロベール型、f: クラヴェット型、g: ソリュートレ型［大型片面加工］、h：ソリュートレ型［小型片面加工］、i：ソリュートレ型［両面加工］）

がソリュートレ型で後期旧石器時代のものがいろいろ入っています。右下がいわゆるローレルリーフつまり月桂樹葉形の尖頭器です。この例は大きさ十センチくらいと小さいけれど非常に造りがいいものです。この石槍の大きいものですと二十センチを超えるものがあります。厚さは一センチに満たないのです。最寒冷期のソリュトレアン期、ソリュートレ文化の示準石器で、馬などを大量に狩猟していた人たちのものです。その尖頭器類には小さなもの、大きなものといろいろありますが、ダーツもあれば突き槍もあります。この月桂樹葉形の作りのいいものは大きいものが何点かあるのですが、そういうものはナイフとして使ったかもしれないと考えられています。

私自身は、直接今お見せできませんが、日本の神子柴型尖頭器と呼ばれているものを含めて、大型の月桂樹葉形の尖頭器を過剰デザイン理論で考えます。今日は狩猟具としての機能性、つまり確実性と耐用性からお話しましたが、考古学者はそうした機能、ファンクションに加えてスタイル、様式という側面からも考えまして、この様式と機能という観点から考えた時に、過剰デザインという言葉を使って考えたい石器類があるのです。今日の話の最初に関先生がスライドで紹介されたデンマークの石器ですが、あれはいっけん短剣のように見えますが実用的な短剣として使ったものではない、過剰デザインだろうと思います。その過剰デザインだろうという根拠は、先ほど切断面積によって用途の分類を行う方法についてお話しましたが、その閾値を超えるほど非常に大型であるということがあります。それ以外では、使われている石材が非常に手に入れにくいもので、それを手に入れるためには交易をするか長い時間をかけて取りに行くか、コストをかけなければならないとか、その石材がきわめて良質であったり、その色が通常のものと違ったり、ほとんど使用された痕跡がないといった要素を考慮して、これは一般的な尖頭器の用途をもたない、象徴的な社会的意味をもつ道具だと解釈する際に、過剰デザインという言葉使いを私は考えています。

日本列島で旧石器時代から縄文時代に移る時期に登場した神子柴石器群に、こうした過剰デザインがよく見られます。日本列島ではこの時期に集中します。なぜそうなのかということで言えば、私の考えでは、それを作り出した人々に大きな緊張感が生じたためだと考えています。彼らは伝統的に着柄型の石槍を使っていました。そこへ北方から見知らぬ集団（異民族？）が新たに入り込んできました。その集団は削片系細石刃技法と私たちが呼ぶ石器技術で、植刃型の槍先を作っていました。それら二つは日本列島における後期旧石器時代の尖頭器の二項性を代表していますが、つまり在地の人々が別のおそらく民族的に異なった集団と対峙したという状況に置かれて、自分たちの従来の道具を誇張し、自分たちのアイデンティティを主張したのではないかと考えています。自分たちのシンボルのようなものを投影したのではないかということです。ただし、日本の土壌が酸性でなかなか有機質の遺物が残りにくいこともあって、祭祀的な遺構が出てこないので、こうしたシンボリックな道具と祭祀的な活動との関わりがはっきりしません。少なくとも過剰デザインの道具には機能を超えた意味が付与されていること、それを作った人々の観念が反映していることは確かであろうと思っています。

## 大型のナイフ形石器は石槍だ

最後に日本の旧石器時代のナイフ形石器と呼ばれる石器について述べます。

ご覧いただいているのは石刃石器群です（図18）。石刃はそのままでは槍先にはならないわけです。

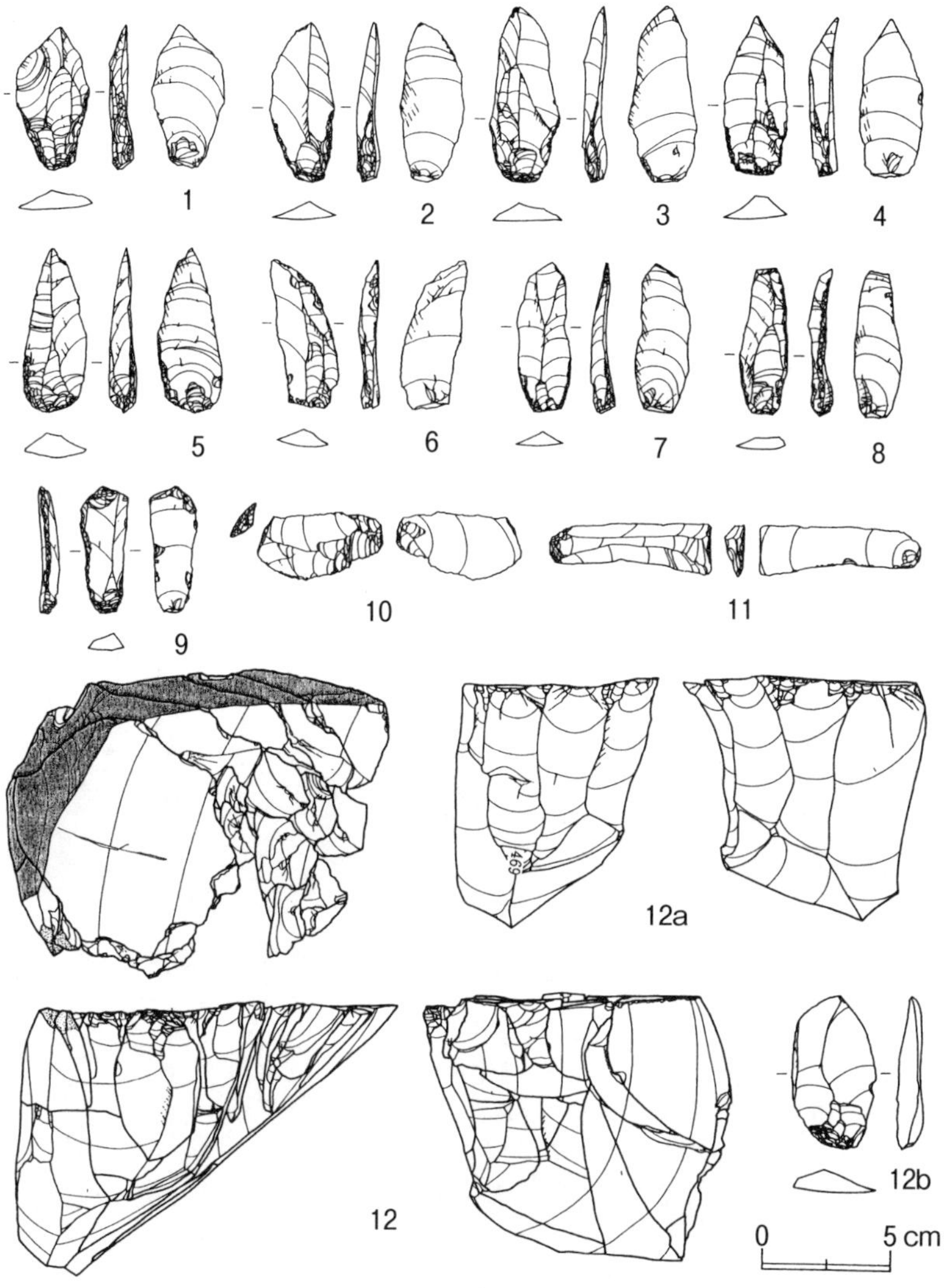


図 18A　小口型石刃技法

（石核［12］と基部加工尖頭形石刃［基部加工ナイフ形石器：1－8］）

（秋田県教育委員会　1988『家の下遺跡（2）』より作成）

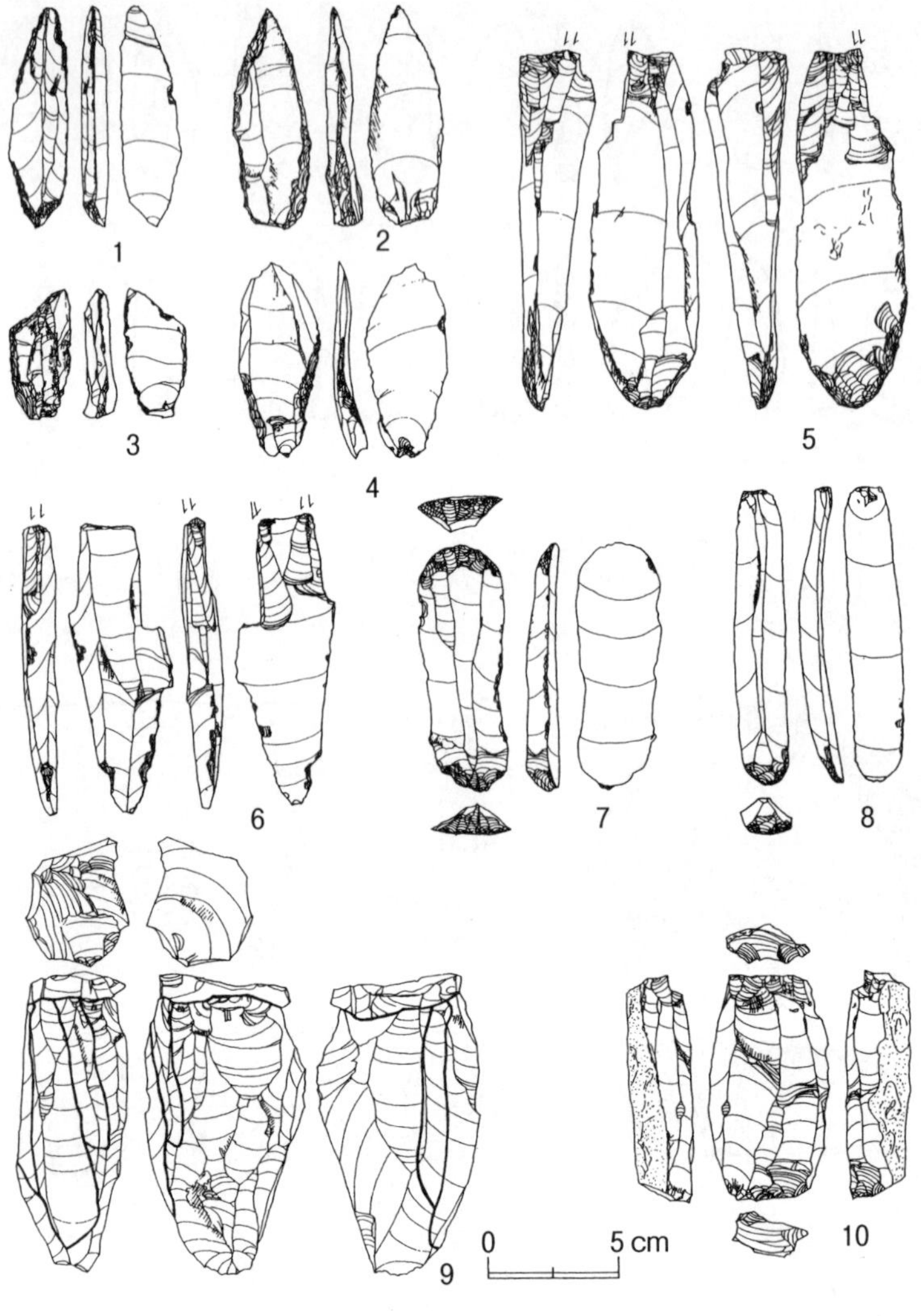


図 18B　周縁型石刃技法

(石核［9・10］と背部加工尖頭形石器［茂呂型ナイフ形石器：1－3］、彫器［5・6］、掻器［7・8］)

(新庄市教育委員会　1982『乱馬堂遺跡発掘調査報告書』より作成)

どうするかと言いますと、片側の上部を斜めに打ちかいてしまうのです。背部加工を施して尖頭部を作り出すのです。日本の後期旧石器時代の開始については、三万年ぐらい前に大陸から石刃技法と石刃を素材としたナイフ形石器が伝播してきて、それによって後期旧石器時代が始まったというのが定説でした。私自身は進化論的な考え方をとっていたので、そうではなくて列島内の先行時期の石器群となんとかつなげて考えようとしてきました。ただし、その資料として重視していたものの多くが、例の捏造の石器だった（笑）という問題がありまして、捏造に関わりのない残された数少ない石器資料を使ってということになりますと、なかなか明確な言い方ができなくなっております。

先ほど尖頭器の二項性というお話をしました。二項性というのは、田村隆さんが石器の製作法に関して石刃モードと小型剝片モードとを指摘したのが最初です。つまりこのモードの二項性は道具で言えば何かと言いますと、着柄型槍先と植刃型槍先ということになります。この二項性の出現が後期旧石器時代の開始を告げるということです。

ところで、現生人類のアフリカ起源説、出アフリカ説というのが、世界的な定説となりつつあります。つまり私たちホモサピエンス・サピエンスの直接の祖先というのは、世界各地のネアンデルタール人のような先行人類から、それぞれに進化していったということではなく、およそ十五万年前にアフリカにいた先行人類から進化した人間が、十万年ぐらい前に西アジアへ、五万年くらい前にオーストラリアへ、四万年くらい前にヨーロッパへ拡散したという考えです。この説でいけば、日本列島へは三万五千年ないし三万年くらい前に到達していたということになります。化石人骨が見つかっていないので、では列島に入ってきたとして、どんな証拠を見つけたらいいかが問題です。

私は石刃技法が鍵になるかもしれないなと思っています。先ほど言いましたのは「周縁型石刃技法」と私が呼んでいるものです。実はこれより古い技法があるのです。私はこれを「小口型石刃技法」と呼んでいます。ご覧いただくとわかりますように、これは石核の小口面からどんどん縦長の尖頭形剝片を取っていきます。ジグザグに打点を後退させながら、剝片に尖頭部が生じるように取っていくのです。最初から一端に尖頭部がありますからここをいじる必要はなく、他端に着柄のための簡単な加工をするだけでいいというものです。ところが最初からこうした尖頭形剝片をきれいに打ち剝ぐことは難しいわけですね。ですから石材に無駄を生じやすい。ですからこれを作るのは石材が豊富なところでなければならないということが言えます。石材の乏しい南関東で言えば、こうしたものが少量運びこまれ、あとはすべて在地の石材の小型剝片です。先ほど述べた石器の二項性ですね。材質の豊富なところでは石刃製の槍先を作るが、移動しているうちに使い切ってしまうと、乏しい石材から小型の剝片を打ち剝ぎ、木の柄にはめ込んで植刃型の槍先にしたと想定しています。石器の製作法、言い換えれば、狩猟具に二つのモードが共存していたことになります。これが登場するのが日本の後期旧石器時代の始まりだろうというのが私たちの、わずか数人ですが、考えです。

これはつまり狩猟具を作る石材が豊富にあるところと、動物を狩猟する生業の場とが非常に離れていた場合に、狩猟をしながらなおかつ石材を確保するための工夫が必要になったことを意味しています。そこで先ほど見ていただいた石刃石核と石刃をもう一度ご覧いただきたいのです。石核の周縁から石刃を取っていくと、それを素材にしてナイフでも彫器でも、掻器でも錐器でも作れます。「周縁型石刃石核」は言わば万能型の道具の元と考えることができます。つまり小口型は最初から槍先用の尖頭形石刃を目的とした消費型の技法だったのが、それが改良されて出てきた周縁型の技法では、これを持って移動できる範囲、活動範囲を拡げる必要性を満たしているということです。結論だけ言いますと、現代型ホモ・サピエンスの列島への移住に関しては、今後は小口型石刃技法の存在を大陸に探る必要があるでしょう。

## 考古学が変わる

私は日本考古学においても見方、考え方の転換があったと思っていますが、旧石器時代の研究で言えば、石器の型式論から文化論、行動論、遺跡形成論といったものを含めて、理論的研究をさらに推し進めていかなければならないだろうと考えています。新しい視点から従来の考古学の諸説を検討していくと、ほとんどの「モノコト」を解釈し直すことができるという手ごたえを得ているからです。私はそうした再構築の作業を「構造変動論」という立場から行っているところです。私の言う構造変動とは、自然環境と人文・社会現象との関係性のことです。考古学の記録に表れた生態系、そして道具系、行動系、認知系に関わる考古学的資料の変化を手掛かりにして、人類史を捉えたいと思っています。

ご清聴ありがとうございました。■

# V　石から鉄へ：鉄製手道具の変遷、近世以前の建築技術と道具

渡邉　晶

## 住の道具

大沼先生と安斎先生のお話でテーマになっております石器は主に「食」、つまり食べものを捕獲するための道具であろうと私は理解しています。それで言いますと私のテーマとする道具は「住」、つまり建築の話を通して道具の変遷を考えてみようということになります。そして今朝からたいへん長い時間の流れの中で道具について話されてきたのですが、仮に人類に五百万年の歴史があるとします。佐原眞先生がよく言われていたように、その五百万年の長さを五十センチ、五百ミリの物差しに喩えてみますと、縄文時代の磨製石器の時代はその物差しの上では一ミリです。日本の場合は二千年前から鉄器を使い始めますが、それは〇・二ミリです。今、私たちは手道具から機械生産の時代に移っているのですが、特に建築の場合は注文生産が原則です。要するに大量生産をして、それを買ってくれというようなものではないのです。施主からこういうものを作って下さい、と言われて作り始めるものなのです。そういう意味では大量生産にはそぐわないものなのですが、それが今は機械生産の時代

になってプレハブなどのように部材を工場で加工し、それを組み立てて売ろうとする時代になっています。建築の場合は、車や船といったものが工場生産されるようになった時期よりもずっと最近になって、手道具から工場生産への転換が始まっています。およそ五十年ぐらい前からで、それは先ほどの五百ミリの物差しの上で言えば、五ミクロンの幅しかありません。最近起きていますような建物の構造計算の偽造といったような問題も、そうした五ミクロンの世界の中で起こってきたことです。ですから私がこれからお話するのは、そうした現代的な五ミクロンの世界に移ってくる以前の、手道具の世界がどのようにして作られてきたかということになると思います。

## 建築の基本構造

それでは本題に入ります。まず建築の基本構造ということについて、これくらいの種類があるということから始めたいと思います。これは太田邦夫先生という、ヨーロッパの建築、さらには世界の木造建築をたいへん詳しく研究されている方の図です（図1）。ヨーロッパの先史時代の遺構も含めて、今残っている歴史的建造物の分類をしますと、だいたいこれくらいに分かれるという模式図です。左側が非木質、土とか石とかレンガですね。右側が木造です。柱を立てて作る、これが今私たちが建築の一般的なイメージとしてもっているものですが、まず柱を立ててから水平方向の材料を使って組み立てる、そのバリエーションがいくつかあります。一方、日本ではあまり馴染みがないのですが、水平方向に木を積むだけで屋根まで作ってしまうという建築もあります。寒い地方、たとえばロシアとか東ヨーロッパではこうした方法で屋根まで作ってしまいますから、建築の方法としてはまったく別

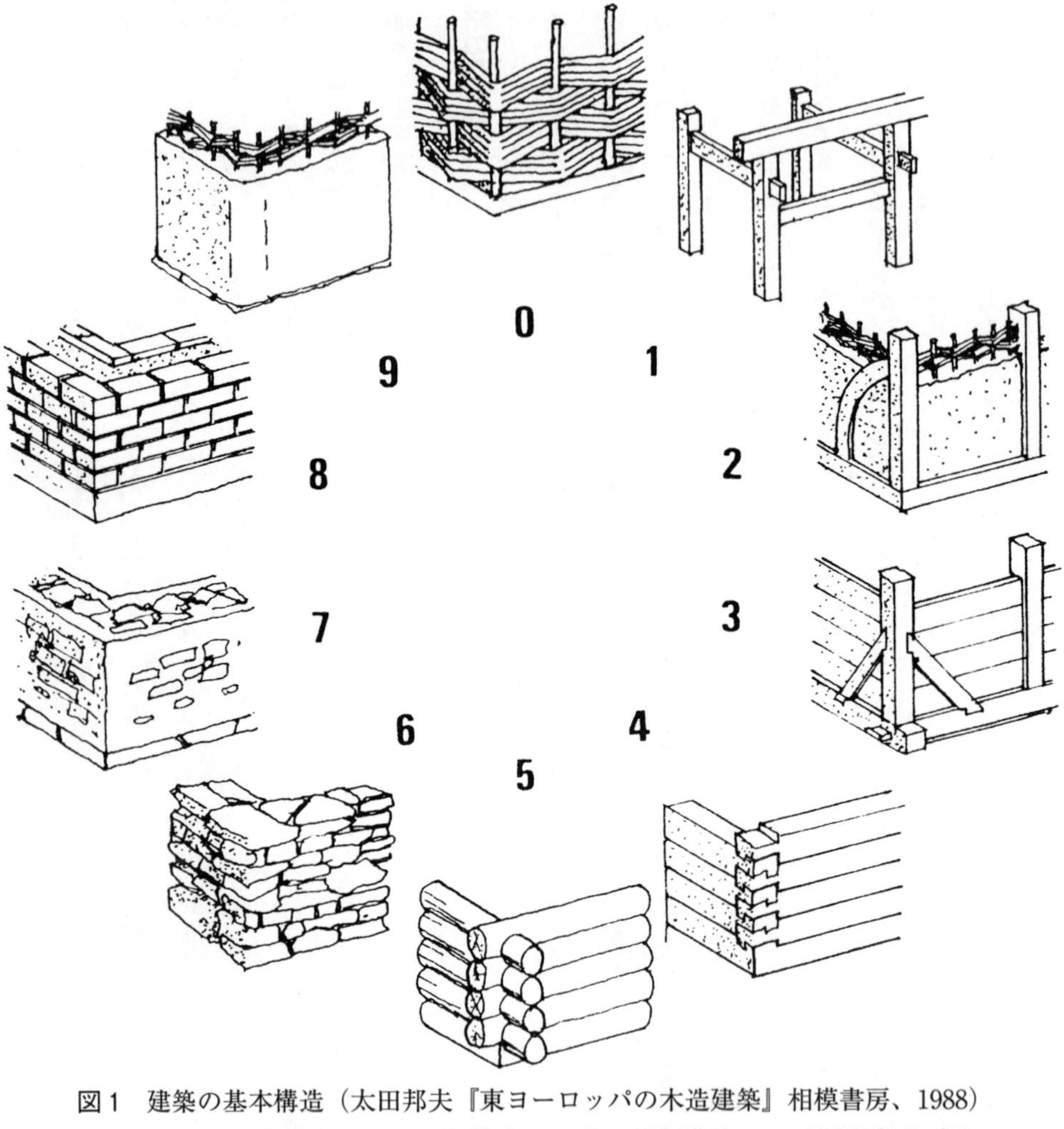


図１　建築の基本構造（太田邦夫『東ヨーロッパの木造建築』相模書房、1988）
（0：編壁、1：軸組造、2：柱・梁構造、3：柱・厚板構造、4：木壁組積造［強い校倉］、5：木壁組積造［弱い校倉］、6：石造［空積み］、7：石造［モルタル充填］、8：レンガ造、9：土壁造）

のものになります。だいたいこうしたバリエーションがあってヨーロッパ各地の建築は作られているということです。

日本に関しては後ほど詳しく話しますが、その前にヨーロッパと日本との違いは何かということをお話しておきます。一番顕著な違いは、材料となる木の硬さにあると考えています。ヨーロッパの建築はオークなどの硬い木を使っています。そうした伝統がフランスとかイギリスとかドイツといった、比較的暖かい地方にあります。硬い木を使う場合は、木の栓で固定するという考えがあり、栓で固定する場合には木を組み合わせる際の継手・仕口をそれほど強固にする必要がないのです。ほぞをほぞ穴に差し込んで栓を組み合わせて固定するというやり方では、継手・仕口を複雑にする必要がありません。おまけに木が硬いですから、屋根に石などが載ってもその重量に耐えるわけです。一方、東アジア、特に中国でも揚子江の南、まだ木造建築の伝統が残っているところや朝鮮半島、そして日本も共通して建築材料には針葉樹をよく使います。針葉樹の場合、木栓を使うとはじけてしまうんです。地震や台風のような力が加わると軟らかいものですから破壊されてしまいます。ですから日本でもよく見られるように貫《ぬき》という水平方向の材料を差し込み、それを楔で硬く締める、つまり穴を開けて栓をそこに差し込むのではなく、摩擦力で固定するという方法が使われます。これがヨーロッパと日本の建築の大きな違いとしてあります。

## 先史時代の建築と道具

そこでこれから中世前半までの建築の歴史を、道具と関連させてお話していきたいと思います。

先ほどまでの講演でも、日本の旧石器時代と石器についていろいろな事例が話されてきました。建築という観点から考えますと、そうした時代の住居はどのようなものであったろうか、という課題が出てきます。一時、六十万年ほど前の住居跡が見つかった、といったセンセーショナルな報道もあって日本中が沸いたこともありましたが、ご覧いただいているのは二万年前の、確かにこれは住居跡であろうと言われているものです（図2）。佐原眞先生がご自身の著書の中で紹介されているものです。近鉄バファローズの梨田選手と言えばご存知のかたもいらっしゃると思います。あの方は大阪の藤井寺に住まれています。自宅を建てようとされて事前にその土地を発掘したところ、そこから穴が出てきたんです。これを復元してみると、たぶんこのように枝をテント状に組んで作った建物だったろうと推測されています。これが日本で確認されている一番古い住居跡のひとつと言われています。道具という観点から言いますと、旧石器時代ですから建築材料としては人間が手で折れる程度の太さのものが主体で、それに少し打製石器を使ったのであろうと考えられます。後に出てくる磨製石器を使わなくても作ることができたであろうと推定しています。

富山県小矢部市に桜町遺跡という縄文時代の遺跡があり、その発掘調査でリーダーを務められた伊藤隆三氏がこのシンポジウム会場にお見えになっています。この桜町遺跡で話題を呼んだのは、かなり高度な高床式の建物の柱材が出土したことです。本当に四千年前にこうした高度な建築ができたのか、と疑問をもつ研究者もけっこういました。そこで、当時の道具を復元し、それを使って実際にそうした建物が作れるのかどうか、やってみようということになりました。伊藤さんが尽力され市の予算もつき、地元のボランティアの協力を得ながら復元実験をしました。道具なんですが、縄文時代に

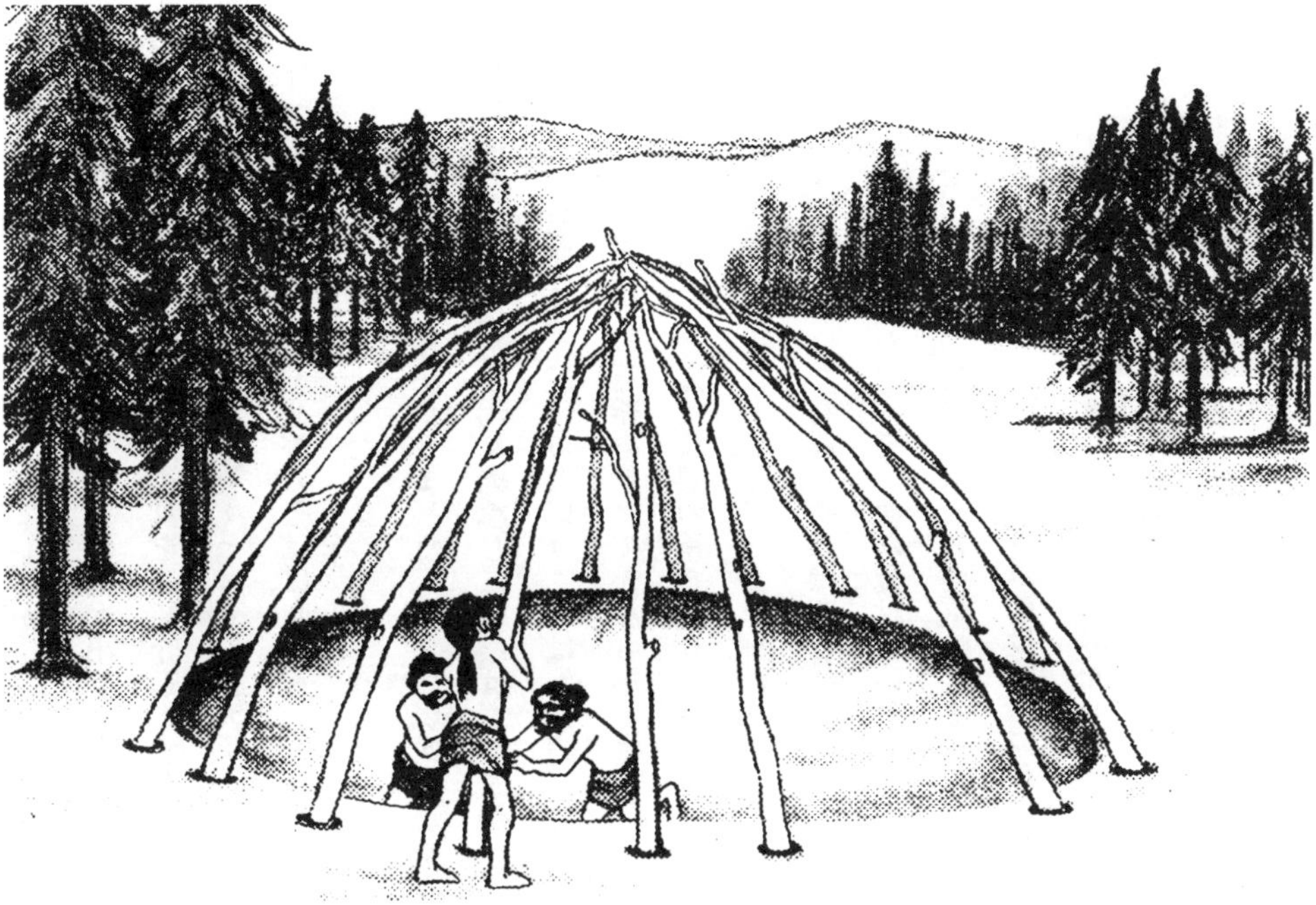

図２　旧石器時代の建築「はさみ山梨田遺跡」（佐原　眞『日本人の誕生』小学館、1987）

なりますと磨きをかけた石斧と、それを装着していた柄も出土しています。桜町遺跡でもたくさん出ました。他の遺跡の遺物も参考にして復元した道具をご紹介しますが、これは切断用の斧（縦斧）です（図3）。切断した後に粗く削るための斧（横斧）、釿《ちょうな》とも呼んでいます（図4）。道具を復元してから、まず木を伐る作業から始めました。遺跡のそばに直径三〇センチくらいの栗の木がありましたので、所有者の了解をいただいて切断しました。まったくこうした作業をしたことのない人たちが、二十人くらいで交代で伐ったところ一日かかりました（図5）。現代人がやると一日かかったのですが、たぶん縄文時代の人たちはそうした技術を代々継承していたはずですから、もっと早くできたと思います。ニューギニアでもまだ石器を使っているということは午前中、関先生からもスライドでご紹介がありましたが、そうした民族事例でも石斧を使ってかなり早く木を伐ることが知られています。これはすでに実験した人がいますが、たとえば鉄製の斧を使って約三分で径二〇センチの木を伐ったとしますと、同じ太さの木を石の斧で伐ると十二分、およそ一対四の比率になるそうです。つまり鉄と石との違いは想像するほどなくて、磨いた石器であればそこそこの働きはできたということです。

　さて、再現実験の話に戻ります。伐った木を、次に製材という過程で加工するのですが、これは適当な大きさのものがなかったので、別に栗材を購入して実験しました。打ち割り製材という方法です。鋸《のこぎり》を使う製材の技法はずいぶん後世のもので、それ以前は鉄の時代も含めてかなり長い間、こうした割って材料を作る、という技法が使われていました。具体的には、栗材に、斧柄から外した斧身で穴を開けます。開けた穴に木製の楔をどんどん打ち込んでいきますと、うまく真ん中から二つに割れます（図6）。これを床板に使ったりします。床板と言いましても今のような薄いものではなく、相

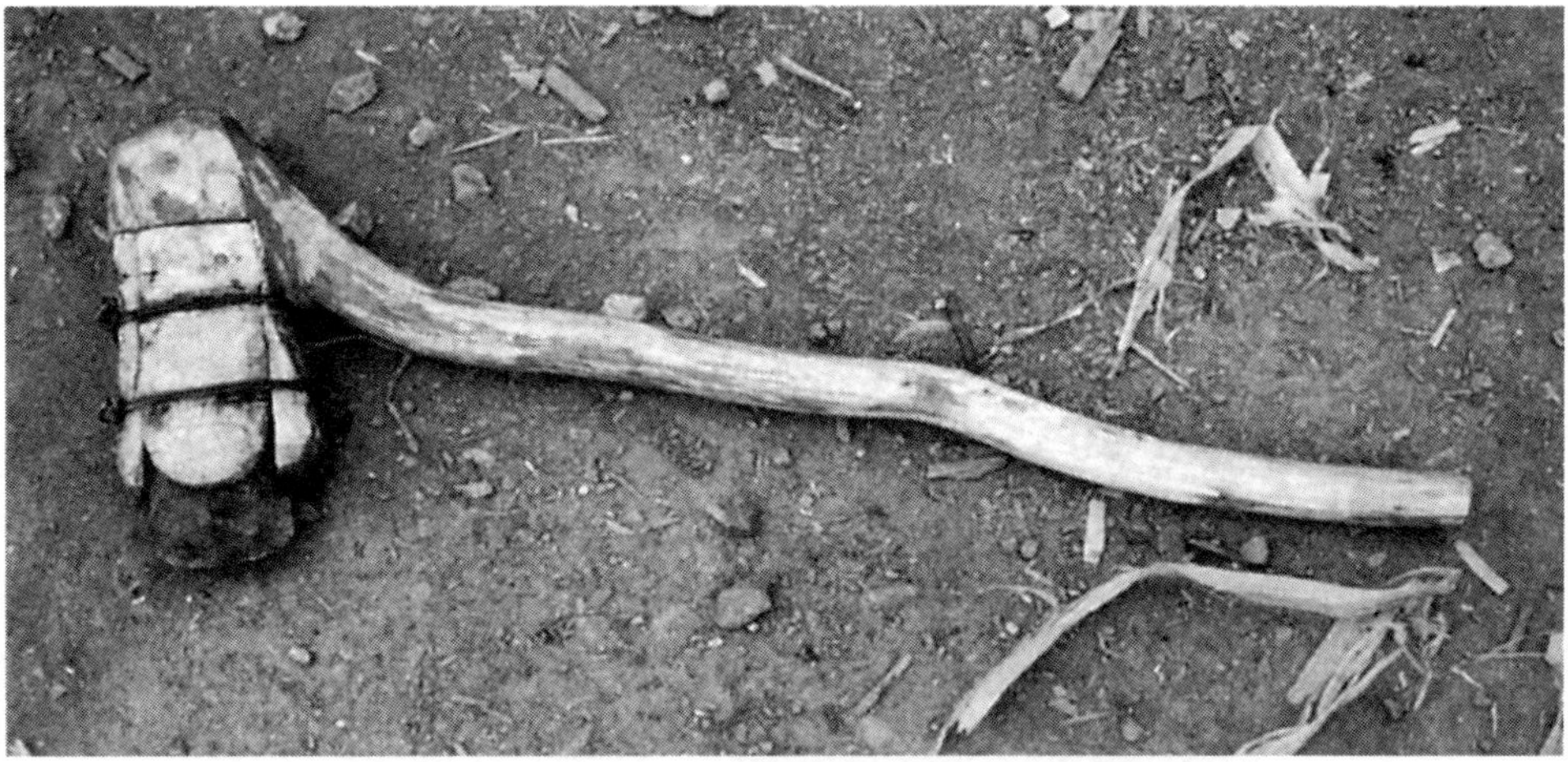

磨製斧身を膝柄に装着した縦斧。斧身装着部に留め板などを用いて、樹皮などで緊縛する形式。重量3000グラムの大型石斧は、直柄形式の縦斧（1500グラム）より、伐木作業において高い切断効率を示した。

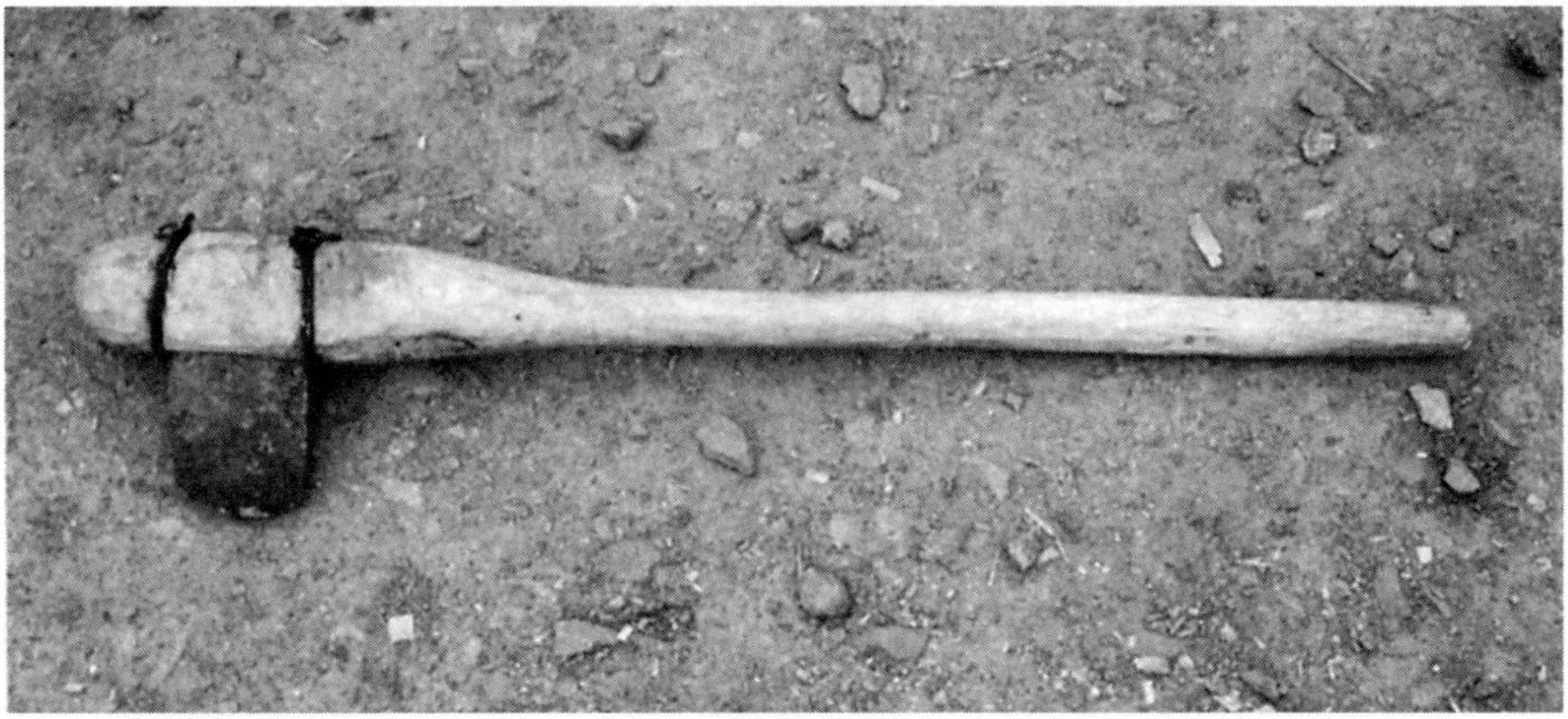

磨製斧身を直柄に装着した縦斧。木柄の出土例としては、縄文時代の終わり頃に確認できる形式であるが、今回の実験ではこの形式も復元使用した。

図3　復元製作した石斧（縦斧）（渡邉　晶『日本建築技術史の研究』中央公論美術出版、2004）

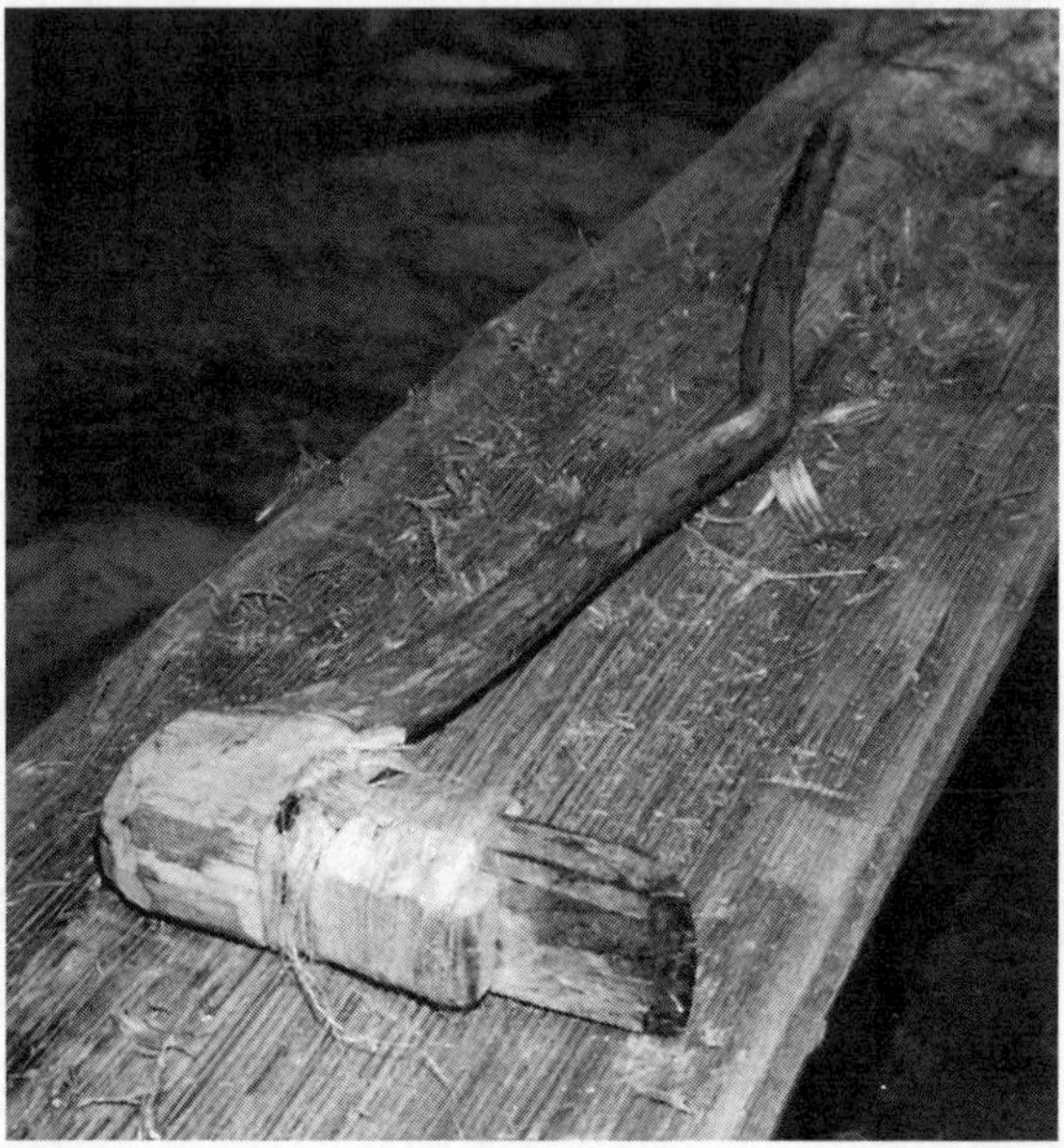

磨製斧身を膝柄に装着した横斧。刃部は、片刃に近い両刃。打割（うちわり）製材後の割り面の荒切削に使用（後述）

図４　復元製作した石斧（横斧）（渡邉　晶『日本建築技術史の研究』中央公論美術出版、2004）

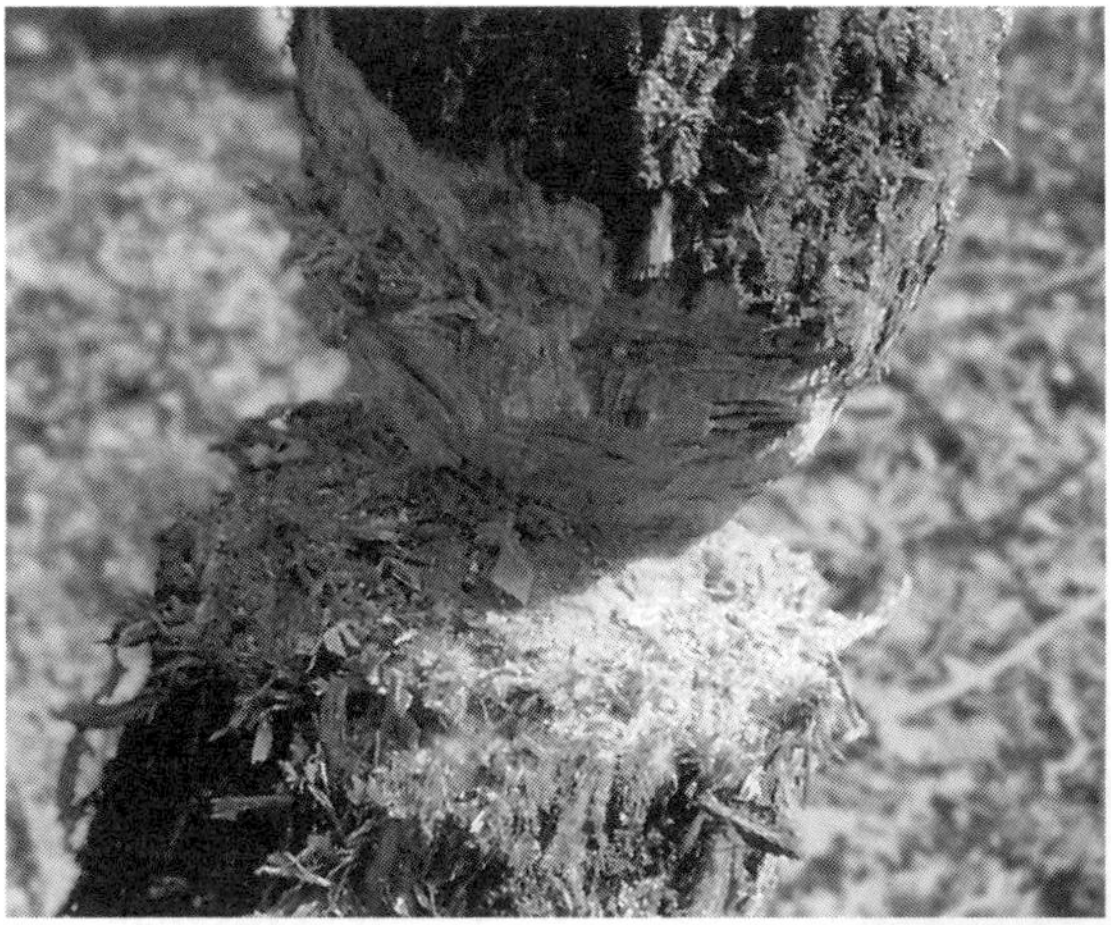

大型縦斧による伐木作業。立木上方に縄をかけて引き倒す前の状態。斧柄基部が切断面にぶつかり、これ以上、刃部を作用させることが困難となった。先学の指摘通り、石斧による切断面は、⊿∠形状となる。

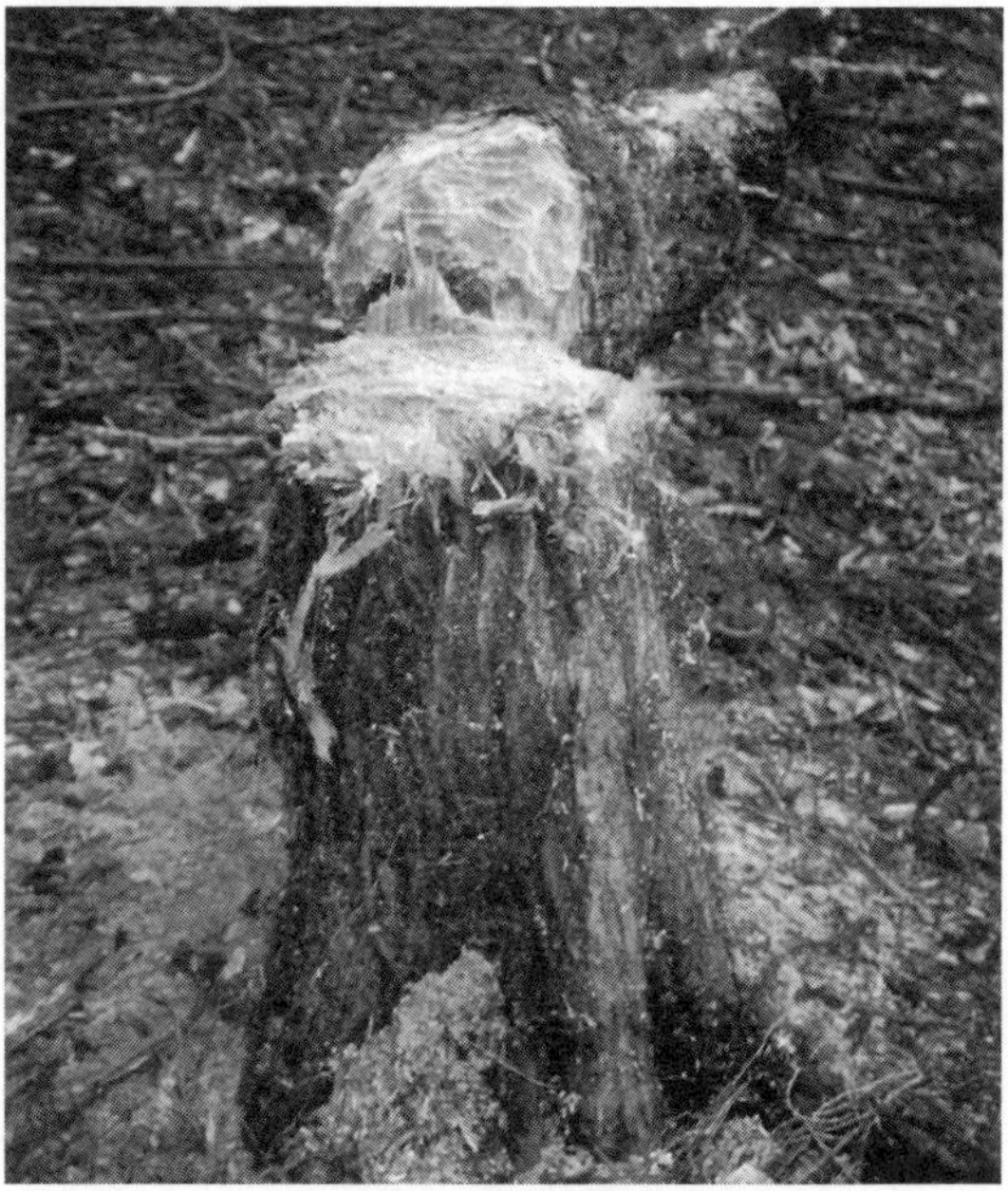

立木上方に縄をかけて引き倒し、伐木完了。昼食をはさんで、午前、午後、計約5時間を要した（現代人による伐木）。技術的蓄積と腕力のある縄文時代の人々は、もっと短い時間で伐木したものと推定される。

図5　磨製石器による伐木実験（渡邉　晶『日本建築技術史の研究』中央公論美術出版、2004）

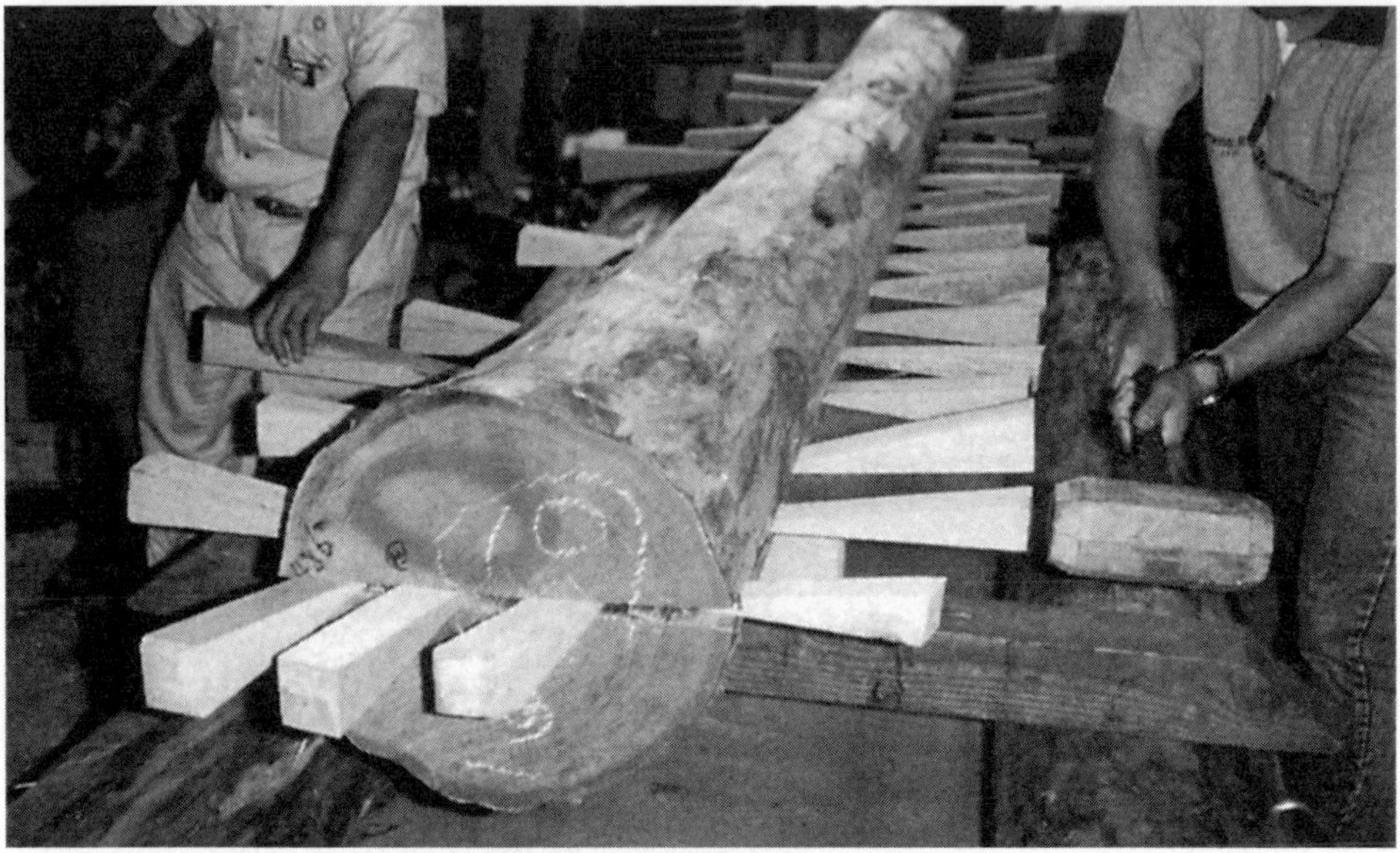

斧身で開けた穴に、木口と両側面から次々と楔を打ち込み、丸太を二分割する。フィリピンの民族事例を参考にした。

図６　石斧と楔による打割製材実験（渡邉　晶『日本建築技術史の研究』中央公論美術出版、2004）

当厚いものを使っていたと思います。

そして次の工程として、製材したものを組み合わせるために加工する段階があります。特に桜町遺跡ではこの点が大発見と言われたことなのですが、柱に貫通した穴が開けられていたんですね。建築の学界では、この技術は二千年前の鉄器時代に生まれた技術だと言われていたのです。ところが四千年前のものとして、実際にこうした穴が開けられた部材が出てきたということで話題も集めましたし、ご紹介している再現実験でもそれが可能かどうかが焦点だったわけです。結果としては、小型の鑿《のみ》と大型の鑿を使って、なんとか径が六十センチくらいの部材に穴を貫通させることができました（図7）。これも一日かかりました。先ほど言いましたように、縄文時代の人たちならもっと早くできたと思います。そして復元されたのがこの高床建物です（図8）。建物を作るという場合、打製石器というのはあまり役には立たなかったと思いますが、刃を研いで使うような磨製石器になりますと、かなりのことがやれそうだ、ということがこの実験からわかりました。

## 石器から鉄器へ

次に磨製石器の時代から鉄器の時代に移ってきます。これが日本の場合、二千年前と言われています。弥生時代ですね。愛媛大学の村上恭通さんが、特に鉄器、鉄の生産について調べられています。村上さんの書かれたものから引用して作った表がこれです（表1）。日本の場合、弥生時代の前半に大陸から鉄器の素材、それには道具の破片も含まれるのですが、そうしたものが入ってきます。それを日本でも道具としてまた使えるように加工し始めた段階があります。それが日本の鉄器の始まりと

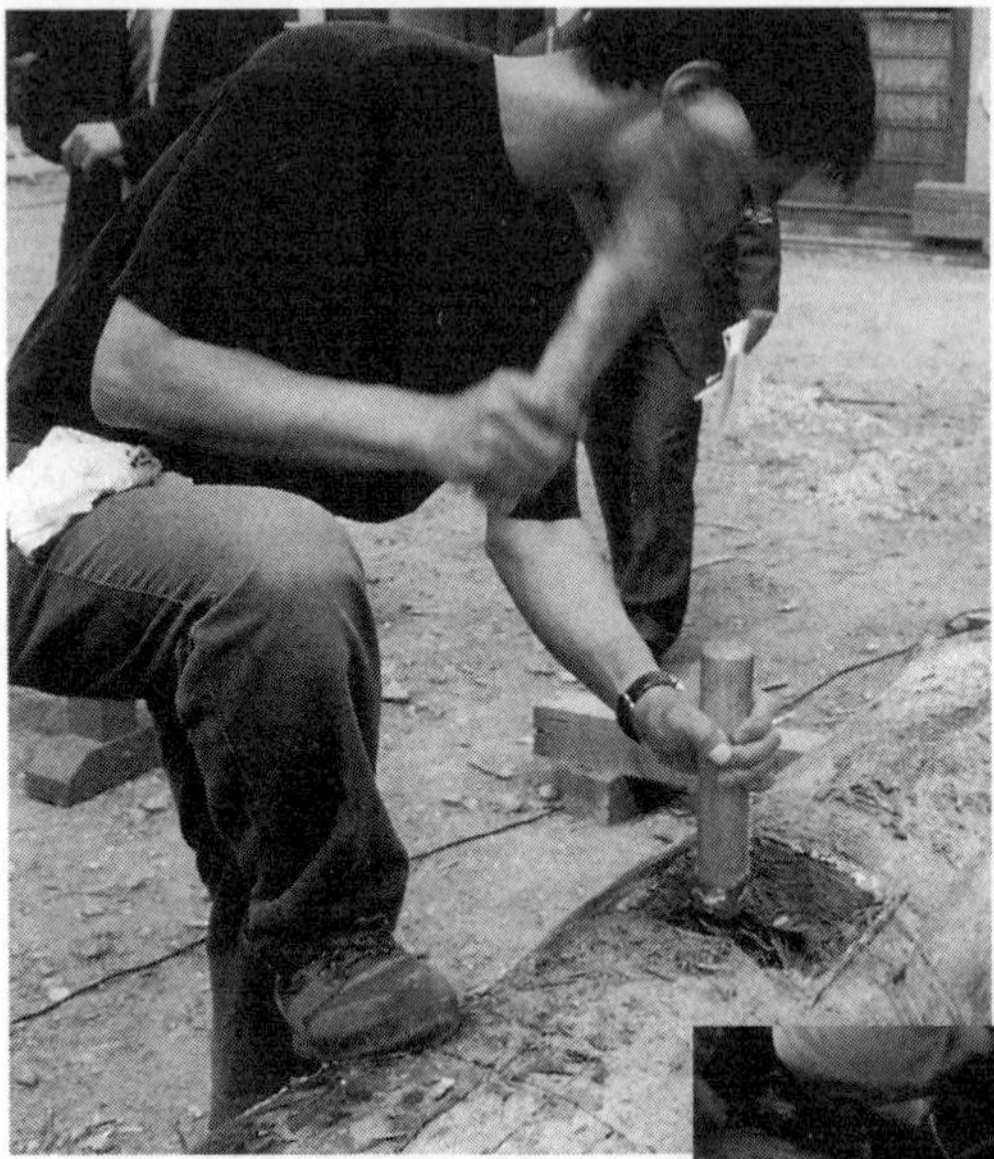

まず大型縦斧で穴をほり、大型縦斧では、それ以上深く穿つことができなくなった段階で、あらかじめ製作しておいた小型石鑿を使用した。

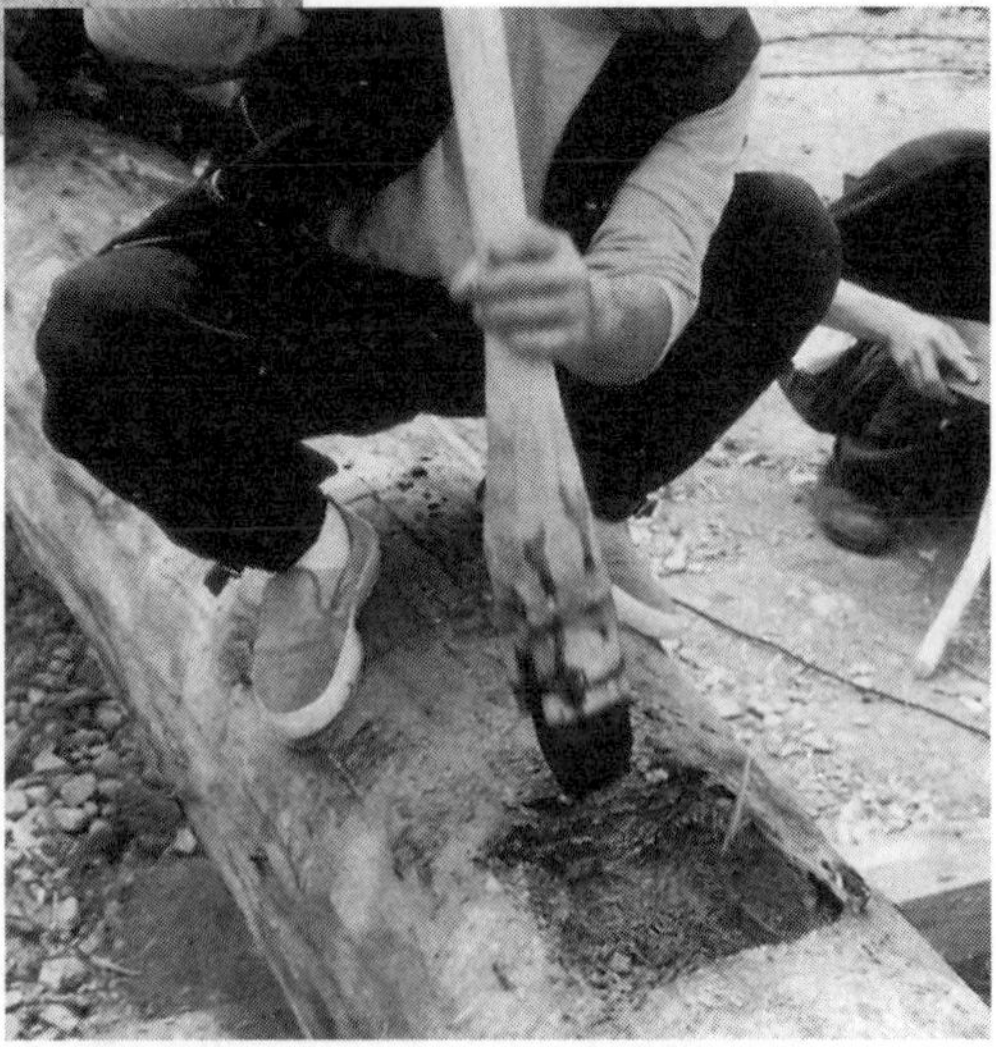

巨木柱に貫通した穴を穿つため、大型縦斧から小型石鑿へと道具を替えて作業したが、そこで停滞してしまった。それを救ったのが、大型縦斧の直柄の先端を切断し、その部分に大型斧身を装着した大型石鑿であった。

図7　石斧と石鑿による部材加工実験（渡邉　晶『日本建築技術史の研究』中央公論美術出版、2004）

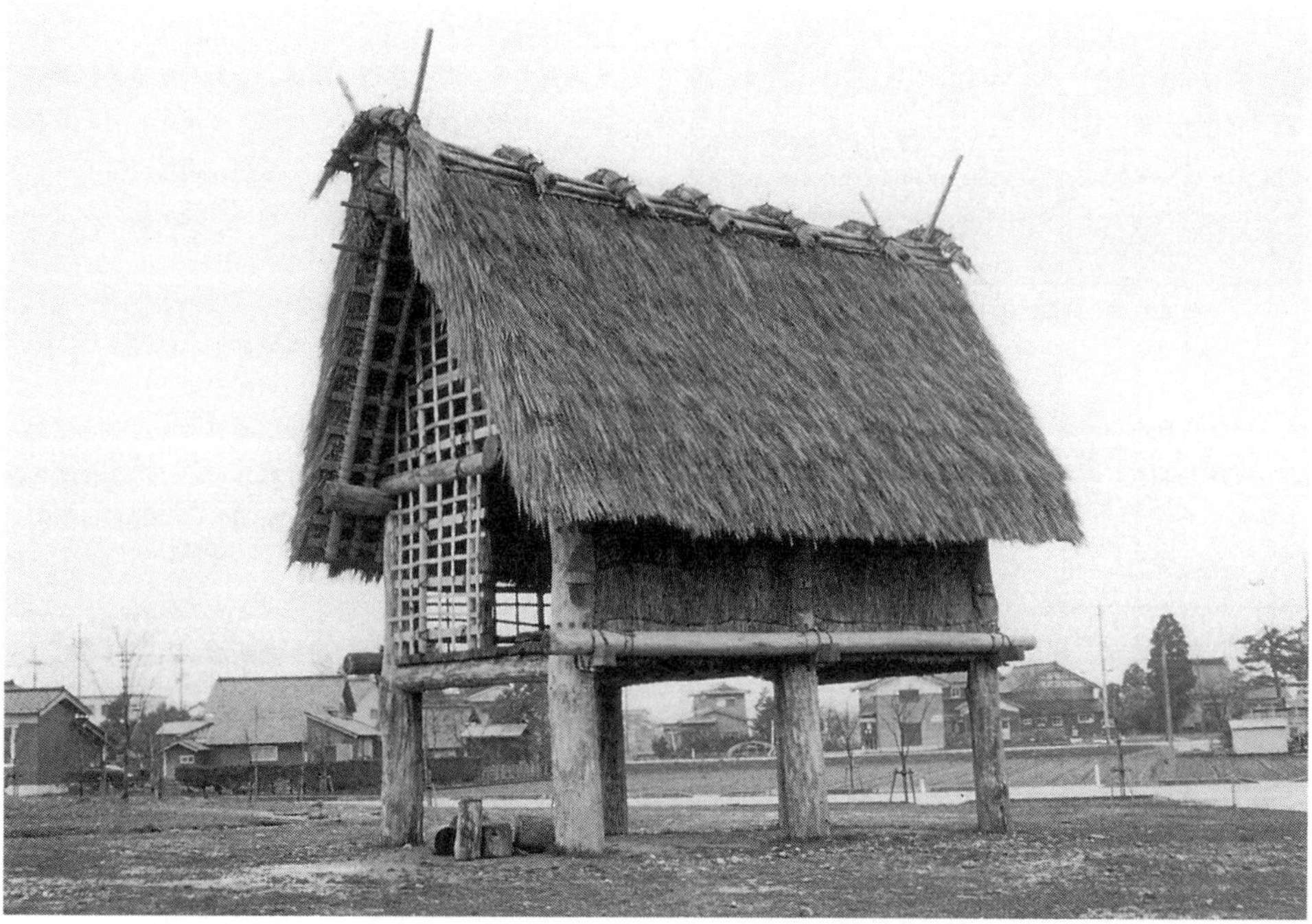

復元道具を用いて加工し、人力によって組み立てられた大型高床建築。約4000年前にも、技術的指導者の統括のもと、多勢の人々の共同作業によって建てられたと考えられる（富山県小矢部市・桜町遺跡）。

図8　復元された縄文時代の建築（渡邉　晶『日本建築技術史の研究』中央公論美術出版、2004）

**表1** 日本における鉄器普及のプロセス（村上恭通『倭人と鉄の考古学』青木書店、1998）

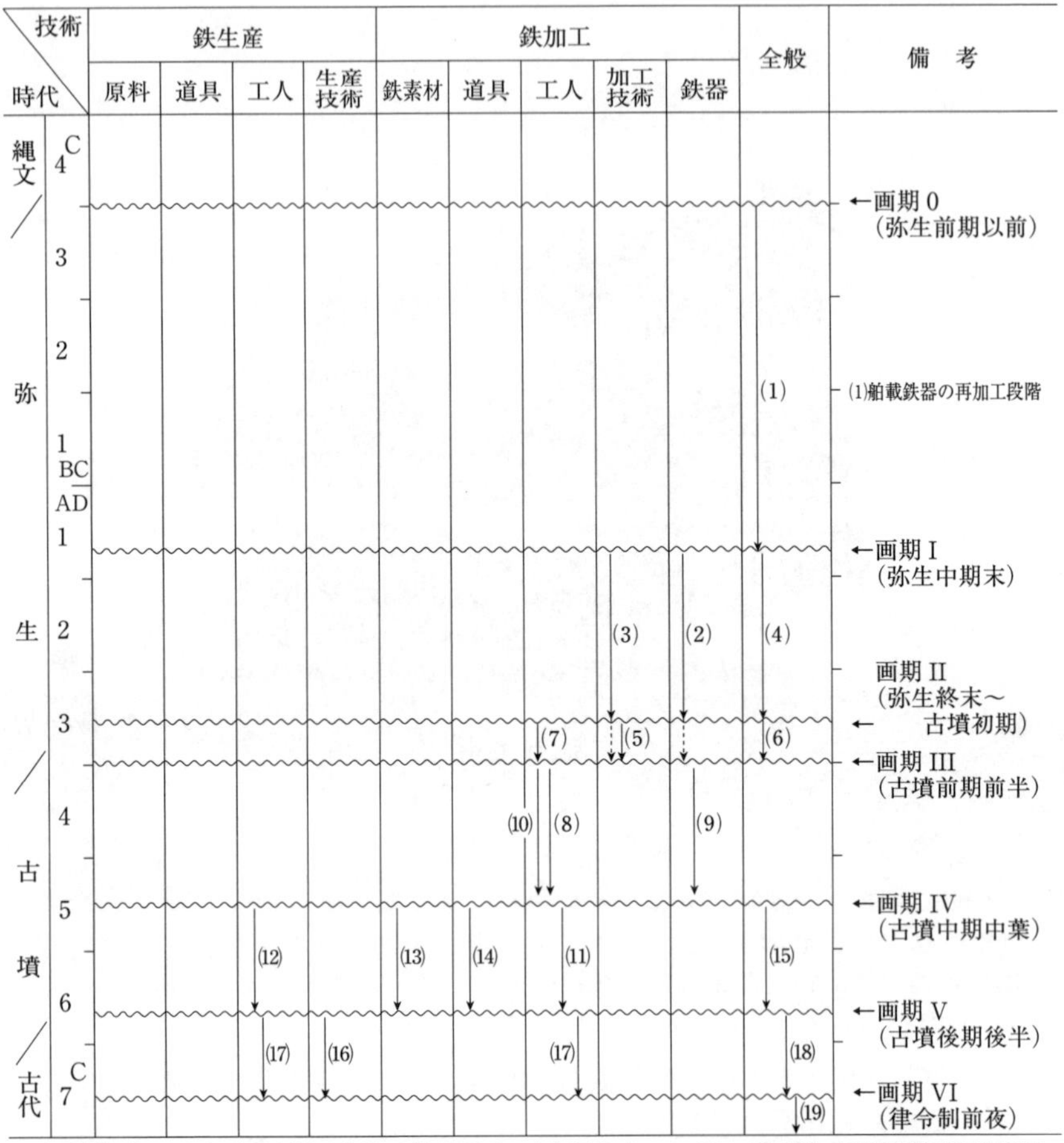


(2)多種多様な鉄器を鍛造　(3)鍛冶技術が九州から瀬戸内以東へ　(4)(2)と(3)において、著しい低下現象　(5)高温操業の鍛冶技術が九州へ到来し、東方へ伝播　(6)西高東低の鉄器生産状況はそのまま　(7)威信財としての鉄器を生産する専業工人が瀬戸内に　(8)鍛冶工房の広範な分布　(9)鉄器が格差なく普及　(10)畿内で威信財鉄器生産が顕著に。専業鍛冶の高い組織性　(11)手工業生産部門での生産体制の拡充と新たな組織化　(12)ヤマト朝廷が渡来技術者を大規模に受け入れ　(13)畿内で、製鉄も想定できる段階　(14)優れた鍛冶具を副葬する古墳が各地に散在。各地の有力者も先進技術の獲得に努力　(15)鍛冶祭祀の出現。民衆レベルにも鍛冶技術が浸透　(16)製鉄の顕在化　(17)鍛冶集団の重層化・分業化　(18)中国産地が、鉄・鉄器生産の中心地への歩みを　(19)鉄と国家の関係がはじまる

言われています。ところがある頃から、鉄そのもの、つまり道具の形ではなく鉄の素材そのものを輸入して、そこからいろいろな道具を作り始めるという段階が初期の鉄器時代の後半に続きます。そしておそらくその後になって、日本でも鉄の生産が始まったであろうと言われています。砂鉄から作る場合が多かったと思います。日本で鉄を生産し始めたのが、五世紀から六世紀と言われています。自前で鉄を作って道具を作るという時代に入ってきました。

今、木造建築を作る道具を材質という観点から話しているのですが、日本の場合、石器から鉄器にすぐに移行しています。しかし世界を見ますと、ご承知のようにエジプトでは銅を使っていて、青銅に移り、そして鉄に移るという歴史もあります。だいたいヨーロッパでも二千年くらい前のローマ時代、中国でも同様で漢の時代にあたりますが、鉄製の道具が普及していきます。普及という意味では、日本よりも四百～五百年ほど早くから鉄製の道具が使われ始めています。

## 建築と樹種

道具の相手、つまり木材のお話をします。首都大学東京の山田昌久さんが、全国の遺跡から発見された木製遺物の材種を記載した報告書三千冊を調べまして、樹種利用の歴史についての報告書をまとめています。そのデータをもとに作ったのがこの表です（表2）。特に日本の場合、建築に使う材種というのはそれほど種類はありません。主要なものは、この表でご覧いただくようなものです。これを見ていますと面白い傾向が見えてきます。ちょうど山田さんがこうした時代区分をしていますのでとても助かりましたが、二五〇〇年前以前は縄文時代、七世紀以前が弥生・古墳時代、初期鉄器時代

表2　建築用材の時代別利用状況（山田昌久「考古学から見た建築材・構造部材」『先史時代の木造建築技術』木造建築研究フォラム、2000）

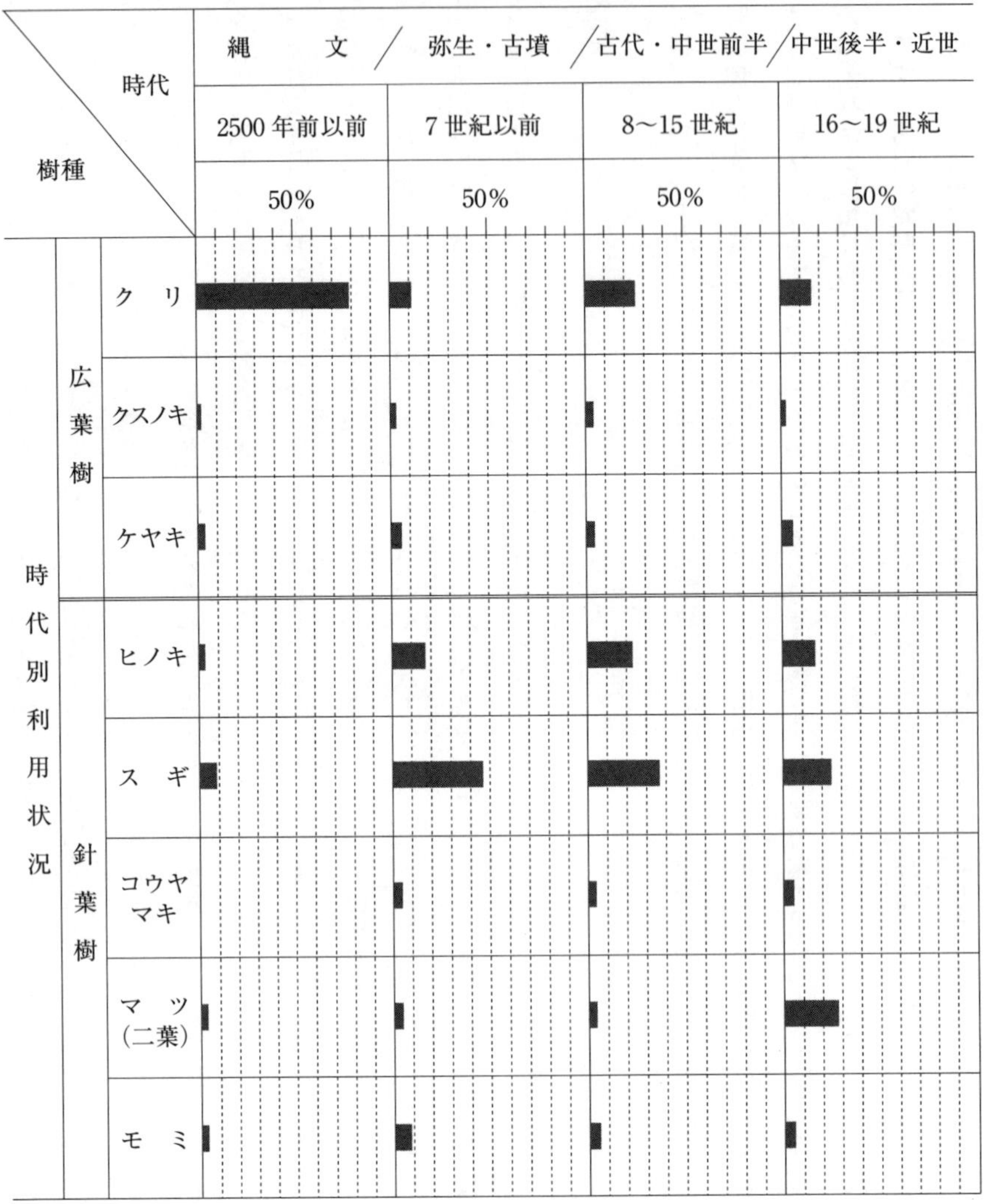

と言われる時代です。八〜十五世紀が古代・中世前半となり、ここで日本の建築技術史上、一番大きな改革があります。それについては後でお話します。それから十六〜十九世紀が中世後半から近世と言われる時代。

この区分でカウントされた樹種の傾向を見ますと、たとえば縄文時代は広葉樹の栗材が非常に多いですね。山田さんは特に建築用材のみに限定してカウントされていないのでイコールではないのですが、だいたいの傾向は見ることができると考え紹介しています。これは桜町遺跡でも該当します。ところが鉄器時代に移りますとこの傾向ががらっと変わり、檜とか杉などの針葉樹をたくさん使うようになってきます。ここで建築用の材料の大きな転換があったと思います。後でお話する一五世紀頃に大きな改革があった後、松などのような、割って製材するには適さない材料を使うようになってきました。これは製材用の鋸との関係が深いのです。

このように発掘された遺物をもとにした調査報告がありますが、それ以外に何か文字で記録されたものはないかという観点で探しましたところ、成田寿一郎先生という日本の木工技術史研究の草分け的な方が引用されていました。それをここで紹介いたします（成田寿一郎「日本木工技術史の研究」法政大学出版局、一九九〇）。八世紀に編纂されたと言われている日本書紀です。神話と幻想がごっちゃになっていて史料としての価値はないと一蹴する人たちと、その中からも価値あるものを見つけ出そうとする人たちに評価が大きく分かれています。私の考えでは、これからご紹介する部分に関してはたぶん古墳時代、五世紀頃に比較的道具が大型化し、大きな木もどんどん伐るようになった、そういう時代の木の文化の伝統を記述している、というように読み取っています。何が書かれているかと言いますと、素戔嗚尊《スサノウノミコト》の体に生えている毛、髭とか胸毛とかまゆ毛といったいろいろな毛がいろいろな種類の木になるという話なんです。杉、檜、槇、楠といったものが出てくるのですが、杉と楠は舟の材料にと記されています。これは考古学的な発掘結果とも一致しています。水に強いということですね。檜は宮殿、つまり建築でも高級な建物ですね。階級的に上のほうにいるような人たちの使う建物には、檜が使われます。槇も水に強いので木棺に使われます。これも考古学的な発掘状況と一致しています。こうした木の伝統を、私たちの祖先はかなり早い段階から、きちんとわかって使い分けていたと考えられます。

## 古代・中世の建築と道具

古代・中世なんですが、木を伐る場合、もちろん石器から鉄器に変わっています。切断する場合にも、まだ鋸を使わないで斧を使います。それは十三世紀や十四世紀の絵画を見ても、すべて打ち割り製材の技術がそのまま使われています。ただこの時期に、斧の鉄の部分と柄の装着方法というのが変わってきています。これをご覧いただきたいのですが、鉄の部分を袋、ソケットのようにし、木の部分をそれに差し込んで、さらにその木に柄を差し込むという造りになっています。雇柄付《やといえつき》の袋式と言われています（図9）。この形式は弥生時代からずっと続いています。これは十四世紀の絵画なのですが、それまでずっとこの伝統は続いています。そしておそらくこの時期がその最後の頃だろうと思います。その一方で何が出てきたかと言いますと、孔式《あなしき》と私は呼んでいますが、今の斧と同じ造りです。鉄に穴を開けて柄を差し込む方法です（図10）。これがこの一四世紀頃、それまでのものと重複

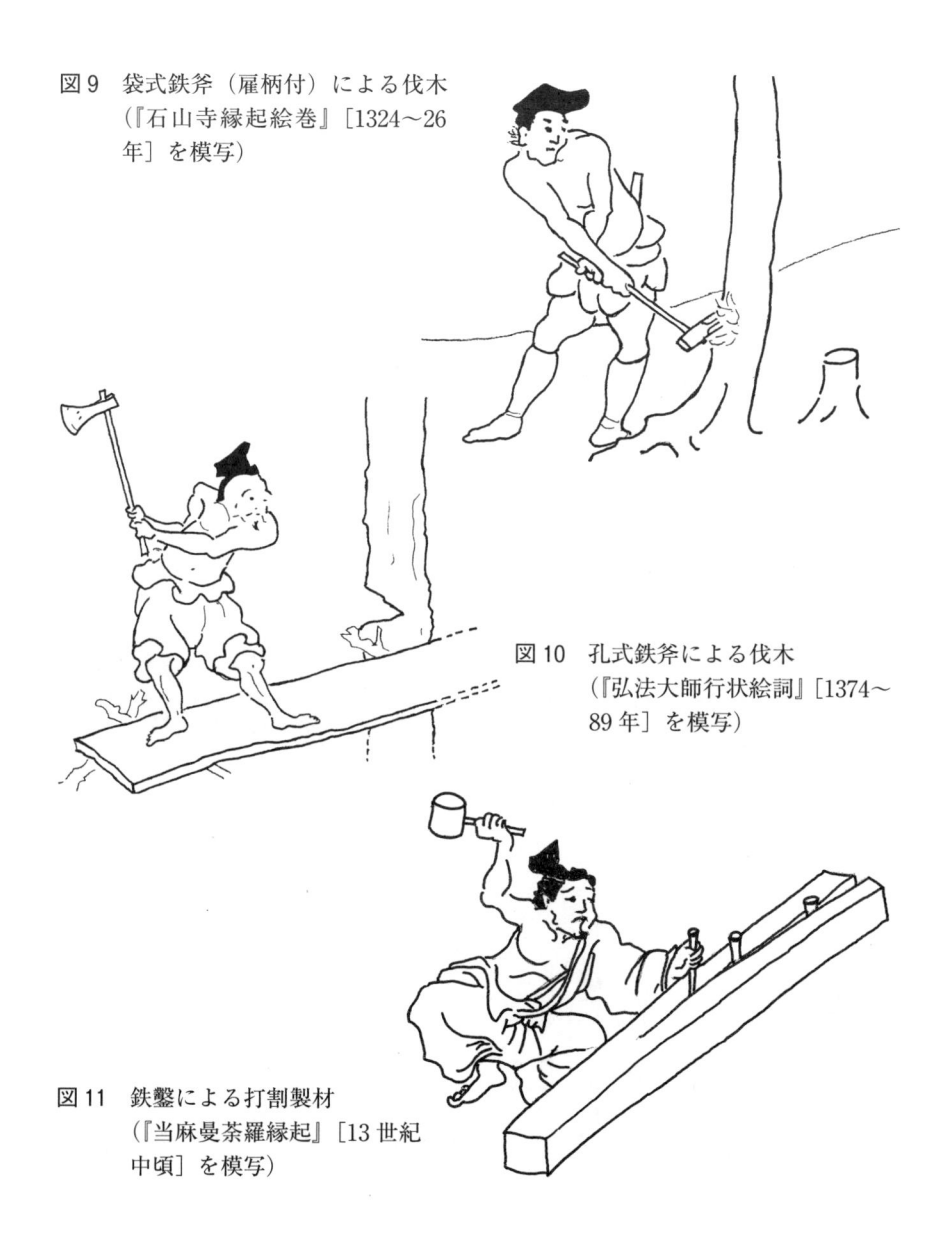

図 9　袋式鉄斧（雇柄付）による伐木
（『石山寺縁起絵巻』［1324〜26年］を模写）

図 10　孔式鉄斧による伐木
（『弘法大師行状絵詞』［1374〜89 年］を模写）

図 11　鉄鑿による打割製材
（『当麻曼荼羅縁起』［13 世紀中頃］を模写）

して出てきます。おそらく、どちらかを使う地域や集団ごとに分かれていたものが、この時代に併存し、次第に孔式に統一されていったのだろうと思います。

打ち割り製材の技法は、まだこの時期には続いていたとお話しましたが、この技法を使いますとかなり材料が無駄になるのです（図11）。材料が豊富ならばなんとかこの方法でやれますが、一寸（三センチ）の板を作る時に、そのまま三センチの幅で板を割ることはできないわけです。ではどうするかと言いますと、三センチ幅を作るためにその前後三センチずつ、つまり十センチ近い板（盤）をまず割ります。それを一生懸命削って目指す厚さにするというやり方で、ある厚さのものを作るためにその三倍くらいの材料が必要になるという、とても無駄の多い作業になるわけです。こんなやり方をしていた時期がずっと数千年続くのですが、いよいよ日本でも木材が足りなくなってきたのだと推定しています。

すると何が出てきたかと言いますと、日本の建築史上一番大きな転換期と考えている時期に、中国から大鋸《おが》という二人で挽く鋸が入ってきました。これが十五世紀頃です。当時の辞書（『下学集』一四四四年）に「大鋸」という記述がありますから、実際にはもう少し早い時期から使われ始めて、十五世紀頃に普及したのだと思います。これは当時の絵巻物ですが二人で使っています（図12）。この方法ですと一寸の板を作ろうと思ったらそのまま作ることができます。打ち割り製材と比べると、同じ材料から三枚の板を作ることができるという画期的な道具だったわけです。するとこんな疑問が浮かびます。なぜ私たちの先祖は、こんな便利な道具を早くから使わなかったのかということです。今朝からずっとお話に出てきていますように、必要でないものは知っていても使わない、ということで

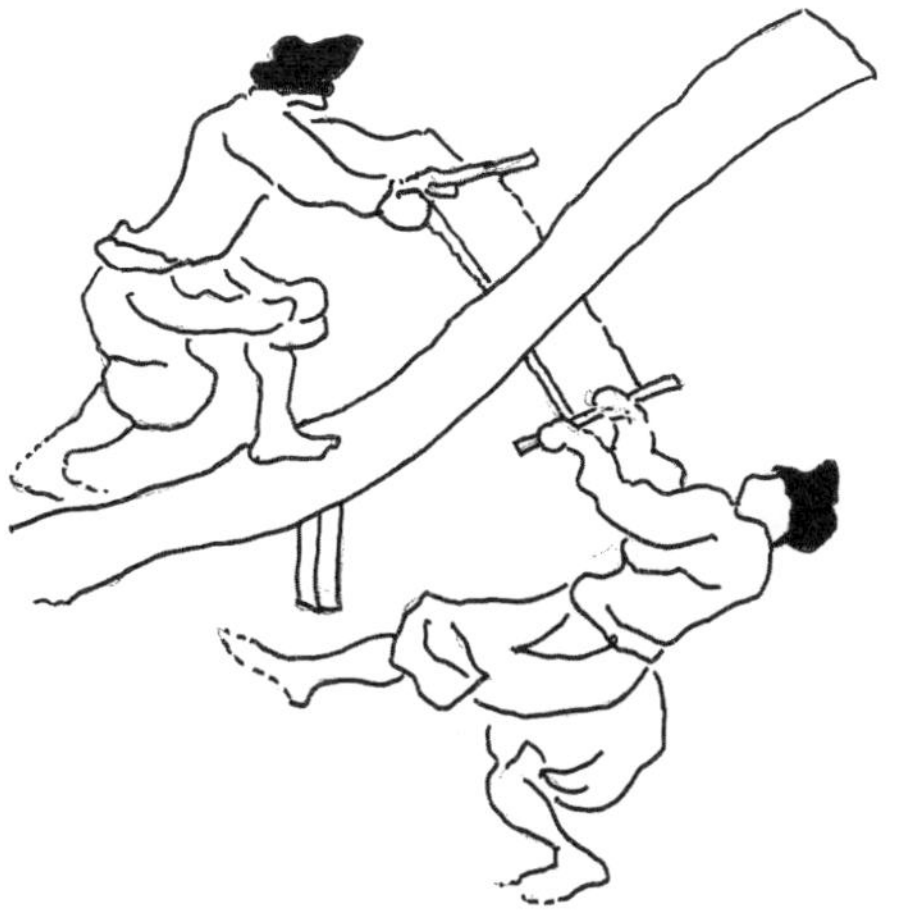

図 12a　大鋸による挽割製材（『聖福寺古図』［1563 年以前］を模写）

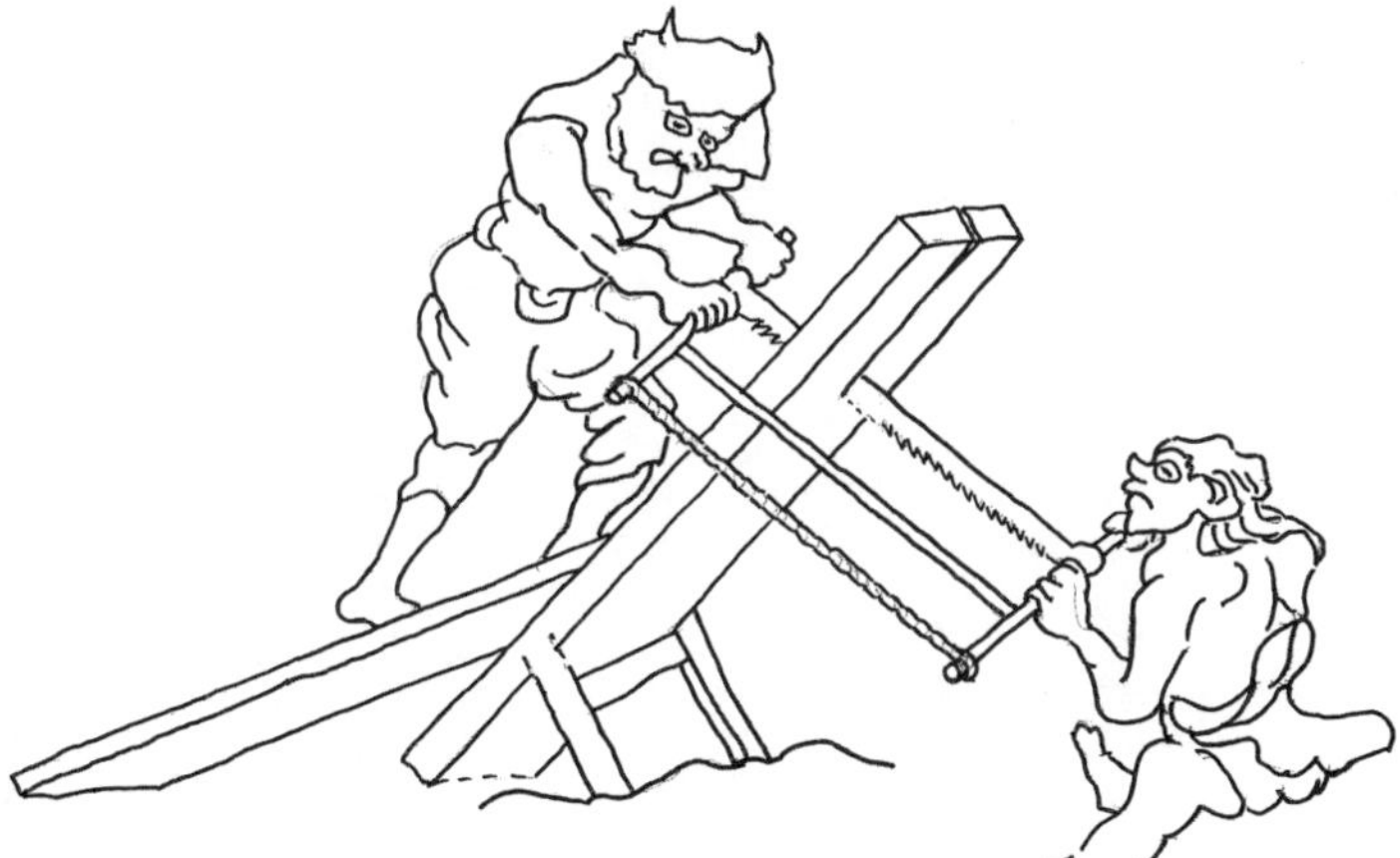

図 12b　大鋸による挽割製材（『極楽寺六道絵』［13 世紀末〜14 世紀初め］を模写）

はないかと思います。中国の鋸の歴史をみますと、二千年前の漢の時代にはこれを使っていると推定していいます。幅十センチくらいの鋸の断片が出土していますから、おそらくこうした形式の鋸を、漢の時代には使っていたと思います。当然、日本から中国に役人や僧侶などさまざまな人たちが、いろいろな時期に行っていますから、こうした道具の存在は知っていたと思います。あるいは持って帰った人もいるかもしれません。ところがずっと普及しないのです。それはまだ木が豊富にあって、割るほうが早いという現実もあります。しかし松なんかになりますと、とても割りにくい材料でもあり、木材そのものも不足してくると、こうしたやむにやまれぬ事情があって導入や普及が始まったのではないかと考えることができます。

このようにして薄い板とか角材が製材できるようになりますと、建築の作り方もずいぶん変わってきます。たとえば、これは今の和風住宅の原型と言われている書院造りです。ご覧いただいているのは書院造りの中でも最も古いと言われている遺構で、銀閣寺の中にある書院造りの東求堂です（図13）。これがその分解図ですが、ご覧のように細かい角材とか天井や壁に薄い板を組み合わせて作られています。いわゆる日本建築の美しさの粋と言われている「繊細である」「木肌が美しい」といった特徴を備えています。つまり大鋸が導入されて以後の建築というのが、私たちの日本建築のイメージの原型のかなりの部分を占めていると考えられます。

## 近世の建築と道具

次に近世に入ります。大鋸が導入されたことは画期的なことだと話しましたが、近世に入るまで、

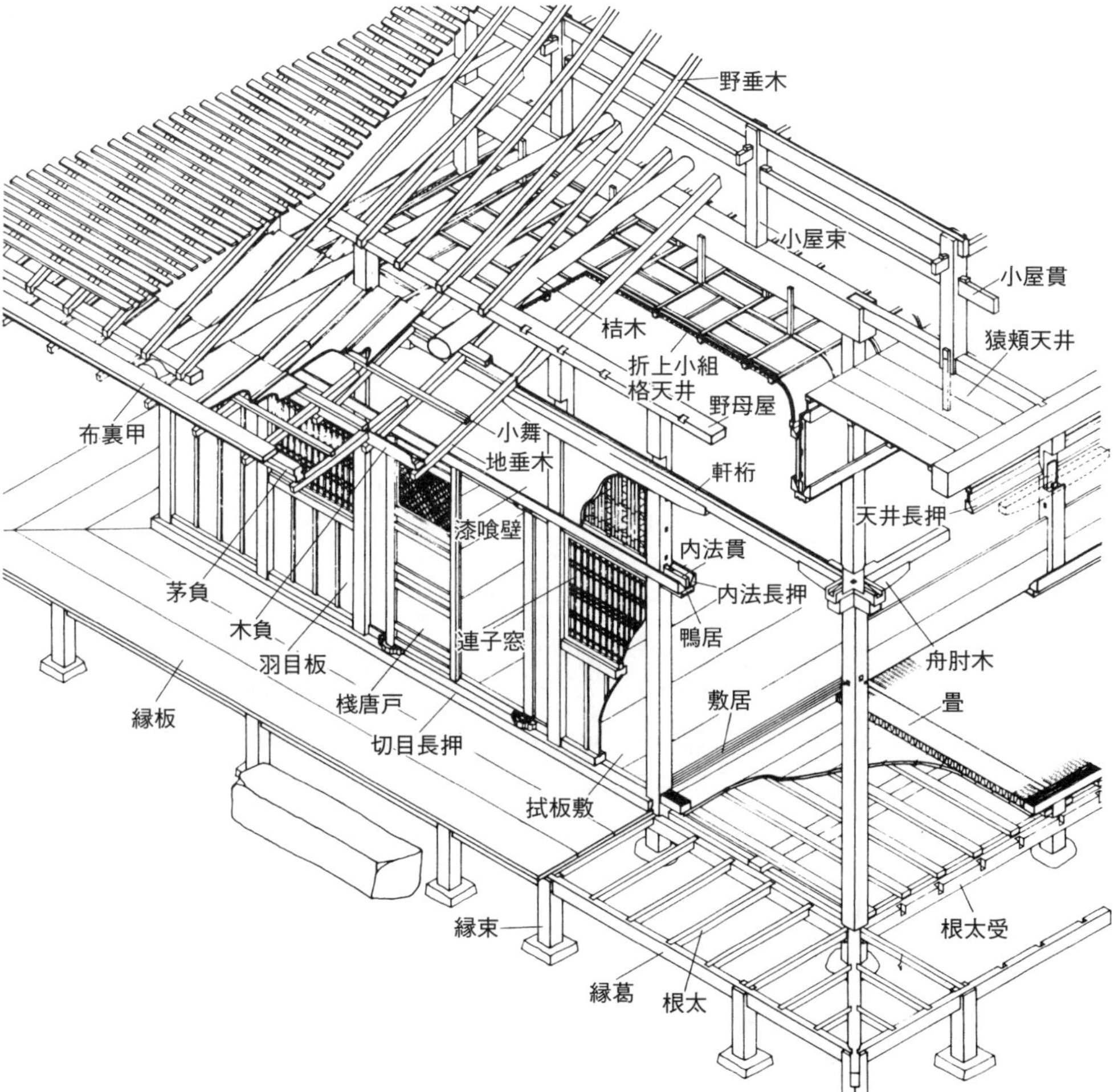


図 13　製材技術革新後の建築：慈照寺東求堂（15 世紀後半）（日本建築学会・編集「日本建築史図集」彰国社、1980）

つまり一七世紀までは道具そのものはそれほどたくさんの種類はありません。削るとか切るという機能の場合は、せいぜい二、三種類ずつぐらいあれば作業はできたのです。中世という時代はある職種がひとりで、たとえば建築の場合は番匠《ばんじょう》と呼んでいたのですが、その番匠が建築の主要部分（木部）は最初から最後までひとりで作ってしまっていたのです。ところが近世に入りますと、ひとつのものを作るのにいくつもの職種が関与する時代になってきました。昔は一つの職種でできていたものが分業化する時代なんです。これは職人歌合せという史料なんですが、それに記述された建築関係の職人をここにピックアップしています（表3）。この「④」というのが十六世紀前半、ちょうど中世の末頃です。「⑤」というのが近世に入って十七世紀後半の頃です。この表にあげたのは建築関連の職人ですが、その他の生活関連の品物を作る、いわゆる職人全般を数えると、中世の末でも七十六種類あるんです。さらに「⑤」にありますようにそれから百数十年後の近世のはじめになりますと、建築だけでもいろいろな分業化が進んでいると同時に、他の職人も増えていて一七三種類と二倍以上の増え方をしているのです。ですから近世という時代は職人が増えると同時に、その職人たちが自分たち専用の道具を使い始めるわけです。鋸ひとつにしてもそれぞれの職種に合わせた鋸を使い始めるわけです。機能は共通しているのですが、いろいろな種類に形が分かれていきます。

先ほど二人で使う大鋸が出てきたと言いましたが、あまり長い期間、二人で使わないのです。やはり製材で使う鋸ですが、一人で使う「前挽《まえびき》」というものを近世になると使い始めます。ご覧いただいているのが、この前挽が使われ始めた頃のもので、十七世紀後半の文献です（図14）。これにつきましては文化人類学の川田順造先生と以前からいろいろとお話しているのですが、なぜ日本人はああい

表3　中世から近世にかけての建築関連職人

| 建築部位＼職人資料 | | ① | ② | ③ | ④ | ⑤ |
|---|---|---|---|---|---|---|
| 基　礎 | | | | 石　切 | | 石　切 |
| 木部 | 伐木・製材 | | （樵　夫） | 大がひき | （木こり）<br>（筏　士） | 木　挽 |
| | 主体部 | 番匠 | | | 番　匠 | 大　工 |
| | 造　作 | | 畳　刺 | | 畳　刺 | 戸障子師<br>畳　師 |
| 壁 | | | | | 壁　塗 | 壁塗 |
| 屋　根 | | | | | 桧皮葺<br>瓦　焼 | 屋根葺<br>瓦　師 |
| 装　飾 | | | | | （塗　士） | （木彫師） |

(1) 職人資料名称

① 『東北院職人歌合』（14世紀前半までに成立）

② 『鶴ヶ丘放生会職人歌合』（室町時代中期成立）

③ 『三十二番職人歌合』（15世紀頃成立）

④ 『七十一番職人歌合』（16世紀前半成立）

⑤ 『人倫訓蒙図彙』（17世紀末刊行）

(2) （　）内表記の職人呼称は、建築に限定して従事する職人ではないが、関連があると考えられるもの。

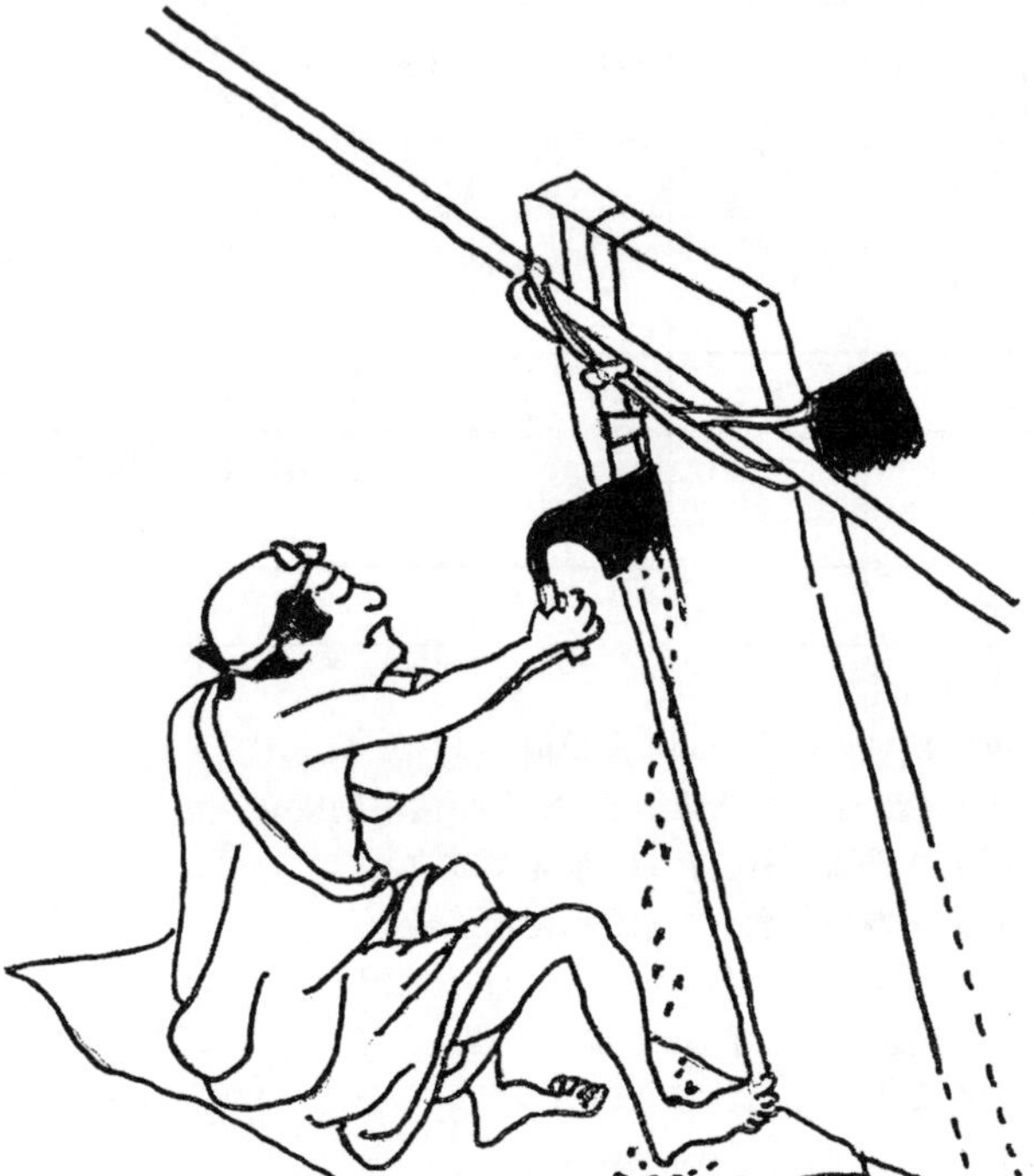

図 14　前挽による挽割製材（『人倫訓蒙図彙』［1690 年］を模写）

った二人で使う枠式の鋸をひとりで使うこういう形式に変えたのかという問題があります。二人で使う方式は百数十年くらいしか続いていないのです。これはなぜかということですね。他の製材用以外の道具は、すべてひとりで使うものがずっと使われています。大鋸だけは、なんとかさまざまな樹木の製材をしなければならないという必要に迫られて、二人用の枠式のものが導入されるわけですが、それも長くは使わず、ひとり用のものに変えられてしまうのです。これはなぜなのか、と川田先生から質問されました。たぶん日本人は、先ほど日本建築の粋ということで木肌を大事にするとか細やかであると言いましたが、そうした感性を道具にも反映させたのだろう、というのが私の考えです。木のいろいろな性質、たとえば節とか逆目とか軟らかさと、それまで生きていたものを使うわけですからいろいろな、一様ではない要素が詰まっています。それを均一の厚さの板にするために、一度挽くたびごとに確認をしていく必要があります。これは今の職人さんに伺っても、同じことをおっしゃいます。枠式のものは、おそらくそれができないのだろうと思います。二人で使うと、なおさらわかりにくくなると思います。通常、親方と弟子が二人で挽くのですが、親方が止めたいと思っても、弟子が力一杯使っていたら止められません。まずそこで二人で使うという方法を放棄する。さらに、木から受ける感触をとても大事にしますから、枠ではなく、ご覧のように鉄部分は木柄に直接入り込んでいて、じかに木の感触が伝わるような構造（茎式）に変えていったんだと思います。これは大きな木を製材する鋸でも、小さな木を製材する鋸でも同じようなものが出てきます。

江戸時代の中頃の文献ですが、大工道具について詳しく書かれたものがいくつかあります。大鋸は江戸時代の文献にも載っています（図15）。数年前まで、これはなぜなんだろうと考えていました。

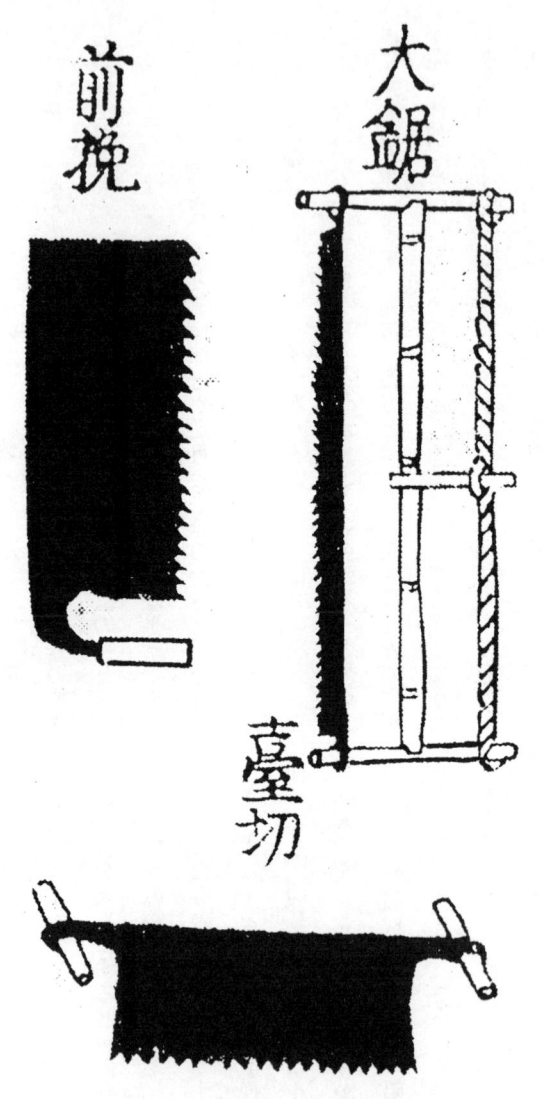


図 15　文献に記された近世の大型鋸（『和漢三才図会』［1712 年］を模写）

日本人は大鋸を捨てて前挽にしたと考えていたからです。ところが久留米の善導寺という重要文化財のお寺にある楠の部材は、幅が一メートル以上（最大一・四メートル）の縁板で、厚さが十センチくらいあるのです。楠は仏像にも使われるもので、除去加工によってある大きさのものはできますが、これを割ることはできないのです。それは鋸でないと製材できません。さらに幅一メートル以上あるとなると、こうした前挽では加工できない。そんな場合には、枠式の大鋸が例外的に使われていたようです。というのはこの善導寺には実物で日本最大の大鋸（長さ二・六メートル）がまだ残っています。使わざるを得ない場合は使っていた、ということで近世の文献にもセットで載っているのだろうと思います。

## 木材資源と建築技術

一応、ここで建築の技術について整理しておきます（図16）。大鋸の導入とも関連するのですが、古代建築、たとえば法隆寺金堂ですがずいぶん柱が太いです。たぶんこの柱は立っているだけの状態で、押してもぴくりとも動かないくらい太くて重いだろうと思います。この図のように礎石の上に柱を立てるというのは、仏教建築が日本に入って以後のことです。このように石の上に柱を立てる方法を古代の早い時期に採用するのですが、やはり日本の工人たちは不安だったと思います。ですから太くて重い木を使いたいということで、こうした木材をたくさん使う建築の作り方が続いたわけです。しかし手近な資源がどんどん少なくなっていくにつれて、これは十四世紀の建物ですが、ご覧のように柱がだんだん細くなっていきます。その分、工夫をしなければならなくなります。つまり貫をたく

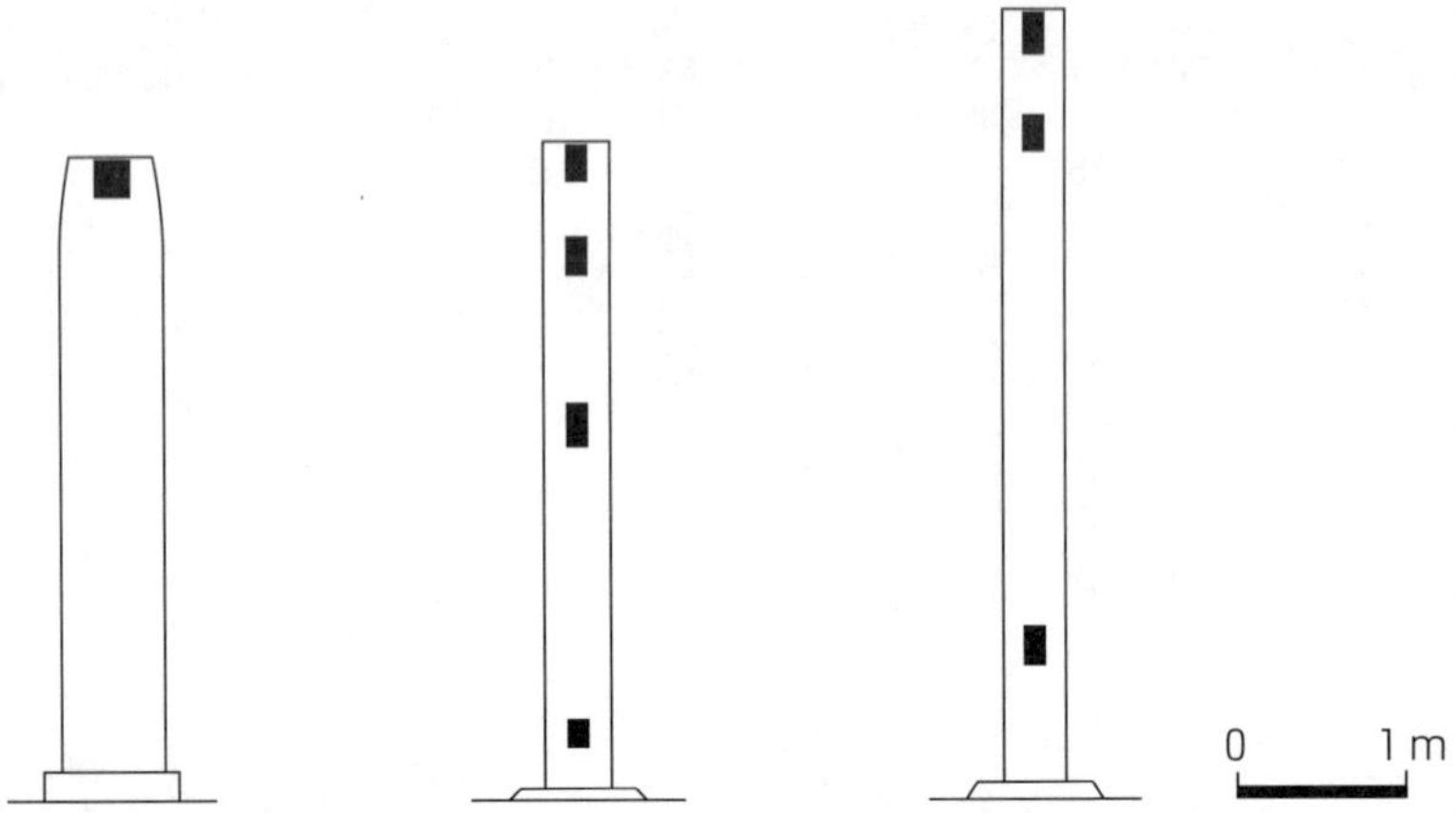


図16　柱径と貫構造

さん入れて、それ自体で自立はできないけれども、水平方向の材料を組み合わせて強度を高める、という方法が出てきます。近世になるともっと柱は細くなってきます。このように木材資源というのは建築の作り方にも影響する、そしてその作り方を可能にするような道具を必要とする、という関係があります。

## 建築における過剰性

武蔵野美術大学で建築学の教授をされている源愛日児さんが東京大学の学位論文で、日本建築の木の組み方をかなりくわしく調べられました。十七種類の基本形があると言われています。それを図解したものが図17です。これらは古代にはすでに存在していたもの

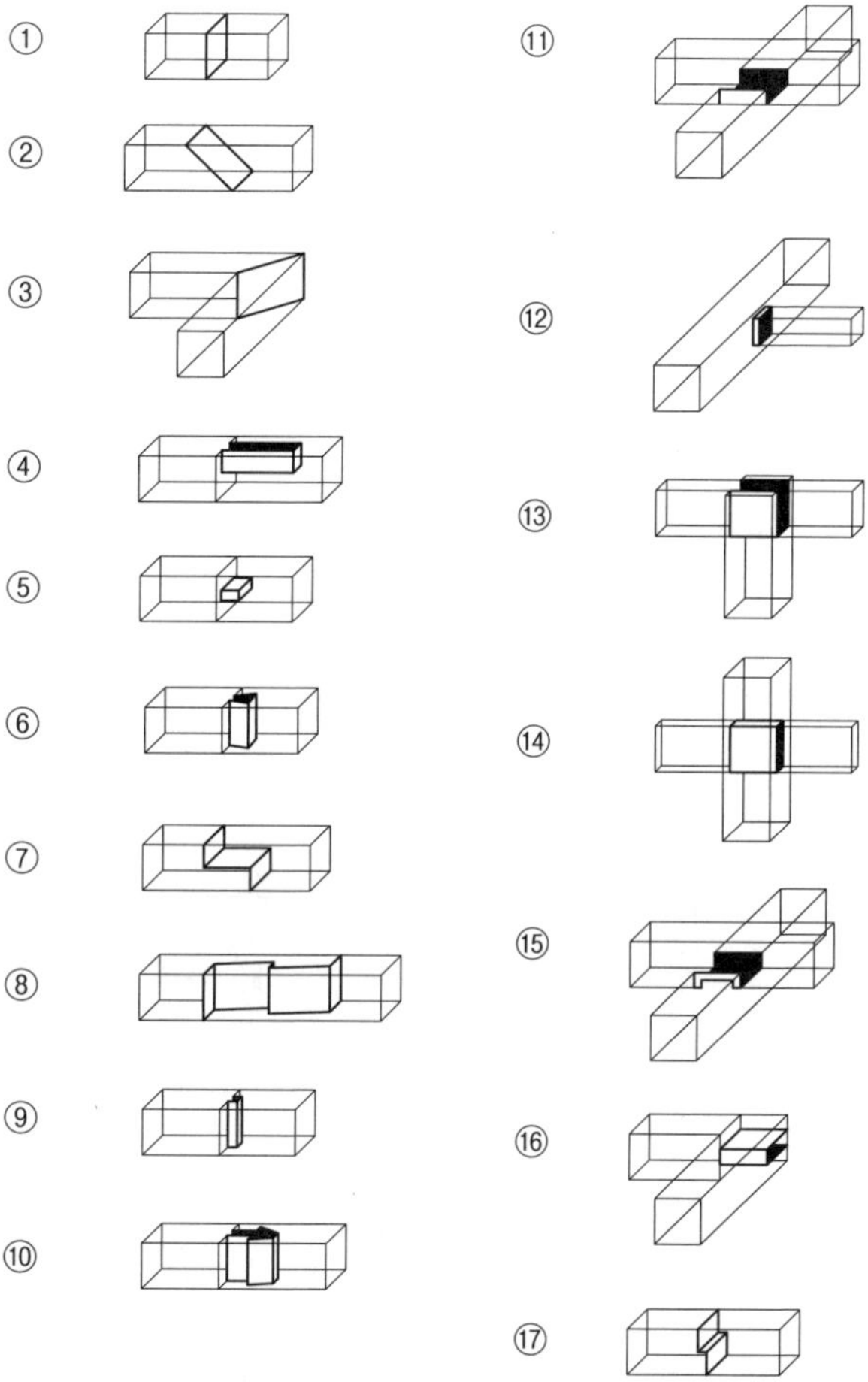


①突付（つきつけ）②殺（そぎ）③留（とめ）④竿（さお）⑤枘（ほぞ）⑥蟻（あり）⑦相欠（あいかき）⑧略鎌（りゃくかま）⑨目違（めちがい）⑩鎌（かま）⑪欠込（かきこみ）⑫大入（おおいれ）⑬輪薙込（わなぎこみ）⑭貫通（ぬきとおし）⑮渡腮（わたりあご）⑯三枚組（さんまいぐみ）⑰腰掛（こしかけ）

図 17　継手仕口の基本形（内田洋哉『在来構法の研究—木造の継手仕口について—』住宅総合研究財団、1993）

ですが、基本形のいろいろな組み合わせで、だんだん複雑になっていくということです。近世の始め頃にはこうしたものが組み合わされて、複雑な継手・仕口が使われています。先ほど、安斎先生からデザインの過剰というお話がありました。建築の場合、だいたい近世の始め頃にこの継手・仕口は合理的な発達のピークを迎えています。

それ以後、建築大工は何をやり始めたかと言いますと、「遊び」をやり始めるわけです。要するに外からは見えないところに必要でない、過剰な加工をして相手を驚かせるというようなことをやり始めるのです。もう一つ、建築大工はそれ以前には自分で製材をするというようなこともやっていたようです。ひとりでいろいろな役割を果たさなければならなかったわけです。近世になりまして職人が分化していくと、建築大工は自分の腕を発揮できるところが少なくなっていきます。その結果、ひとつはこの継手・仕口に過剰なことをやり始める、そしてもうひとつは建築全体を見た時に、その見える部分に自分の腕自慢をしようとするのです。すると何が出てくるかと言いますと、神社やお寺に行くとお気づきになると思いますが、近世の建築には彫刻がたくさん使われています。色も付けられています。あの建築彫刻で自分の腕を見せようとするわけです。建築の構造体としてはまったく必要のないところで、過剰が出てくるということが起こり始めます。ですから道具の過剰性は、建築の世界でも同じことが言えます。

## 「五意」と頭脳

次に道具と頭脳ということについてお話します。建築大工は「五意」と呼んでいますが、五つの技とか能力を身に付けなければならないと言われています。これは近世始めの文献（『匠明』一六〇八年）に書かれています（表4）。これが文字として書かれたのは十七世紀ですが、私はかなり古い時代から、それこそ縄文の頃から大型建築を作る工人に必要な能力だったと考えています。集落で皆と同じ生活をしながら、何か大きなものを作るといった場合に、指導的な役割を果たす人はいたと推定しています。そうした専門の工人が数千年前からこうした技や能力を身に付けていたと推定しています。なぜなら、これがないとしっかりとした大型建築ができないからです。

　その中身ですが「式尺《しきしゃく》の墨鉦《すみがね》」でひとつです。これは設計をしたうえで加

**表4　「五意」と建築工人の頭脳**

| 建築専門工人 | | | | | |
|---|---|---|---|---|---|
| | 建築技術 | | 頭脳活動 | | |
| 技術・能力／五意 | 工程 | 技術 | 数理能力 | 芸術能力 | 身体能力 |
| 式尺 | 設計 | 木割 | ◎ | ○ | |
| 墨鉦 | 墨付 | 規矩術 | ◎ | | ○ |
| 算合 | 積算 | | ◎ | | |
| 手仕事 | 加工 | | | | ◎ |
| 絵用 | 下絵 | 絵様 | | ◎ | |
| 彫物 | 加工 | 彫刻 | | | ◎ |

「頭脳活動」欄の記号　◎：密接に関連する能力
　　　　　　　　　　　○：やや関連する能力

工する形状を墨付けする能力です、第二に「算合《さんごう》」というのが工事費の積算です。貨幣経済ではない縄文時代でも、何人ぐらいが何日くらいやればこの建物が建つか、という見通しをもつ必要があったと思います。第三に「手仕事」、これは実際に道具を使う能力ですね。第四に「絵用《えよう》」、これはデザイン能力です。そして「彫物」、これは彫刻する技です。これらはさきほどお話した過剰デザインのことではなく、あくまでも〝適度な〟デザインということですね。桜町遺跡の遺物にも、明らかに実用的ではない加工が見られます。それが宗教的な意味をもっていたのかどうかということはわかりませんが、実用的、機能的な範囲を超えたものを考える能力は昔から必要であったろうと思います。頭脳活動との関連で見ますと、数理的な能力と芸術的な能力といったことが言われますが、建築大工の場合にはこれをすべてバランスよく働かせることが求められていたと言うこともできます。

### 作業姿勢と経済効率

最後にもうひとつお話したいのですが、旧石器時代の石器の変化については、何が要因でそのようになったのか、ということはよくわからないことが多いと思います。しかし、近世になりますといろいろな記録が残っていますから、なぜそうなったかということは説明できるところがあります。そのひとつの例をお話します（図18）。

釿、鋸、鑿、カンナとあります。それぞれの種類の使い方を時代順に並べたものですが、何かお気づきになりませんか。それは、大きな部材を加工する場合は例外としても、だいたいは座って使っているのです。腰を下ろして作業をしていますね。古代は中央集権国家ですからある程度、強制力をも

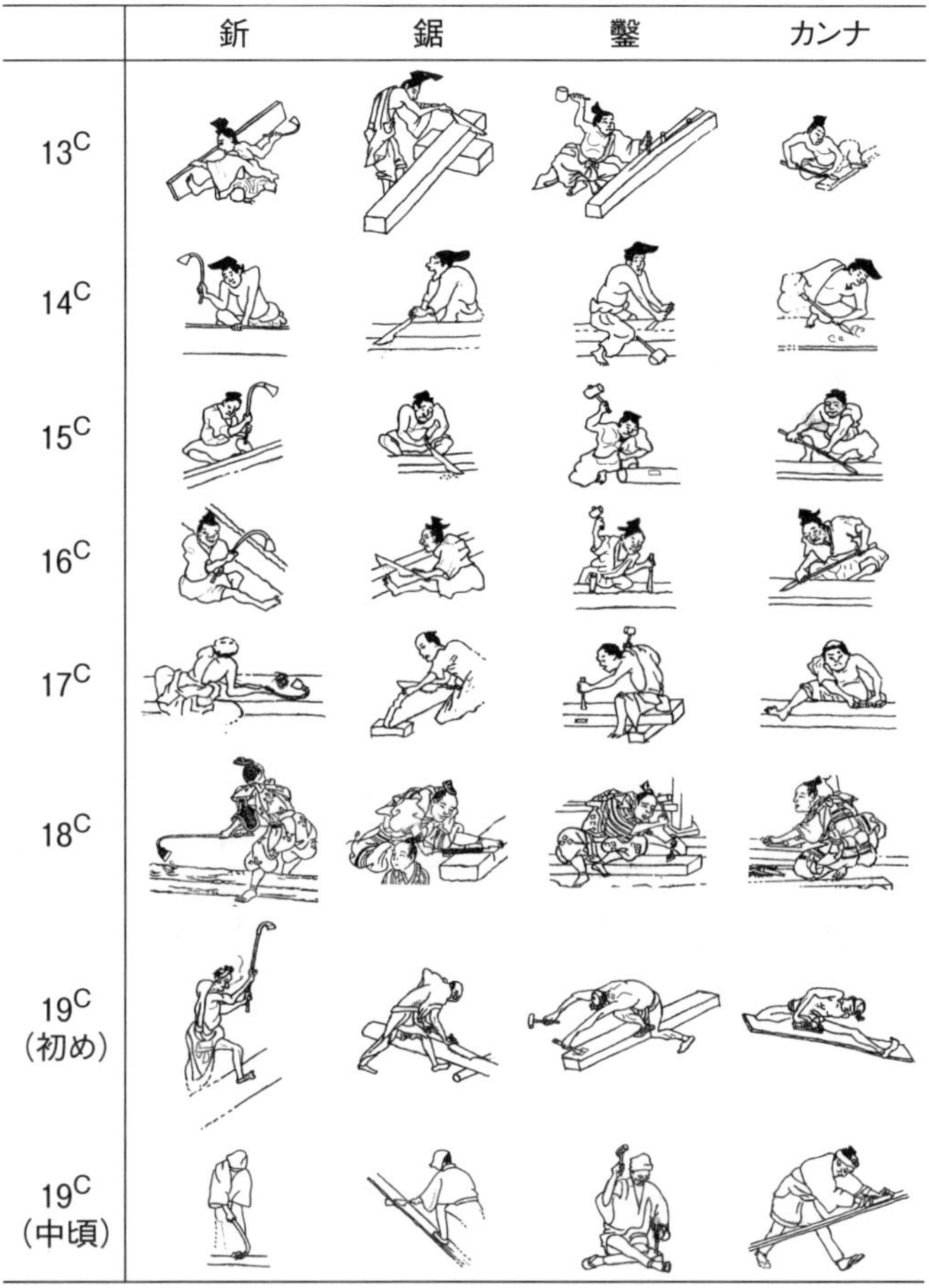


図 18　建築工人の作業姿勢（渡邉　晶『大工道具の日本史』吉川弘文館、2004）

（『当麻曼荼羅縁起』［13 世紀中頃］，『石山寺縁起絵巻』［1324～26 年］，『誉田宗廟縁起』［1433 年］，『真如堂縁起絵巻』［1524 年］，『三芳野天神縁起絵巻』［17 世紀中頃］，『匠家必要記』［1756 年］，『近世職人尽絵詞』［1805 年］，『モースコレクション　大工写真』［1870～80 年］を模写）

って作業をさせていたであろうと想像されます。ところが中世になりますと「座《ざ》」という集団が形成されます。それは有力な寺院などのスポンサーに所属して、その寺院全体の造営をしていくという形です。ですから比較的ゆったりと、おおらかに仕事ができる時代であったと思います。中世の記録をみますと、ゆっくりと時間をかけて建物を作っている様子がわかりますし、絵巻で工事の様子を見てものんびりとやっている雰囲気があります。ところが近世になって何が起きるかと言いますと、みんな立ち始めるんですね。釿は十八世紀、鋸は十九世紀、鉋も十九世紀には立って使っています。鑿も中世の史料をよく見ると足の間に鑿を入れて使っているものが、近世に入りますと足で急所を防御し始めるんです。ゆっくり作業していれば怪我はしないのですが、これからお話します、ある「力」によって急かされると怪我をしたり、場合によっては死ぬこともあるということで、足で防御し始める様子が描かれるようになります。明治はじめ頃の絵画を見ますと皆、立って道具を使っています。なぜでしょう。

ひとつは工事の発注者なんです。十八世紀の中頃から商人が大きな力をもってきますから、建築についても早く、安く作るようにと要求をし始めるんですね。発注者側の記録なんですが、大工になんでもやらせるなと、安いやり方はそれぞれの職人に分離発注しろと書いています。

もうひとつ、大工の側の変化があります。そうした早く、安くという要求が強くなってくる商品経済の発達の中で、都市に流れ込んできた農村の次男、三男が大工をはじめとした職人になるという現象が起きてきます。すると大工の側も供給過剰になるわけです。その結果何が起きるかと言いますと、賃金が減るわけです。近世の史料を分析しますと実質賃金は四百年で四分の一に減ってしまったよう

表5　建築工人の実質賃金（遠藤元男『日本職人史の研究　Ⅰ～Ⅵ』雄山閣、1985）

| 時　代 | 日　当 | 米に換算 |
|---|---|---|
| 15世紀 | 銅銭100文 | 1斗2升5合～2斗 |
| 1657年 | 銀3匁 | 6升～7升5合 |
| 1834年 | 4.62匁 | 3升2合 |
| 20世紀初め | 1円50銭 | 3升 |

です（表5）。このようにぎりぎりの賃金で生活せざるを得ない状況、それに対する早く、安くという厳しい要求、こうしたことがこの大工の作業姿勢の変化に表れている、と私は考えています。さきほど安斎先生は「三名は自分の説の同調者がいる」とおっしゃっていましたが、これについてはまだ私ひとりしか賛同している者がおりません（笑）。

## 五ミクロンの世界

人類が仮に五百万年前に誕生して、その後石器を使い始めたとすると、鉄の道具が〇・二ミリ、機械の時代が五ミクロンです。この時代に私たちが生きて、いろいろな問題に直面しています。職人のシステムも今は崩れていると言います。ある地方で医師をされている方が訪ねてこられてお話をしたのですが、その方がおっしゃるには「機械文明はいずれ立ち行かなくなる。

それはいろいろな要因があるけれども、また手道具で生活用品を製作しなければならなくなる」と本気で考えていらっしゃいました。ご自身は生活用品で何が一番必要になるかというと器、桶とか樽だと考えて、その地方に住んでいる老人に弟子入りして、自分で桶と樽は作れるようになったとおっしゃっていました。それから手道具も必要になるということで、息子さんを鍛冶職に弟子入りさせて、今修行させているそうです。

これは笑い話では済まないことなんです。古い時代、つまり五ミクロンより少し前の時代には皆が手道具を使って、こういうシステムを作っていたんです。今の社会をすべてその頃に戻すというのは空論だと思いますが、この良さをあるところでは残さないといけないんじゃないかと考えています。こういう伝統を残す努力をすることは、とても大切なことではないかと思います。■

# Ⅵ　人間の身体とテクノロジーの未来

鈴木良次

## はじめに

鈴木です。私の役割は今朝からずっと勉強してまいりましたことをまとめるようにということです。皆さんのお話をまとめる自信はありません。しかし、これまでのお話を通して、関先生が述べられた今回のシンポジウムの趣旨である「道具と脳や手との関係」「生活環境と道具の変遷の関係」を「手」をキーワードとして学際的に考えることはできたのではないかと思います。私はそうしたお話をベースに、テクノロジーの未来がどのようなものであって欲しいか、私たちは何に注意すべきかをお話させていただきます。

渡邉先生のお話にありましたように、人類五百万年の歴史を仮に五百ミリの物差しに喩えると、道具、特に手道具の歴史がある意味で頂点を迎え、機械生産技術やコンピュータテクノロジーが道具というものに新しい局面を与えている今の状況は、五百ミリの物差しの上で、五ミクロンの幅しかないということです。私の話は、そのわずか五ミクロンの世界の中で人間とテクノロジーとが、さらに新たな関係をつくり始めようとしているということです。その関係が人間にとって好ましいものであるか、そうではないのか。好ましいものにするにはどうしたらよいかが、今日の私の話のテーマです。

それをお話するためには、人類と道具との基本的な関係についてしっかりと整理しておく必要があります。ここでの私の立場は、人類と道具との関わりを等分の距離を置いて俯瞰するというよりも、道具を生み出し、使ってきた人間の側の事情に光を当てて、人間が自分たちのためのテクノロジーをどのように意味づけてきたか、そして将来、どのように意味づけていくのかを考えるということです。そのためのキーワードとして、脳、身体、道具、バーチャル化、ＢＣＩ（brain computer interface）、ロボットといったものがあげられると思います。

## 道具は何のためにあるのか

まず道具は何のためにあるのか、古代人が生きていくうえで何が必要であったかを考えて整理してみますとこのようになります。

＊食糧の獲得（生産）。生きていくために、当初は狩猟や採集、後に農耕、牧畜が行われました。

＊食糧の輸送・人間の移動（運輸）。収穫物を住まいや貯蔵場所まで運ぶ必要がありました。また、人の移動も必要でした。

＊食糧の加工・保存（料理・貯蔵）。食べやすい大きさや消化しやすい状態に食料を加工したり、予備の食料を腐らないように保存する必要がありました。火の発明はそのための画期的な出来事であったと言えます。

＊情報の伝達（通信）。集団を維持していくうえで、コミュニケーションは重要です。身近の者どうしでは、肉声や身振り、手振りが使えるが、離れたところとの通信には、のろしなどいろいろの手段が工夫されました。

＊敵や環境から身を守る（武器・衣料・住居）。猛獣や他の部族の襲撃を防いだり暑さ寒さから身を守るための道具や装備が工夫されました。

括弧内に書きましたように、これは、現在の産業構造そのものになり、私たちの毎日の生活の基本をつくっているものと考えることができます。そしてこうしたそれぞれの用途に適した道具が作られてきたわけです。

## 手の働き

ところで、これらの道具を使う「手」に着目してみますと、実は手こそ、「人類が最初に手にした〝道具〟である」ということが言えます。関先生のお話の中で紹介されていたヘリッヒという人が、『手と機械』という本の中で、手の働きを分類し、一九三〇年代の道具がいかに手の働きと対応しているかを示しています。その詳細は割愛しますが、それを参考に手の働きを分類すると次のようになります。

### ①物を操作し加工する手

これには三つのタイプがあります。

⑴運ぶ。つかんだり握ったり、いろいろに手を使って、ものを運ぶことができます。

⑵保つ。手のひらに載せたり、手で押さえたり、ものを動かないように保つことができます。

(3)造形（打つ、ひっかく、切る、うがつ）。手の能力には限界がありますが、粘土のように軟らかいものであれば、手を使ってものの形を変えたり、望む形を作ることができます。

②情報を表現し伝える手

これも三つに分類されています。

(1)測る。両手を拡げた時の長さを「ひろ」、手のひらを開いた時の親指と中指との距離を「あた」などと、いろいろの寸法が長さの単位として使われていました。

(2)数える。指折り数えることです。十進数の元になっているのはご存知のとおりです。

(3)手話・合図。身振り、手振りで情報を表現したり伝えたりします。手話やサインは身振り、手振りを記号化したものです。描画や書字も手による情報伝達の手段です。

③情報を探る手

これは手の感覚を使って対象物の状態を知る働きです。皮膚は表皮、真皮、皮下組織に分かれていますが、そこにいくつかのセンサーが埋め込まれています。

(1)触。表皮と真皮の境にあるマイスナー小体は触覚のセンサーです。

(2)圧。同じく表皮と真皮の境にあるメルケル触盤が圧を感じます。

(3)振動。皮下組織にあるパチーニ小体が振動を感じます。

(4)温度。真皮や皮下組織に来ている神経の末端で温度を感じます。

私たちの手とはこういうことをやっているのですが、それを今、私たちはどんどん機械に置き換えていっているわけです。これから、その流れと行き着く先についてお話するわけですが、ここで、道具の基本要素について考えてみたいと思います。

## 道具の基本要素──動力、材質、伝達機構

これは人間が道具を使う状況を示しています（図1）。ここには石が描いてありますが、それは何でもいいのであって、とにかく「材料」というものがあり、その材料を道具でいろいろと加工していくわけです。道具を使うには「動力」が必要です。この図での「動力」は筋力で、筋力を使って材料に「作用」を加えて加工します。そのためには「動力」を作用点に「伝達」する仕組みが必要です。このスライドでは、柄が伝達機構になっています。そしてどのように筋肉を動かすかという点では、

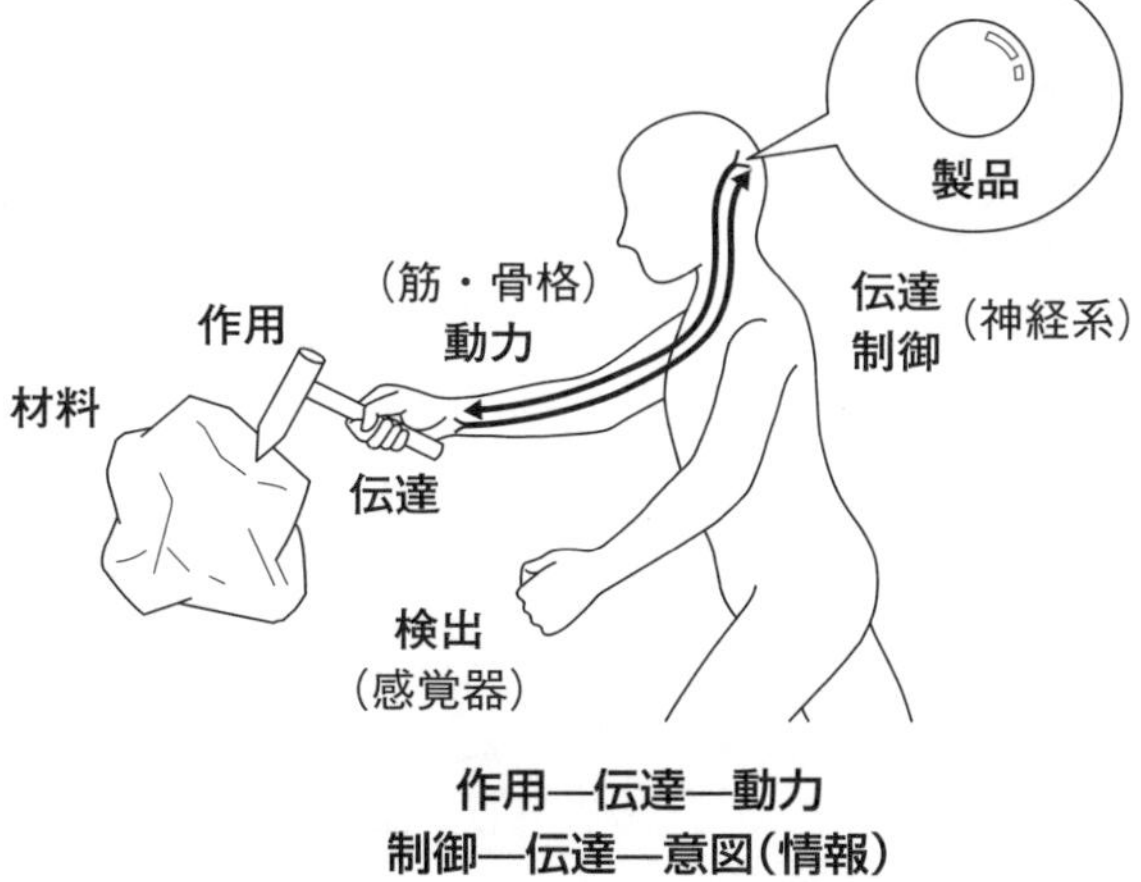


図1　道具に必要なもの
道具を動かすための動力とそれを道具に伝える仕組みおよび道具が意図通りに材料に作用するための制御の仕組み

脳の中にこれから作ろうとする「もの」（「意図」）をイメージし、それに合うような情報を筋肉に送り込んで動かしていく。当然、そこには「検出」によるフィードバックがかかって目的を実現するような「制御」を行うということが起こっています。ここで注目していただきたいのは、これまでのお話にありましたような初期の石器の場合、動力は手の力（筋力）ですが、握っている場所と作用点とがほとんど一体化しているのに対して、渡邉先生がお話になった大工道具のように、柄の付いた道具になりますと、動力源と作用点が離れているということです。その間に伝達のメカニズムが介在することによって、作用する点と動力とを切り離すことができるようになったということです。ですから動力も、自分の筋力だけにとらわれないで、風力、水力、熱機関、電力、原子力、太陽エネルギーといったようにどんどん新しいものが使われるようになってきたのです。これが冒頭に申し上げましたように五ミクロンの世界で起こったことです。

## 「動力」も、「材料」も、「伝達機構」もどんどん変わっている

動力と同時に、「材料」もどんどん変わってきています。加工のしやすさ、耐久性、コストを考えて木や石から青銅、鉄へ、天然から合成へ、さらに形状記憶合金といった新素材へと変化しています。こうした材料の変遷は、用途別に専用化された多様な道具を作るための工夫の変遷であるわけです。

そして情報の「伝達」ということをみても、肉声や身振り、手振りから始まって、絵や文字、電信、電話、テレビなどへの変遷があります。先ほど話しましたように、筋肉を使ってどのような作用を材料に与えていくかは脳の中で決められていますが、その意図をどのように伝えていくかということで

情報伝達の技術もどんどん進んできています。最初は手を通して脳からの信号を道具に伝えるだけの話だったものが、技術が進歩するにつれ情報の伝え方も多様になってきました。人と道具の間、加工対象と道具の間、人と人との間、道具と道具との間のコミュニケーションというもののありようを考える必要が出てきました。たとえば最近では脳から直接に信号を取り出して道具や機械を動かすＢＣＩ（brain computer interface）のような技術まで現れてきています。これを延長すると、人と人との間のコミュニケーションも、今私がこうして皆さんに肉声を使って行っていますが、脳からの情報を相手の脳に直接伝えるということも夢ではなくなりつつあります。このようなことをどう考えたらよいかが将来課題として出てきます。

このように「動力」の技術、「材料」の技術、そして「情報伝達」の技術が変わってくることによって私たちの生活も非常に変わってきました。こうした変化をネガティブに捉えれば、たとえばエネルギー源が枯渇し始めてきた、環境問題が起こってきたということが言えます。それに対してどうすればいいかということで言えば、たとえばバイオマスを考えよう、風力や潮汐力を考えようというように具体的な対策が考えられているわけです。先ほど述べましたように、情報伝達の世界でもさまざまな問題が起こってきているのです。この流れが人間にとってどういう意味をもっているかを、次に考えてみます。

### 手が育てる脳の働き

そのためにすべき話は、手による道具の使用と脳の発達、それを理解するための脳の見方ということになります。

　このスライド（図2）は、霊長類の手を並べたものです。

　まず、チンパンジーの手と人間の手を比べて気がつく大きな違いは、親指と他の指の長さの比です。関先生のお話にありましたように、手の把持動作を分類すると、握力把持（にぎる）と精密把持（つまむ）に分かれます。握る動作は、親指が短くてもできますが、精密把持には、親指と他の指を向き合わせる対向動作が必要です。人ではできますが、チンパンジーの親指は短くて、他の指と向かい合いになる対向動作というものができません。この精密把持のおかげで、人は道具を巧みに製作し、使うことができます。しかし、

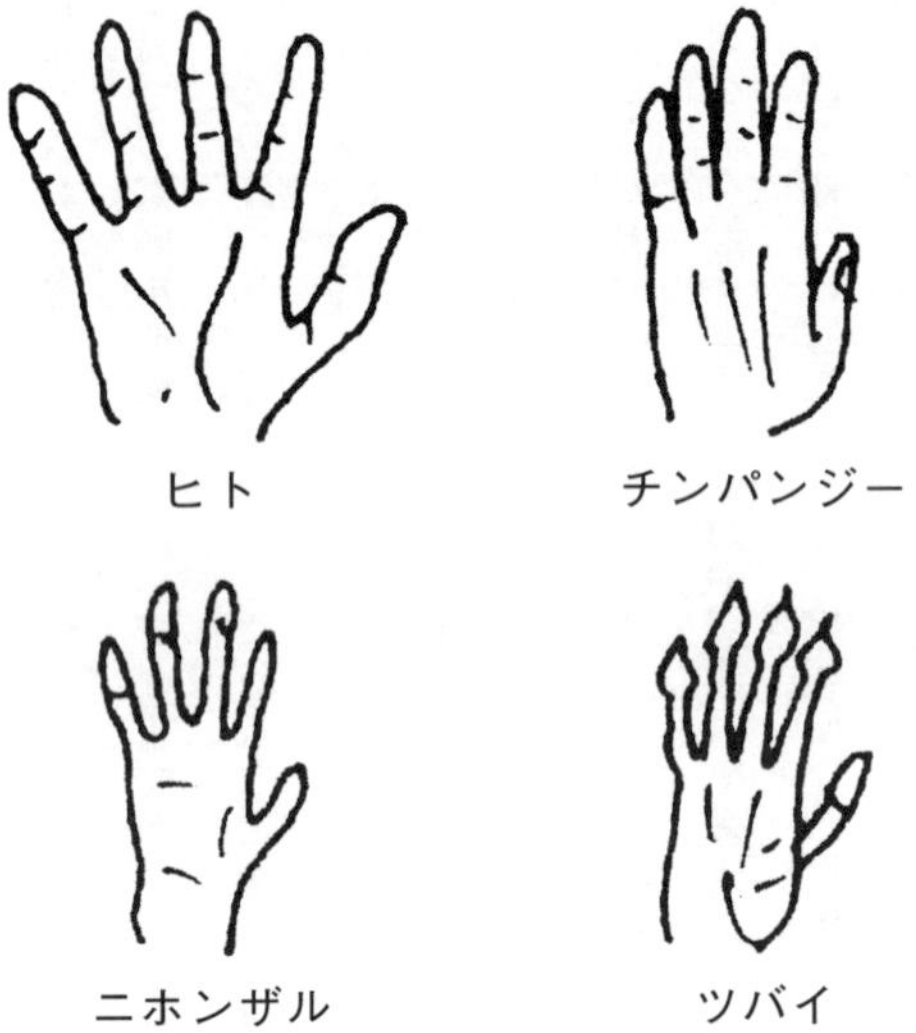


図2　霊長類の手の比較
ヒト、チンパンジー、ニホンザル、ツバイ（最も原始的な霊長類）

ここで留意したいのは、手がその構造上のメリットを活かして巧みに動くには脳の働きがなければならないということです。もちろん、人間であれば生まれた時からすぐに手をそのように操れるのかというとそうではなく、そのための脳を育てなければなりません。それには手を使うことが必要です。ニワトリと卵のような話に聞こえるかもしれませんが、手を使うことによって脳が育ち、その脳の働きで手が巧みに動くのです。この過程では、手の感覚が積極的な働きをしています。手の感覚を通して私たちは手がきちんと動いているかどうか、その働き具合を知ることができます。そしてもう一つ重要なことは、同じようにして、私たちは、自分たちの環境世界を理解することができるように脳を育てているのです。道具を使いこなし、環境世界の中で生活できるように脳を育て、人を育てるには、手の感覚を積極的に使う必要があるということです。

これを脳のモデルという観点から示したのが次のスライド（図3）です。これは川人光男さんの考えられた逆モデルを脳の中に学習していく仕組みです。この研究会でも講演されたのでご存知の方は多いと思います。身体で覚えるとよく言われるのですが、それはどういうことかと言いますと、実際に身体を動かすことによって生まれる感覚のフィードバック情報をもとにして、脳の中に身体の逆モデルをつくるということです。まず、手を動かしたいと決めても最初はどう動かせばいいかがわからない状態から始めて、実際に手を動かしているうちに誤差が修正されて逆モデルができあがる。そして逆モデルがいったんできてしまえば後は脳がある意図をもって手を動かしたいと決めれば、それに見合った情報で運動ができるということです。これは一九七〇年に生理学の伊藤正男先生が運動の内部モデルとして提案され、それを具体的なモデルにしたのが川人さんたちです。この話はもっと拡張

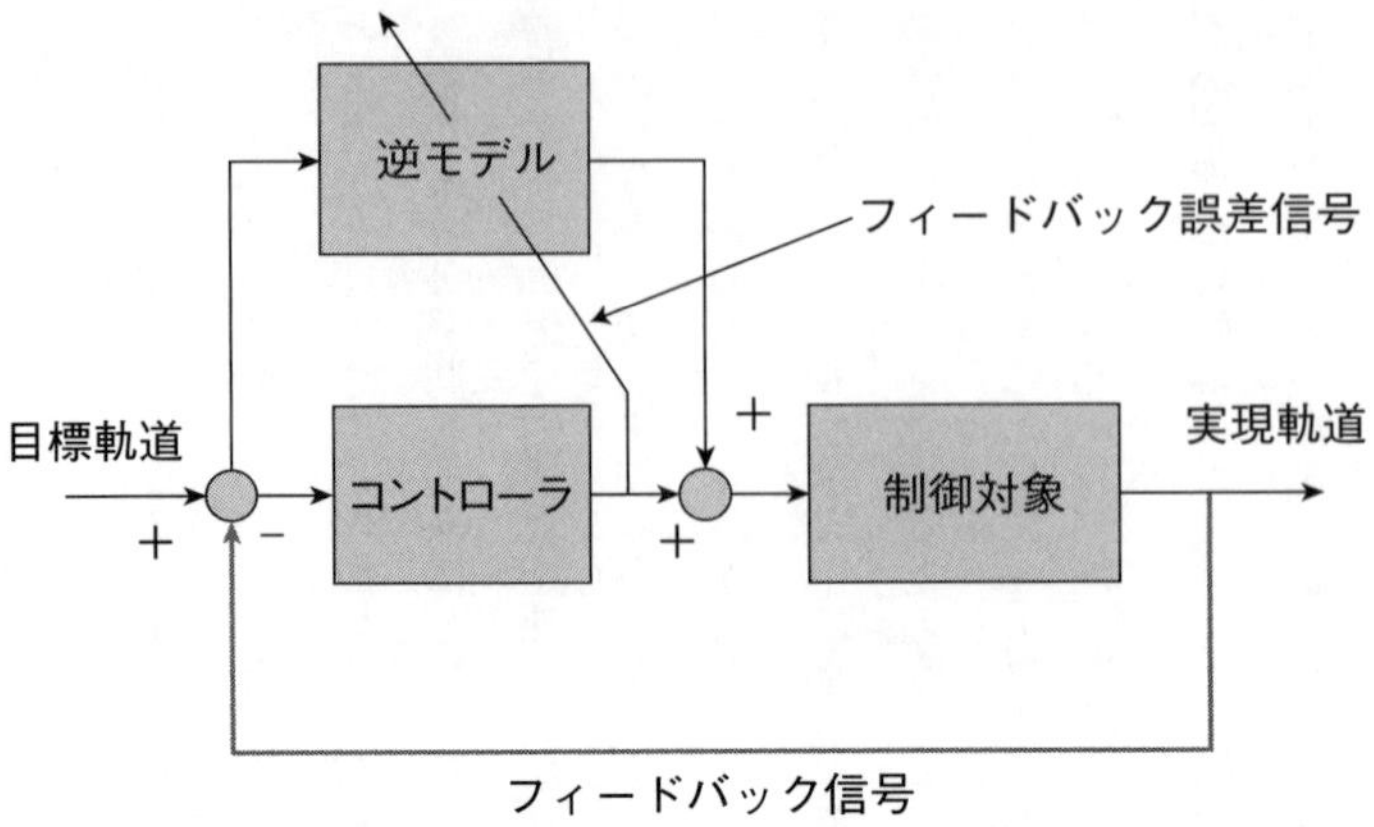


図3　フィードバック誤差信号を利用して、制御対象の逆モデルを学習する仕組み（川人ら）

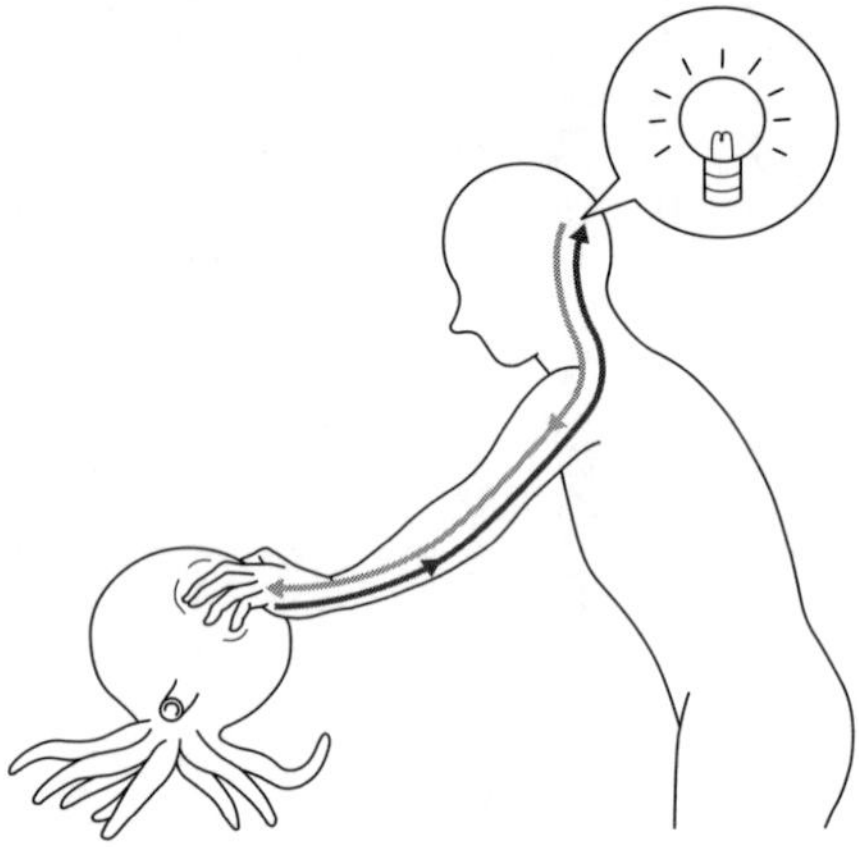

図4　把持には2つの意味がある
①しっかりものをつかむ
②理解する

することができます。このスライド（図４）をご覧いただきたいのですが、ものをつかむ、つまり「把握」ということの意味は、一つには「しっかりとものをつかむ」ということですが、その他に「理解する」という意味ももっているわけです。つまり「つかもうとする相手を理解する」ということで、それをさらに拡張すると「生きる世界を理解する」ということになります。

## 脳を育てる「道具」を作ろう

私の基本的なスタンスは「脳を育てる道具」をつくろうということです。すでに述べましたように、手の巧みな動きは脳によってコントロールされていますが、その脳の働きは手を使うことによって育ったと言えます。手は人間にとって最初に獲得した道具ですが、その後、手の延長として道具が使われるようになりました。ですから「脳を育てる道具」という見方も必要になってきます。使う道具によっては、脳は育つこともあるし、逆に育たないこともあり得るというのが、私の申し上げたいことの核心です。さらに、「手を使うことで、手と手が扱う対象の特性を知り、それを使いこなす脳が発達する」ということから、道具の使いようによっては、自分たちの「生きる世界を理解する」脳の能力が大きく影響を受ける可能性があるということが私の基本的認識です。これは、私のテーマである人間とテクノロジーとの新しい関係を考える際にも基本的な前提となっています。新しいテクノロジーを人間のために良い目的で使うためには、どういったことが大事なのかということを考える際の基本となります。

ところで「脳を育てる道具」ということが単なる工学的、あるいは思弁的なことではなく、実際の生理学的な根拠として見つかりつつあるということを示した人がいます。理研にいらっしゃる入來篤史さんの実験ですが、スライド（図5）をご覧下さい。彼はニホンザルに餌をとるのに熊手のような道具を使わせて、その時の脳の感覚受容野（守備範囲）の変化を捉えました。道具を使いこなすことによって受容野の活性が広がっていく、つまり脳の機能が拡大していく様子を捉えたのです。

では「脳を育てる道具」とは何なのかということをお話したいと思います。認知科学者のノーマンという人はそうした道具のことを「人を賢くする道具」というように表現しています。それを念頭に私たちの世界で道具が次第に機械に変遷している今の状況がどういうものになっているのかを眺めてみますと、そこには少なくとも四つの新しい特徴が生まれてきています。

＊機械のメカニズムがブラックボックス化している。

＊環境がバーチャル化している。

＊ＢＣＩ（Brain Computer Interface）が現れた。

＊ロボットも労働用のものからペットロボット的なものが現れた。

こういうことをどのように理解すればよいかということをお話しながら、「脳を育てる道具とは何か」を考えていきたいと思います。

## ブラックボックス化は何をもたらすか

まずメカニズムがブラックボックス化しているということはどういうことかと言いますと、今までの道具ですと、それを使いこなそうと思うとけっこう手こずってきました。たとえばネジ回しも、ネ

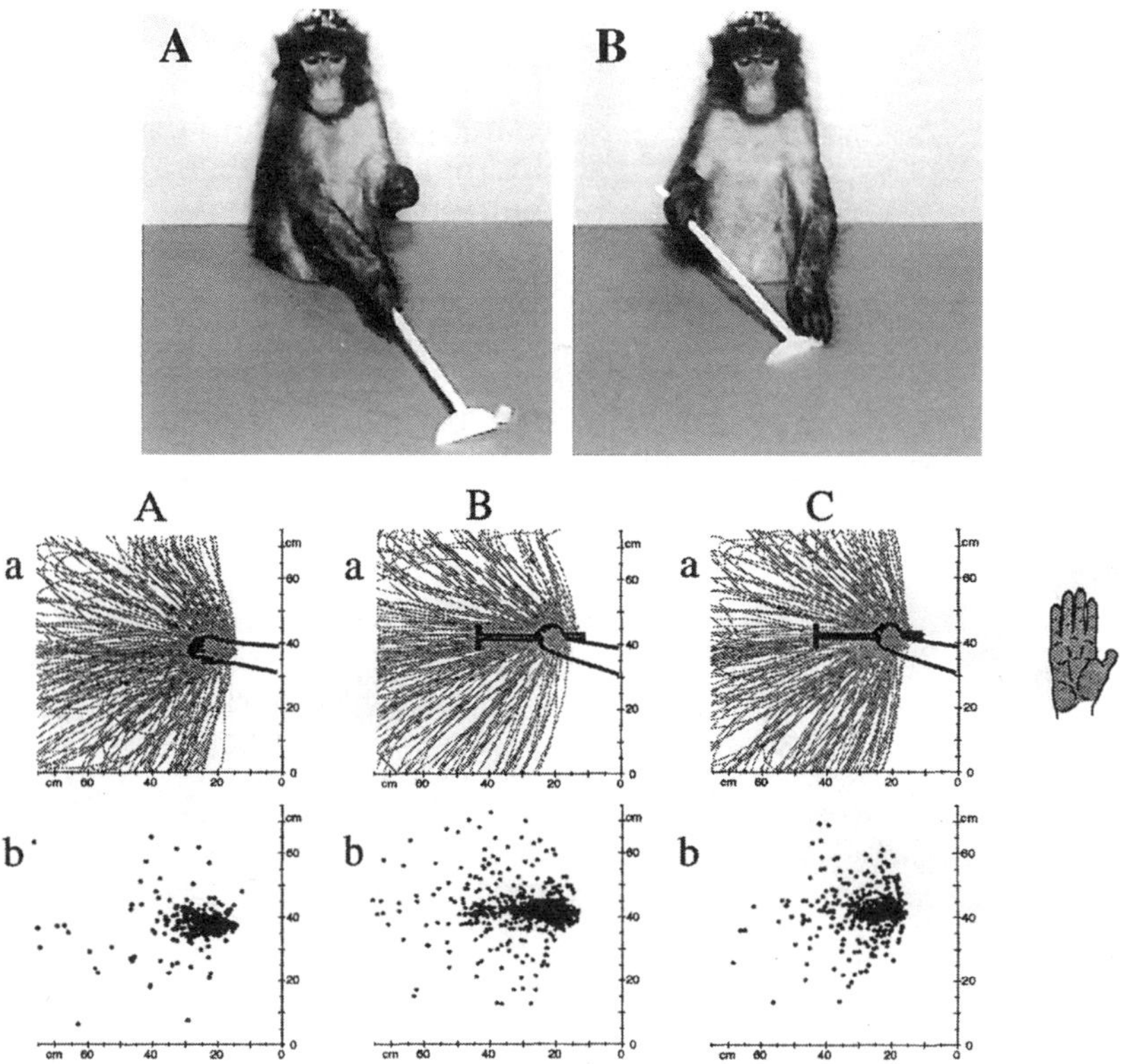

図5　サルが道具を使いこなすようになると、手の感覚を司る脳の細胞の活動の様子が変わっていく（入來）

ジを倒さないようにして締めていくためには相当の熟練が必要です。さんざん手こずったうえでネジ回しがうまく使えるようになった時には、ネジ回しを使う〝手があがった〟と言うわけです。つまりそれだけの正確な技能が脳の中で形成されたということです。ところがスイッチだけ入れれば済んでしまう道具になりますと〝手があがらない〟わけです。そこでノーマンは、「その道具の使い方が見えて、工夫できて、こうしろああしろと一方的に押し付けてくるのではなくて、人間の技能が高められることに協力してくれるような機械を作ろう」と提言しています。彼は認知科学者なので面白い表現をするのですが、彼によれば人間の認知の仕組みには二通りのものがある。データを使っていろいろなことを認識する体験的認知の仕組みと、概念が最初にあってそれをもとにいろいろなことを認識する内省的認知の仕組みです。この二つのプロセスをきちんと分けないと、人間が道具を作ったり使ったりする際に非常に混乱するということです。本来データ駆動型で対応しなければいけない機械に対して、概念駆動型の対応を押し付けたり、その逆のことをすることによって起こる混乱を彼はいろいろな事例で紹介しているのです。たとえば車の運転のように瞬間的判断が必要なものは体験的認知に頼っているわけですが、考え込まなければならない操作が必要となる装置では困ることになる。しかし、結局は機械がブラックボックス化しているためにそうした判断の誤りが起きているというのです。道具ないし機械を使う人間にとって手がかかり、手を焼かせてくれる機械を作らないとそれを使う人間の〝手があがらない〟というのが彼の結論です。

## バーチャル化は何をもたらすか

二つめの問題は環境がバーチャル化しているということです（図６）。今は実際の現場に出ていかなくてもコンピュータの前で情報をとることができるようになってきました。それがどういう意味をもつかということもきちんと議論する必要があります。現実にはできないことでもバーチャルな世界ではできるという良い面ももちろんあります。物理世界の制約から解放されるということです。以前に文部科学省のプロジェクトで編集工学研究所の松岡正剛さんがされたことをちょっとお手伝いしたことがあるのですが、それは理科好きの児童・生徒さんを対象に開発した

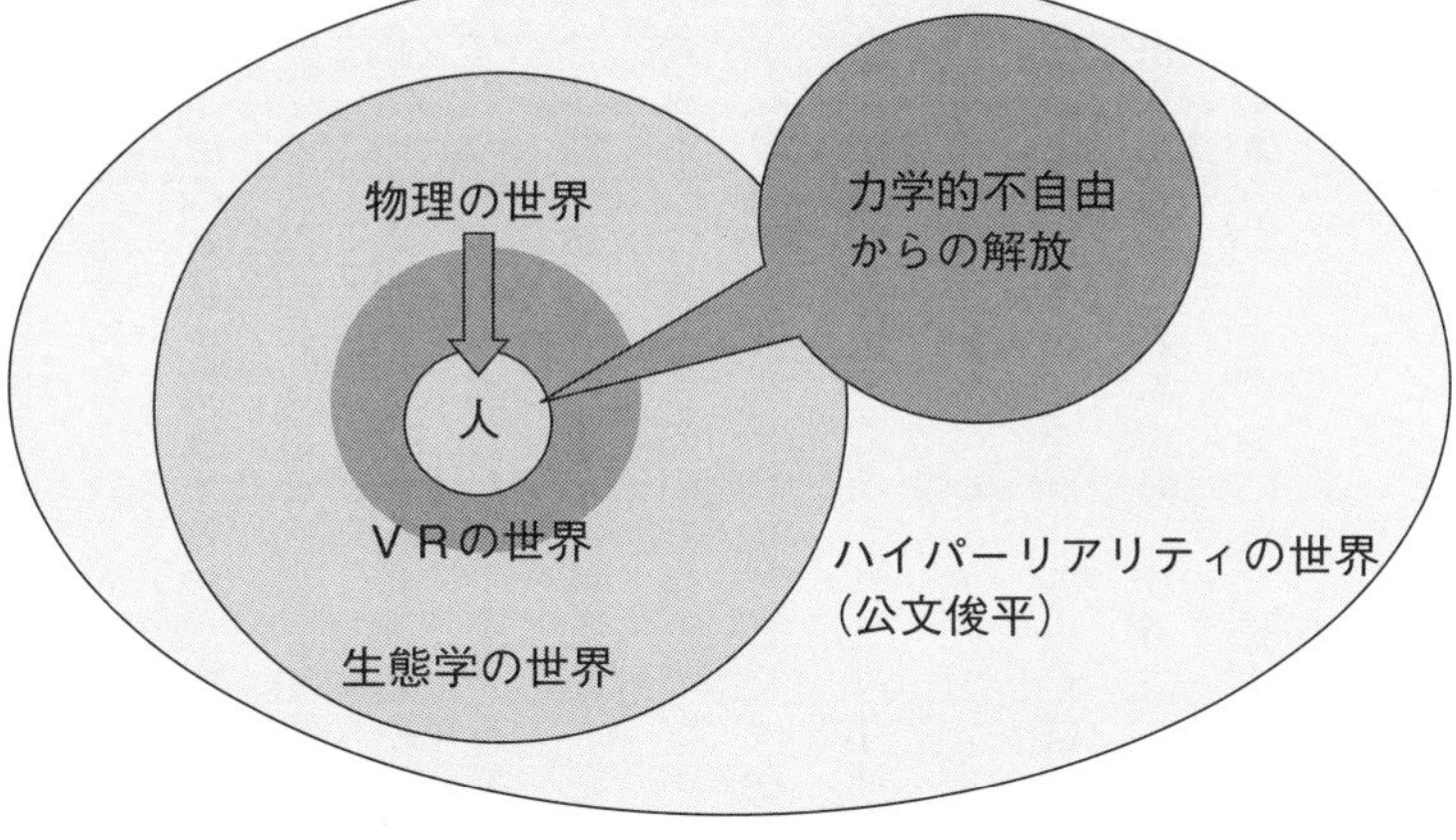


図６　環境のバーチャル化をどう活かすか？
「VRのなかの身体」（長崎：『身体の自由と不自由』より）をもとに描いた（鈴木）

小学生用の『サイエンス・アイ』、中学生用の『サイエンス・ライフ』、高校生用の『サイエンス・ワールド』というソフトです。何をやるかと言いますとバーチャルの空間を使って自然科学の世界を自由に探索することができるものです。そのソフトウエアの中に蓄積されているのはあくまでも知識ですが、その知識を単に集めて終わりということではなく、その知識を編集する知恵を学ぶことができるように考えられたものです。ですから物理世界を振り切った後にもまだこうして知恵を絞って知的作業ができるということが可能であれば、バーチャル化というものにも良い面はあるわけです。しかしその一方で、本当の物理世界から伝えられるべきすべての情報の一部しかバーチャルでは伝わらないということがあります。これは後で述べるように「身体性」がバーチャルでは欠如するということです。私たちは物理の世界に生きていますが、それは動物として生態系の中で生きているということになります。ですから私たちが物理世界に生きていくうえでこの生態系の中で生きているという重要な面が抜け落ちていく危険性があるということを考えなくてはなりません。これは身体運動学の専門家である長崎浩さんが『からだの自由と不自由』という本の中で主張している通りです。身体を動かすことによってはじめて見えてくる、感じてくる世界があるということを詳しく書かれています。人間がバーチャル世界に取り巻かれますとこうした生態系から遮断される格好になります。生態系の世界から切り離されているということを常に念頭においておかないと危険なことになると思います。

## BCI（ブレイン・コンピュータ・インターフェース）

そこで次に「身体」というものに話をまとめていきたいのですが、先ほど列挙しました四つの点の中の三番目にＢＣＩがありました。皆さんの中で、ＮＨＫの特集で立花隆さんがおやりになった番組をご覧になった方はいらっしゃいますか？　どういうことかと言いますと、たとえば、脳波をとり、それを情報にしてコンピュータのカーソルを動かすというものです。これ（図７）はウォルポーさんというニューヨーク州立大学の先生で、同時にニューヨーク州立ウォズワース・センターの研究員をしている人から拝借したスライドです。彼を今年（二〇〇六年）の一月にお呼びしてお話を伺いました。ＢＣＩの原理というのは脳からの信号を直接使って意思を伝えることで、末梢神経や筋肉を使わないということです。彼はもともと医師ですからリハビリテーションによって患者さんを救おうというのが出発点です。完全に身体が麻痺している人にコミュニケーションの道具を提供するということで

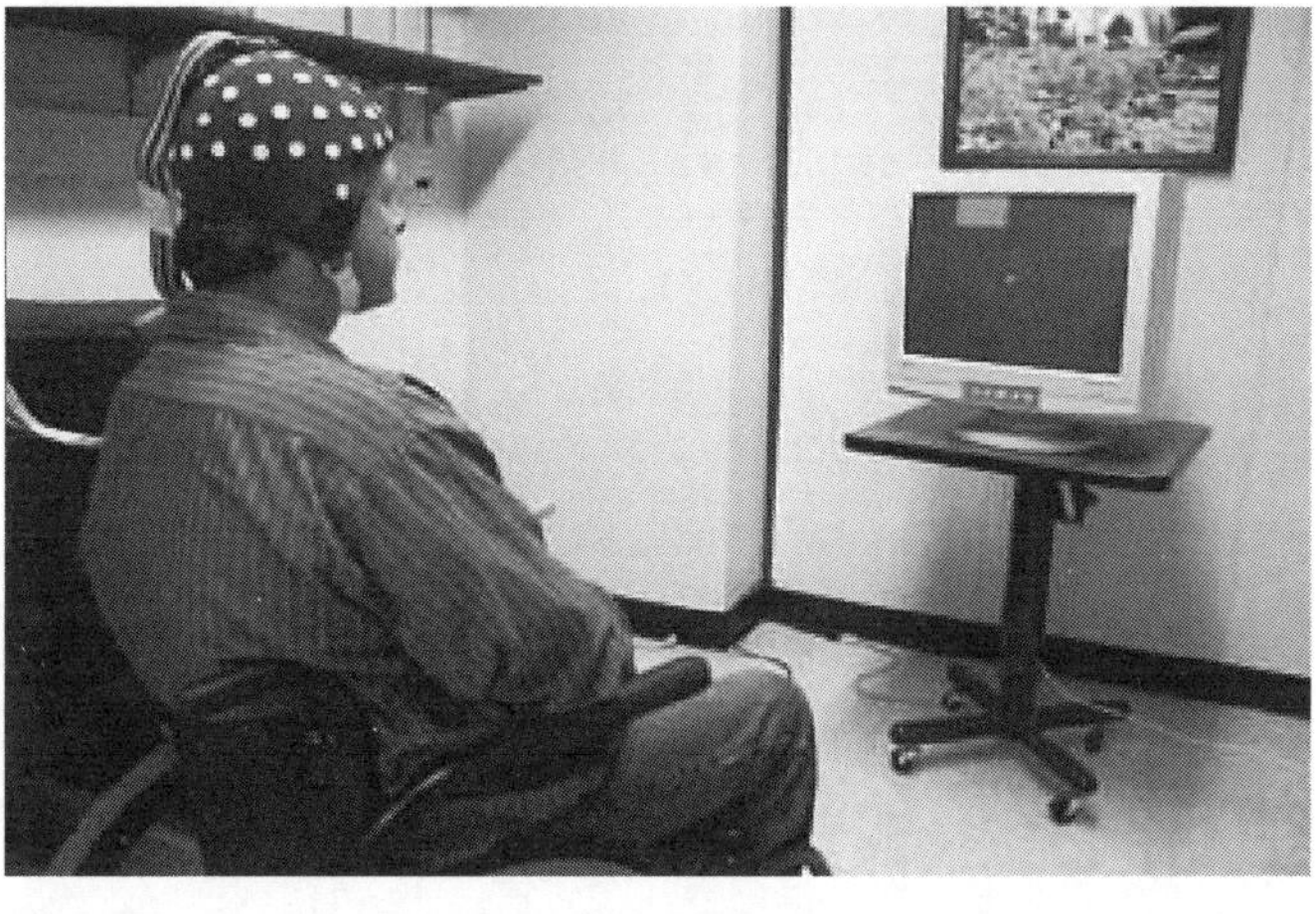

図７　標準の研究室形式の BCI（Wolpaw 2006.1.19@NICT symp）

す。今は脳波を使っていますがｆＭＲＩとかＭＥＧといった非侵襲の計測装置を使って脳の状態を読み取り、それを情報に変換して車椅子を動かしたり、手を動かしたり、あるいは画面を指示したりといった用途に使えると言っています。どんな人に需要があるかということも彼はまとめていまして、脳性麻痺は一六〇〇万人、脳幹部梗塞一千万人、他の脳梗塞六千万人、脊髄損傷五百万人といった具合に、非常に大勢の人が外界とのコミュニケーションができないで困っている、そういう意味でこうした技術は非常に実用性があるとおっしゃっています。今は脳波ですが、これを進めていけばＮＨＫがキャンペーンしたような世界にすぐに到達すると思います。ウォルポーさんは一九七〇年にケースウェスターン大学で医学博士号を取っているのですが、その頃、この大学で何をやっていたかと言いますと、私は自分の専門と関わりが深かったので古い資料を出してみましたら、スライド（図８）でご覧いただいているような「医療工学はやっとその専門性を認められた」という新聞記事が出てきました。当時、私がＭＩＴにいる頃、そこのローゼンブリス教授にもらった記事です。この大学では一九六五年くらい、おそらくウォルポーさんがまだここの学生だった時代に、もう麻痺した手を動かすための補助装置の研究が進められていたのです。今から四十一年前ですね。そこを卒業した彼がＢＣＩの元祖になったということにちょっと因縁めいたものを感じています。図９は私が最初に作った筋電義手ですが、基本的には同じ話なのです。当時は、脳波の計測精度はあまりよくなく、それで義手を動かすというのは無理でした。末梢に来ている筋電信号を使ったわけです。

また、麻痺した筋肉を刺激して手足を動かすという機能的電気刺激（ＦＥＳ）の研究も、同様に古い歴史をもっています。この研究が進んできて、脳に経皮的に与えた磁気刺激によって運動や感覚を

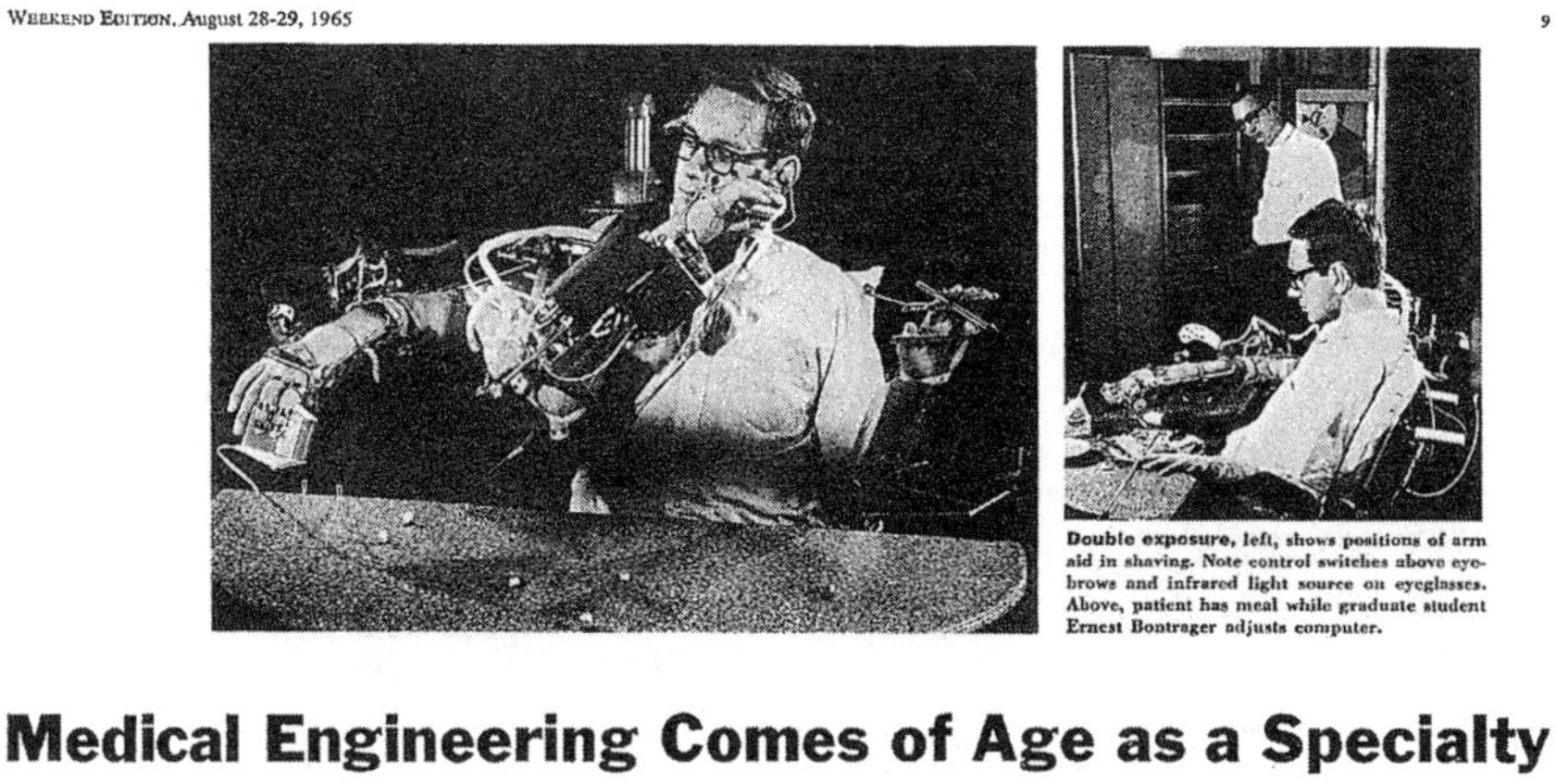

WEEKEND EDITION, August 28-29, 1965 9

**Double exposure,** left, shows positions of arm aid in shaving. Note control switches above eyebrows and infrared light source on eyeglasses. Above, patient has meal while graduate student Ernest Bontrager adjusts computer.

**Medical Engineering Comes of Age as a Specialty**

図8　ケースアームドエイドを報じるメディカル・トリビューン紙

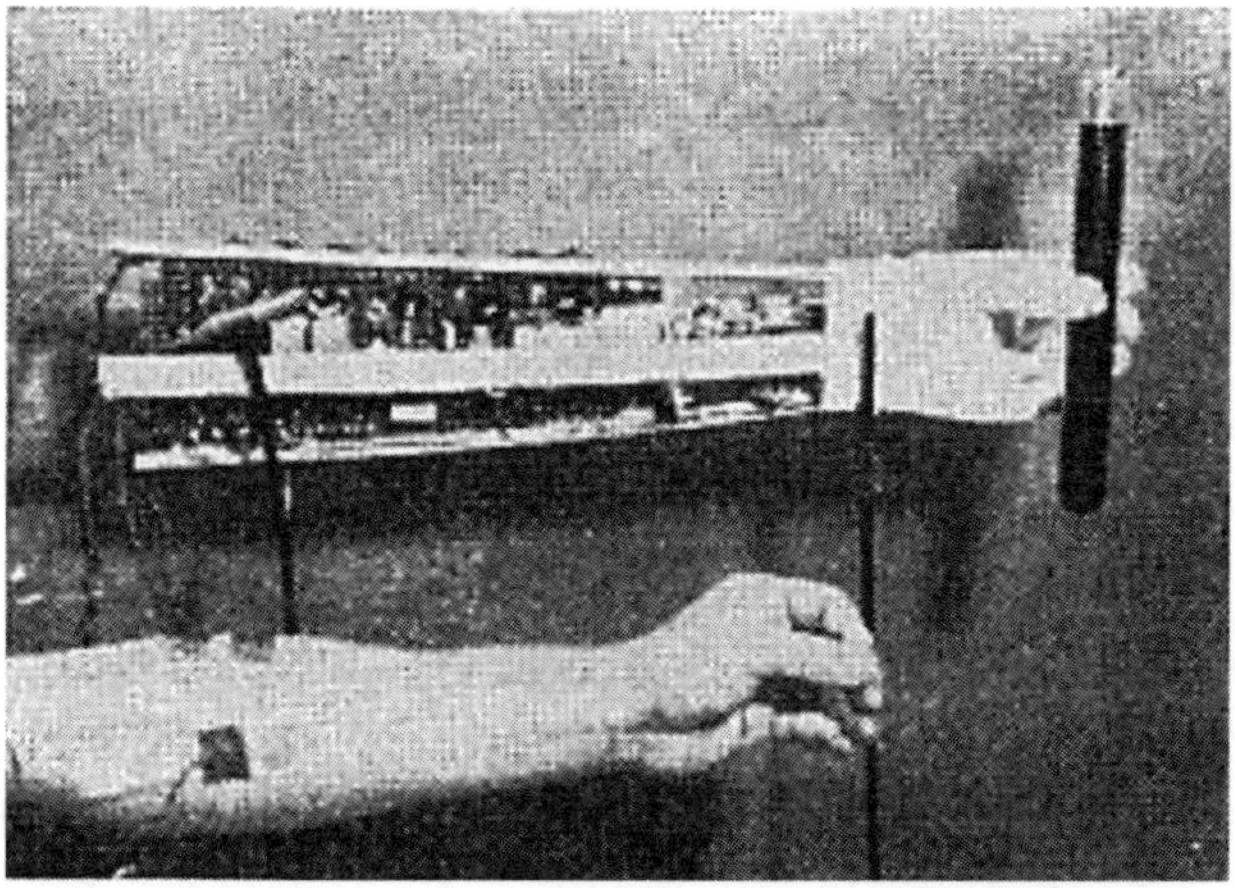

図9　わが国ではじめて試作した電子義手（鈴木・南、1963）

引き起こすというTMSの研究が盛んになってきました。この技術は「人工感覚」として感覚障害をもつ人への補助装置として役立つことが期待されています。こうしたBCIや人工感覚の技術が医療や障害をもつ人への補助装置としての枠内に留まる限りは、その開発はむしろ積極的に進めて欲しいと思います。しかし、脳の情報を読み取る技術、脳に情報を送り込む技術ができあがると、そこから短絡的に脳と脳を結び付ける技術へと発想が広がっていくことは十分に考えられます。

## サイボーグの世界 - 身体性を考える

これは『科学読売』に掲載されたイラストですが「月世界でケーブルを張る二人のサイボーグ」というもので一九六二年のものです（図10）。サイボーグというのはご存知と思いますが、人間と機械が合体したものです。平山満紀さんという方は、今のようにコンピュータテクノロジーが発達していくと人間というものはどうなっていくのかを考え、三つのことをまとめられました。一つはサイボーグですが、メタファーとしての身体のコンピュータ化、ソフトウエアの高度化によってコンピュータの人間化が進む中で人間とコンピュータの境界が融合していくだろうというものです。二つめは、サイバーボディーです。これはコンピュータ画面上の人物を自分で動かしていくというものです。そして最後には人間が身体から完全に解放されていくだろうというものです。アーサー・C・クラークの小説に『地球幼年期の終わり』がありますが、あの小説の中でも最後には地球のすべての子どもたちが個性を失い、「大きな存在」の部品として取り込まれていく様子が描かれていて恐ろしい感じがしますが、こうした想像が単に空想ではなく現実のものとなりつつあるのが現代であろうと思います。

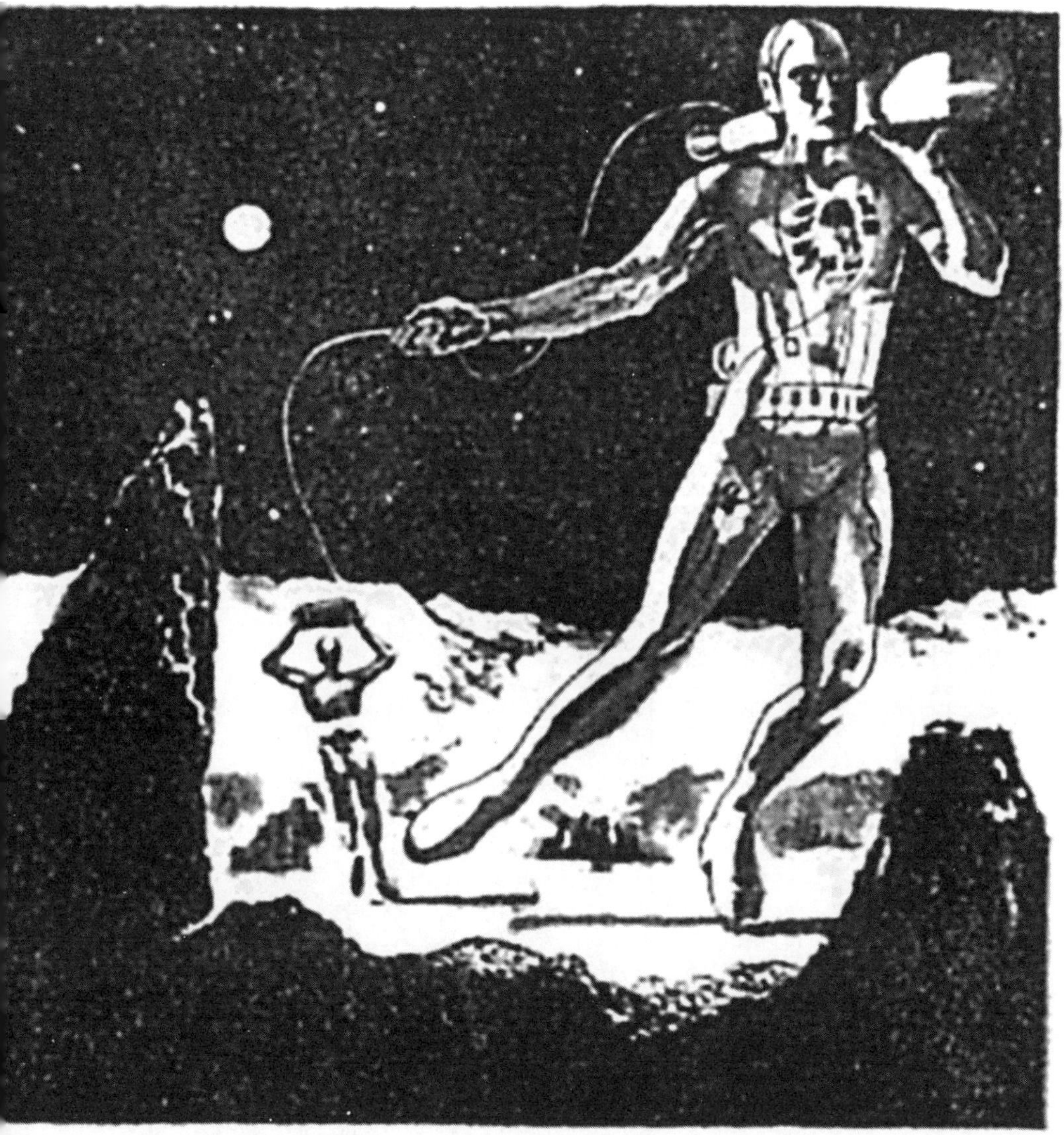

図10　月世界でケーブルを張る2人のサイボーグ（科学読売、1962）

次に紹介するのは、脳と身体を技術的に切り離すことが可能であるという発想がどういった未来像を生むかという極端な例です。バナールという科学史家が『宇宙・肉体・悪魔』という本を書きました。彼はその本の中で「群体頭脳」「複合頭脳」というアイデアを書いています。身体から切り離された脳が結線でつながっていてひとつの集合体となり、身体の有限さゆえに生じる死と自我の問題を人間は克服するであろうというように、人類の未来像を描いたわけです。哲学者の三浦雅士さんは彼の『考える身体』という本の中でこのバナールの発想を、脳と身体のからみの重要性を無視した「科学主義」として厳しく批判しています。その対極として彼が例をあげているのは谷崎潤一郎の『細雪』です。そこには、死の瀬戸際にある息子の手術を拒否して「五体満足な体で死なせたい」とする母親の姿をしたためていますが、これを通して、谷崎の仏教思想を読み取ることができます。彼はこれが非科学主義的であっても、決して非科学的とは言えないと書いています。私にとっても、こうしたバナールの発想が、荒唐無稽で極端なものとは思えない今の技術開発の根底にあるものに対して違和感、いやそれ以上に不気味なものを感じます。三浦さんは哲学者ですが、哲学がこれまで問題にしてきた人間の身体と心に、いまやテクノロジーの展開が現実的に関わり始めている現在、これまで哲学が問題としてきた心身問題を技術的な課題として受け止める必要を感じます。これは先ほど肯定的に述べました医療・福祉機器の設計や開発のうえでも同様に必要とされているというのが私の考えです。端的に言えば、果たして身体から切り離された脳という発想は正しいのだろうかと思うわけです。身体をどういうふうに考えていくかということが、これから技術を作り、使っていくうえで我々がどうしても考えておかなければならないことだということは確かです。

## これからのテクノロジーの課題──「身体性」「社会性」「生態性」をどう保つか

ここでこれからのテクノロジーがもっている課題をまとめてみました。

先ほどから話しております「身体性」、そして人間は社会で生きているわけですから「社会性」、そしてバーチャルリアリティの世界の中で保障されなくなる「生態性」、この三つが今後のテクノロジーの開発に際してどのように確保されるかということがその核心になります。ここで「ホモルーデンス」という言葉に触れたいと思います。私たち人間は道具を製作して使うという意味で「ホモファーベル」と呼ばれるわけですが、人間の本質を「遊び」と捉え、「ホモルーデンス」と呼ぶべきだともいわれています。これまでのお話の中でも「遊ぶ」ということが話されてきたと思います。安斎先生のお話になった過剰デザインも儀式や権力誇示という意味もありますが、「遊び」の要素もあるのかと思います。いかに生き延びるかということではなく、いかによく生きるか、ホモファーベルというレベルばかりを主張しないで、遊ぶこと、そしてそれが楽しい経験であるということを忘れてはならないと言いたいのです。最近ペットロボットが話題になっています。ものを作るためのロボットではなく、人を癒すロボット、人の遊び相手になってくれるロボットが求められているということです。これは「ホモルーデンス」としての人間という視点を通して道具を考えるということの重要性を物語っていると思います。ホモルーデンスとホモファーベルをめぐる考察については、私にとって長年の課題でもありますため、本稿の最後で少し詳しく取り上げたいと思います。

さて、「脳と身体とを切り離すことができるのか」という問いは「人間は身体なしにものを考えられるのか」という問いに言い換えてもよいと思います。こうした設問を立てた場合に非常に参考になるのは、認知科学者の下條信輔さんが書かれている『〈意識〉とは何だろうか』という本です。（図11）彼は「脳の来歴」という言葉を使って我々が身体を介して知覚し、身体を介して行動する存在であることをうまく説明しています。我々の脳の中には自分が身体を介して経験してきたものの総体があるのだということで、それを脳と身体との分離という形で切り取ってしまうと、我々は脳の来歴を失い、経験を失うわけだからこれを切り離すことは、我々のすべてを失うことになる。したがってそれをしてはならないということがよくわかるわけです。

次に「社会性」ということでご紹介したいのは、東京大学の國吉康夫さんらの取り組みです。さきほど身体で何かを覚える際に脳がどのような関与をしているのかということで、伊藤正男先生の内部モデル、川人さんたちの逆モデルを紹介しました。そうしたことの延長として、國吉さんたちが追究している「身体性と社会性の認知脳科学的理解とアンドロイド構成論」というものがあります。その主旨は、生体には環境との相互作用の中で、外乱などの影響を受けない「不変構造」というものがあるのではないかということから、その構造をうまく使いこなしていくためのアルゴリズムを開発しようというものです。そしてそうした不変構造が人と人との間でも有効に通じ合うということから「社会性」というものを見直そうということです。彼らはそれを実証するために等身大ヒューマノイドロボットを試作し、そうした不変構造の存在を証明しようとしています。また彼らは人間酷似の外観をもったアンドロイドを使って自然な動作の生成、それを人間が相互作用の対象として認識する度合い、外観が人間の行為に与える影響などを解明しようとしています。

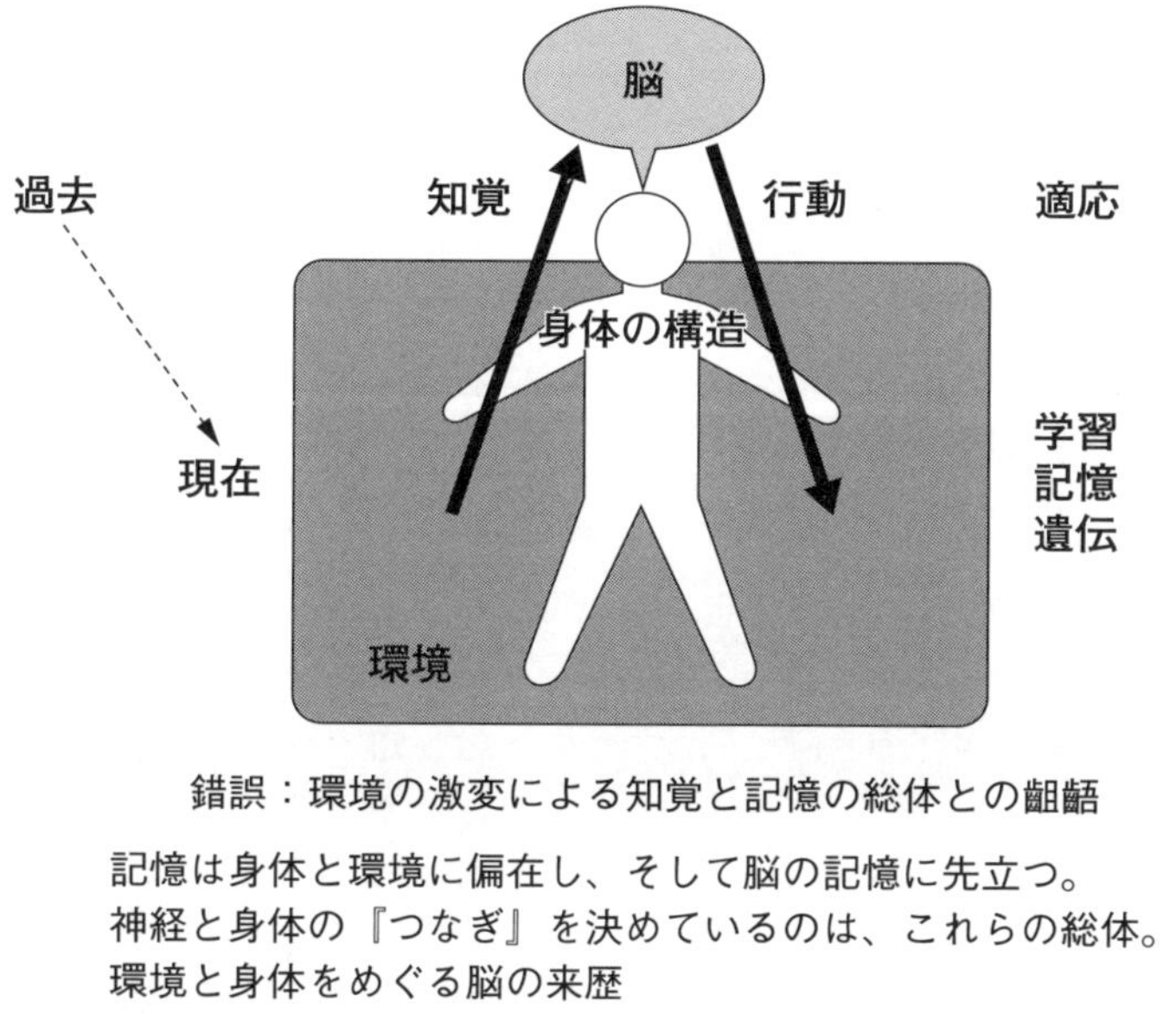


図 11　脳と身体を切り離して考えてよいか
下條信輔『〈意識〉とは何だろうか』（1999）をもとに描いた（鈴木）

「生態性」を確保するということについてですが、デジタル技術で実現される世界は、現実の物理世界とは異なるということをはっきり認識しておかなければならないということです。私たちは他の動物や植物や自然とともにこの世界に生きているわけですが、バーチャル化された世界ではそうした物理的世界を理解するプロセスでの「身体性」が欠落します。これは実物と仮想との区別がつきにくくなるということだけでなく、近代的思考のパラダイムの変換にもつながる大きな問題だと公文俊平さんは述べています。先ほどご紹介した『からだの自由と不自由』という本の中で長崎浩さんが書かれているように、身体を通してはじめて見えてくること、知ることができることがあるということをバーチャルテクノロジーを設計し、使っていく中で忘れてはいけないということです。

## まとめ

最後のまとめをさせてもらいます。まず一番大きな設問は、「人は身体なしでものを考えられるか?」というものでした。哲学、社会学、心理学、生物科学がこれまでに長い時間をかけて議論してきた成果の一つとして「身体性」が重要であるということがわかります。脳と身体とは切り離せない、切り離してはいけないんだということで、平山さん、三浦さん、下條さんといった方々の発言をご紹介しました。脳の来歴がどのようにして脳に書き込まれ、新しい状況でどのようにして読み出され、行動が出現してくるのかというプロセスを知ることは、脳科学のきわめて重要な課題であるということも見えてきました。脳の来歴は、その人間がおかれた状況での環境との相互作用によってその文脈が左右されるという意味できわめて身体的であると同時に、社会的であり、また生態学の視点を抜きに考えることはできないということもわかってきました。ですから、人間とテクノロジーの新しい関係を考える際には、この「身体性」「社会性」「生態性」をどのように確保していくかが重要になります。このためには脳科学、心理学、社会学、工学といった異なる分野のトランスディシプリナリーな取り組みが必要であるというのが私の講演の締めくくりです。

そして最後に、今朝の最初の講演で関先生がスライドで示された「考えごとをしているチンパンジー」の置物を思い出していただきたいと思います。本日のシンポジウムは、吉原先生によるチンパンジーが道具を使う話から始まり、大沼先生、安斎先生の石器の歴史、そして渡邉先生の近代に使われた木工道具のお話を経て、最新のテクノロジーが抱え込んだ課題という私の話までずっと続いてきたわけですが、最後にもう一度、関先生が冒頭の締めに見せてくださったあの「考えごとをしているチンパンジー」を思い出していただきたいのです。それは道具、そしてテクノロジーの発達は、チンパンジーにせよ、私たち人間にせよ、結局はそれを使うものが何ごとかを考えてきた、そして考え続けていくその内容次第で、素晴らしいものにもなれば、逆に恐ろしいものにもなるということです。道具がものを作ることを通して人を育て、人を助けるということがある反面、そうした道具と人間の関わりに対する洞察を失った時、その先のテクノロジーは、逆に人間から最もその根幹にある身体感覚を奪い、それがもとで、さまざまな問題を派生させていくことになります。こうした自覚が現代ではとりわけ厳しく求められています。起こり得る問題を回避したり、乗り越えたりするために、私たちはあの「考えごとをするチンパンジー」の姿に自分を重ねてみる必要があります。

## シンポジウムを終えて～私自身の宿題

今日一日、道具の変遷を鏡のようにして私たちの〝人間らしさ〟とは何かということを探索してきたのだろうと思います。私が自分の話の中でホモルーデンスとホモファーベルという言葉を取り上げましたのも、人間を表わす「ホモ」にどのような最大の特徴を与えるかという意味で「ルーデンス（遊ぶ）」と「ファーベル（作る）」を対比してみたかったからです。いわば自分自身へのこうした振り返りがいっそう必要になってきたのではないかというように、今の時代を感じているのは私一人ではないと思います。

さて、このホモルーデンスとホモファーベルを対比させて考えてみようという姿勢は、これから述べますように私にとっては長年のこだわりでもあり、できればいっそうはっきりと考えたいものだと願ってきたテーマでもあります。このシンポジウムの締めくくりの場をお借りして、少し詳しく述べさせていただきたいと思います。

まず、本日の私の話で直接取り上げたことではないのですが、大沼先生のお話の中にありました「言語」の役割が気になりました。大沼先生のお話では、石器を大学生に製作させる実験をやってみると、結論としては、言語指示は製作の出来不出来に関係がなかったということです。そして人類の道具製作にあたって言語機能は、「定説」として言われているような役割を担っていないと考えられるとのことでした。そこのところが私には気になってきました。手を使うということが先にあったのか、それとも言語を使うことが先にあったのかということを、私自身、取り上げて議論したことがあります。

この機会に、その概要を紹介させていただきます。一部、これまでの議論と重なるところがありますが、私の思うところをより深くご理解いただけるのではないかと思います。

東京大学を定年で辞めた時、『手のなかの脳』（東京大学出版会、一九九四）という本を出版しました。それは「手という自由度の高い道具を使いこなす脳、その脳の潜在能力をいかに引き出すか、そして、手の延長としての道具や機械がどのようなものであって欲しいか」を議論したものでした。しかし、その「まとめ」でも記しましたように、多くのさらに議論すべき課題を自分に残しました。その中の一つは、ルイス・マンフォードの著書『機械の神話』（樋口　清・訳、河出書房、一九七一）を読み解くと、人間をホモファーベル（作る人）ではなく、ホモルーデンス（遊ぶ人）と見るほうが、説得力がありそうだということでした。さらに、マンフォードの議論の中で、人間は確かに道具から出発して今日のような科学技術を発達させたが、人類の歴史では、それはほんの最近の出来事であり、貧弱な道具しか作れない時期が大変長く続いたのであり、人間を他の動物より優れた存在にしたのは、むしろ言葉の発達ではないかと述べていました。「手」よりも「言葉」を重視する立場であり、「手」にこだわってきた筆者としては見過ごすことのできない主張でした。この宿題についてのその後の考察をここで述べさせていただきます。

## ホモファーベルとホモルーデンス

まず、一つめの問題、人間を他の動物から区別する特徴として、ホモファーベルというよりもホモルーデンというべきではないかという問題から取り上げます。結論から言えば、人間の本質をホモルーデンスとする立場に賛成です。さきほどの拙著『手のなかの脳』の「まとめ」でも書きましたが、手が歩行という仕事から解放されて、人間は道具を作るようになりました。このことが人間を他の動物から区別する決定的なことであるとして、人間をホモファーベル（作る人間）と呼ぶようになりました。しかし、カール・セーガンとアン・ドルーヤンの著書『はるかな記憶』（朝日新聞社、一九九四）に紹介されているように、チンパンジーはアリ塚や丸太の中からシロアリを誘い出すための釣ざおを一時間も前に、数百メートルも離れたところで、長い草の茎やアシの茎で作ることが知られています。また、人間は二本足で立ち上がってすぐに道具を作り始めたわけではないことも指摘されています。このようにみると、ホモファーベルという言葉で人間を特徴づけることはむずかしいように思われてきます。さらに、マンフォードの著書『機械の神話』の中で紹介されているように、ものを加工したり運搬したりする道具だけでなく、ものを入れる器・容器を含めて考えると、実は、それは人間だけの得意技ではなくなります。複雑な巣や幾何学的なハチの巣、都市状のアリ塚やシロアリの巣、ビーバーの巣によって、多くの昆虫や鳥や哺乳類が、ホモサピエンスが現れるまでに人類の祖先が道具作りにおいて成し遂げた革新より、はるかに根本的な革新を容器作りにおいて成し遂げたことは明らかです。では、何が人間をして地球上で他の動物よりすぐれた存在にしたのでしょうか。マンフォードは、言葉の発達を重視しています。「初期の人類の手と石器は人間発達に重要な役割を果したが、主としてそれはデュ・ブリュルが指摘しているように、それらが、食物を採り、運び、水で軟らかくする準備的な機能を容易にし、こうして話ができるように口を解放したからである」とし、複雑な言語構造を形作る長い過程の中で、人間の文化は育ち、動物的状態から抜け出られたのだと言います。

マンフォードの著作の主題は、言語の起源や発達におかれているのではなく、むしろ、人間の生活様式に多くみられる儀式や遊びの発達した根拠に向かっているように思われます。マンフォードは、人間をホモファーベルとして特徴づけることに批判的で、豊富な言語の歴史は、道具や機械の発達に比べてはるかに長く、この時期に人間は一体、何に心を奪われていたかに関心をもつべきだと述べています。そのいくつかが『機械の神話』に取り上げられていますが、それが儀式であり、遊びであると言っています。ついでに記しますと、ホイジンガによると「仕事よりも遊びが人間文化の形成要素であり、人間を〝ホモルーデンス〟と呼ぶのがふさわしい」と言っています。デュボスも『人間であるために』（R・デュボス、野島徳吉、遠藤三喜子・訳、紀伊国屋書店、一九七〇）という著書の中で、遊びは子どもや青年にとって自己発見のために本質的に重要であると述べています。

このようにみると、人間を「ホモファーベル」ではなく、「ホモルーデンス」とみるほうが説得力があります。

## 言語の起源―口か手か

ところで、最初に述べた宿題の主なことは、マンフォードがいう「手よりも言葉」という指摘です。残念なことに、この宿題への答を用意できないままに時が過ぎてしまいましたが、その考察の機会を三年ほど前に与えられました。岩波書店の雑誌『科学』の特集「言語の起源」に寄稿しないかという岡ノ谷一夫さんのお勧めで、「言語の起源―「手」か「口」か」を書かせてもらいました（『科学』vol．74、No7、八六七―八七〇頁、岩波書店、二〇〇四）。その一部を次に引用します。

「言語学」の素人である私には専門家として「言語の起源」を論じることは到底できませんが、人間として興味深い問題であることには変わりありません。そこで、現在どのようなことが課題になっているのかを知るために、たまたま手元にあったレビュー誌に掲載されていたクリスチャンセンとキルビー（Christiansen & Kirby: Language evolution: consensus and controversies, TRENDS in Cognitive Sciences Vol.7, No.7, July 2003）の総説に目を通してみました。そこで知ったことは、私にとって驚きでもあり、うれしいことでしたが、言語の起源の研究に携わっている人のほとんどが言語学者ではなく、認知科学や他の分野からの研究者であり、計算論を含む学際的な研究が必要であるという指摘でした。もちろん、言語学者が携わっていないことを喜んでいるのではなく、私のような言語学の素人にも寄与できる可能性のあること、また、学際的な研究の必要性が認識されていることを喜んでいるのです。ここであえて追記すれば、「学際」は英語のインターディシプリナリの訳ですが、さらに進んでトランスディシプリナリな取り組みが必要になると感じています。トランスディシプリナリという言葉は、マイケル・ギボンズ著『現代社会と知の創造』（小林信一・訳、丸善ライブラリー、一九九七）に使われていますが、これは「異質の知の協力による新たな知の創出」を意味しています。ホンダ技研の久米是志氏はこのような知の創出を「共創」と名づけています（『「無分別」のすすめ——創出をみちびく知恵』、岩波アクティブ新書、二〇〇二、参照）。

次に、クリスチャンセンらのレビューの中で私が興味を惹かれたのは、というよりは「これだ」と思ったのは、「言語が音声から発達したのか、手のジェスチャーから発達したのか」（Language origin: speech or manual gesture?）が今、論点になっているという記述です。これはマンフォードからあたえられた宿題の答をさぐる絶好の材料でした。否、答がすでにここに書かれているかもしれません。私なりに理解した論点を記しますと、手のジェスチャーが起源であると主張するコルバリス（Corballis）によれば、言語発達以前は、手のジェスチャーがコミュニケーションの主な手段であったわけです。しかし、道具が複雑化するにつれ、手をジェスチャーにとられていると道具の使用に支障をきたすようになる。このことから、運動制御の対象を手から発声器官へ変えていかざるを得なかったというシナリオを描いています（Michael C. Corballis: From Hand to Mouth: The Gestural Origins of Language, in Morten H. Christiansen and Simon Kirby ed. "Language Evolution", Oxford 2003）。一方、これに対し、ジェスチャーという手段は、視界の効かないところや夜間には役に立たない。それよりも、あくまで口を動かすところに起源を求めるべきだという考えがあります。たとえば、食べ物を噛んだり、吸ったり、飲み込む時、口を閉じたり、開いたりという動作を繰り返しますが、これらが音節の基本構造になり、言語に発展していくというシナリオです。

以上が『科学』からの引用部分ですが、少し補足しますと、確かにジェスチャーは見えなければ意味がありません。しかし、Corballisによれば、ジェスチャーは言語にはるかに先行して使われていたといいます。二百万年前から、身体、特に手、腕、顔を使ってのジェスチャーが前言語として使われていて、その間に言語が徐々に発達し、十七万年前のホモ・サピエンスの出現で今日の言語ができあがってきたというシナリオを描いています。チンパンジーたちも数十種類のなき声を使い分けているが、それらは分節して組み合わせを変えて使うことはできないといいます。人間が言葉を使えるようになるには、発声器官とそれを制御する脳のメカニズムの発達を待たなければならなかったといいます。

その鍵となるのが、二足歩行による直立姿勢です。人の声道は咽喉に対し口腔や鼻腔が直角に向いていて、口腔への通路や鼻腔への通路を遮断しやすくできているので、鼻音や破裂音の子音が出せます。また、口は、舌の形や位置を変化させることができるだけの大きさがある。これに対し、類人猿は、声道は狭く、舌を自由に動かすこともできないし、声道の形状は緩やかで子音を出しにくい。脳の働きなしには何もできないことは確かですが、制御対象となる道具が不十分であれば、機能も不十分になる。このことは、『手のなかの脳』で、人とチンパンジーの手のスキルの違いを、手の構造の違いによるとして論じたことと共通します。

音声器官を使ってのジェスチャーが、複雑な構造をもった言語に発達していくという考えは、音声・聴覚が仲間とのコミュニケーションにおいて重要なモダリティである時に頷ける考えです。一方、身振り、手振り、顔色など身体動作とそれを認識する視覚が重要なモダリティになっている生物では、手のジェスチャーを起源とする考え方が妥当です。もちろん、どちらか一方というのではなく、状況に応じて組み合わせて使うという戦略もとり得ます。いずれの考えをとるにしろ、最後は言語に至るわけですから、運動制御の対象を手から発声器官へ、あるいは、咀嚼器官などから発声器官へ変更していく過程が必要です。そこには当然、脳の学習機能が関わっていたはずです。

「口」か「手」かという論争はまだ決着がついていませんが、「言葉」が使われるようになった今でも、「手振り」「身振り」「表情」などいわゆるボディーランゲージが、人と人のコミュニケーションで重要な役割を担っている事実は否定できません。ジェスチャーから言語への移行のメカニズムを追うことによって、その必然性が明らかにされるかもしれません。

## 手の創造的な働き

金沢工業大学未来デザイン研究所所長のアズビー・ブラウン先生から、フランク・ウィルソン著（藤野邦夫、古賀祥子・訳）『手の五〇〇万年史』（新評論、二〇〇五）を教えていただきました。ブラウン先生は、手を中心とした身体的コミュニケーションの重要性を認識されていて、その装置の開発を手がける一方、最近、同研究所のジャーナル第2号として「手」を特集されました。その巻頭言でブラウン先生は、「私達は現在のコミュニケーション・システムとデザインの抱える問題点に注目し、未来へ向けた新しいデザインの方向性を研究し、実験を進めてきています。ジャーナル第2号となる今回は、もの作りの原点に立ち戻って考え直すことが重要と考え、人間、言語、文化、デザイン、コミュニケーションの発達に大きな影響を持つ手『HAND』に焦点をあてた研究発表をいたします。…」と述べ、イギリスの比較解剖学者チャールズ・ベルの著書『手—そのデザインが示すメカニズムと必須の天性』の初版本（一八三三）からインスピレーションを得た装丁と様式のジャーナルを発行されました。その中には、ブラウン先生と同研究所の竹下都さんによるベルの「HAND」の解説、下条信輔さんの「本はハンドメイドの製品か?—職人技の暗黙的な側面」と題する身体座標の認識にかかわるユニークなエッセイ、竹下さんの「語る手、読む布」と題したアフリカ・クバ王国などの手織りの布が語るものの考察など、「手」の創造的な働きを考えるうえで、多くのヒントを得ることができる著作が収められています。

ところで、人間の「知」は、「知識」と「知恵」に分かれ、「知」の創造的働きが「知恵」に属すると言われています。

ここで知恵の塊とも言える「ハサミ」という道具を例にしてお話します。

ハサミというのは二本のナイフを遊動軸で留めたところに基本的特徴があるわけですが、この基本的特徴の発明の他にも、ありとあらゆる問題が解決される必要がありました。冶金術上の技術の問題や、刃をどういう形にするか、どうやって刃を研ぐか等の問題です。「布はどうすれば切れるか」という問題を解決するために、「せん断力」「テコの原理」をはじめ多くの「知識」が動員され、「知恵」がはたらいて、ハサミという道具が発明されました。私たちが知りたいのは、そこではたらいた「知恵」の実体であり、その際に「手」がどのような役割を担っているかです。それはまだ示すことはできませんが、ここで、道具に凝縮された「知恵」をもう少し、見ておくことにしましょう。

遠藤ケイさんの著書『日本の知恵』（小学館ライブラリー、一九九六）には、四身笊、風呂敷、自在鉤など四十八点の道具に込められた日本人の生活の知恵のかたまりが紹介されていますが、ハサミもその一つです。

ご承知のように、ハサミには、「洋ばさみ」と「和ばさみ」があります。「和ばさみ」は別名「握りばさみ」とも言われ、用途に応じて数十種類に及ぶと言われます。洋ばさみは二本のナイフを遊動軸でX字型に留めたものですが、和ばさみはU字型をしていて、両端に刃先があり、両側に沿って内側に向かい合って刃がついています。洋ばさみは大きな裁断に、和ばさみは細かい裁ち物に威力を発揮するとされています。

同書によると、握りばさみの製作には、日本の伝統的な刃物の鍛造の技が生かされていて、鍛造から研ぎの仕上げまで十四工程に及ぶと言われます。そこでの工夫を、同書から少し引用して示しましょう。

「握り鋏には表と裏があり、切れ味は裏の研ぎ方で決まる。裏研ぎは研ぎ目が細かく、刃先まで揃うように研ぎ出す。刃付けの角度は切る布や糸によって異なり、薄い布や細い糸を切る場合は角度を寝かせて鋭敏にしてあり、厚い布や太い糸を切る場合は刃が立ててある。さらに、刃の擦り合わせの加減で切れ味が変わる。よく切れる鋏は、元の方で〇・三ミリ、先端の部分では〇・〇一ミリくらいの隙間しかない。…また、腰が厚く、バネが強いと余分な力が要って細かい作業に向かないし、逆に腰が薄くてバネが弱いと厚いものを切る際に、無理な力が要ってやりづらい。用途に適した道具へのこだわりが鋏の種類に繋がっている」

道具の歴史に詳しい関　昌家先生によると、握りばさみのルーツはヨーロッパにあるとのことですが、今日のような握りばさみに仕上げたのは、日本人の「知恵」というべきでしょう。

このように、道具には、それをこしらえあげるに使われた「知識」と「知恵」が凝縮されているといえます。この創造的仕事の中で「手」がどのような働きをしたか、これを解き明かすことが次の課題です。

前掲の『手の五〇〇万年史』の著者ウィルソンも、シーモア・サラソンの仕事を紹介した中で、「サラソンは創造性の意味を追求し、手と知的活動の決定的なつながりを明らかにした」と述べています。また、ホイジンガーの「ホモルーデンス」にも触れ、遊びと好奇心の大切さを説いています。同書についての考察を深めるのはこれからですが、注目してよい一冊です。

## ホモルーデンスとして楽しもう

拙著『手のなかの脳』で残した宿題を再考したことの概要を紹介しました。まだ、ほとんど答えを出すことはできず、疑問は深まっただけかもしれません。

手と脳の相互の働きかけによって、脳の機能と手の巧妙な働きが育っていくことは明らかですが、人にできてチンパンジーにはできないことがあります。その限界を決めているのは何か。言語の発達の過程で、制御対象を手から口や発声器官に移行したとすると、そのメカニズムはどのようなものか、手は創造的仕事でどのような役割を担ってきたかなどなど、あらためて宿題をたくさん抱えたことになりましたが、ホモルーデンスの立場から楽しんでみたいと思っています。

ところで、手の創造的な働きと言えば、身近に思いつくのが「折り紙」です。指先の繊細な動きから見事な形が創造される。この折り紙について、先に紹介したブラウン先生らによる未来デザイン研究所ジャーナル第2号に、M. Gardinerさんの「折のコード—アートと科学による折り紙」と題する論文が掲載されています。その一節に「折り紙の優雅な美術形態は人の手にとって、また数理、ロボット工学研究にとっても神秘的である。数理と一体となる人の手は、折り紙の形を紙自体が知る由もないはるかな複雑性の極限まで進めようとしている。その一方でロボット工学の研究はいまだに五歳児がどのように折鶴を折るかと言う事に格闘している。そしてまだ現実化されてはいないが、理論的な作品はOribotics（オリボティックス）つまり自ら折る、ロボット折り紙の分野に大きな刺激を与えた」（竹下　都さんの訳）という記述があります。手の優れて創造的な成果と思われていたものが、十年以上も前から、数理科学のまな板の上に載り、折り紙ロボットの研究まで進んでいたことは、不勉強の私にとって「驚き」でした。しかし、おかげで、手の創造的働きの本質を洞察するのによい手段を教えてもらえたと思います。ここでもホモルーデンスとしての人間の面目躍如たるものを感じています。

実は、最近、人間の創造性に関心を持ち、その脳科学的根拠を突き止めたいと、ＮＰＯ法人ニューロクリアティブ研究会を発足させました。もちろん創造性の解明は容易なことではありません。現在、何人かの方にご協力いただいて、創造的活動を行っている時の脳の働きを、行動実験、計算理論、脳イメージング技術を組み合わせて調べることから始めています。私たちの立場は、創造性というものが天才に占有されるものではなく、誰にでも創造の可能性があると考え、それをいかに発揮させるか、脳科学的根拠に基づいての技法の開発を目指しています。今日のシンポジウムでの考察もこの活動の中で生かしたいと思います。

ありがとうございました。■

ＮＰＯ法人ニューロクリアティブ研究会ＵＲＬ

http://www.neurocreative.org/

## 参考文献

### はじめに、I　シンポジウムの目的と流れについて（関　昌家）


Jansen Jørgen: *Guides to National Museum, Prehistory of Denmark.* Copenhagen, 1993.

Waechter John: *Prehistoric man. The fascinating story of man's evolution.* Octopus Books Limited, London, 1977.

Culotta Elizabeth, Sugden Andrew, Hanson Brooks et al: Human evolution: *Migrations Science* 291, 2001.

吉原耕一郎『わが友ジョーとその一族』朝日新聞社、一九八三。

只見町史編さん委員会編『只見町史資料集　第一集「図解　会津只見の民具」』福島県只見町、一九九二。

周東一也編著『岩代国宮崎遺跡』福島県大沼郡金山町教育委員会、一九七七。

岩出山町史編纂委員会編『岩出山町史「民族生活編」』宮城県岩出山町、二〇〇〇。

長井市史編纂委員会編『長井市史　第一巻・原始、古代、中世編』山形県長井市、一九八四。

鳥浜貝塚研究グループ編『鳥浜貝塚―1980～1985年度調査まとめ―』福井県教育委員会、福井県立若狭歴史民俗資料館、一九八七。

森川雅和、橋本澄夫：大塚初重監修『日本の古代遺跡を掘る1　鳥浜貝塚　縄文のタイムカプセル』読売新聞社、一九九四。

青森県埋蔵文化財調査センター編『三内丸山（2）遺跡Ⅱ（第一分冊）（第二分冊）』青森県教育委員会、一九九四。

加藤晋平、小林達雄、藤本強編『縄文文化の研究1　縄文人とその環境』雄山閣出版、一九九四。

加藤晋平、小林達雄、藤本強編『縄文文化の研究2　生業』雄山閣出版、一九九四。

加藤晋平、小林達雄、藤本強編『縄文文化の研究7　道具と技術』雄山閣出版、一九九五。

Herbert Wendt: *From ape to Adam, The search for the ancestry of man.* Thames and Hudson Led, London, 1971.

コンラート・シュピンドラー（畔上司訳）『5000年前の男　解明された凍結ミイラの謎』文藝春秋、一九九四。

成田寿一郎『日本木工技術史の研究』法政大学出版局、一九九〇。

フリイドリッヒ・ヘリッヒ（勝見勝訳）『手と機械』科學新興社、一九四四。

## Ⅱ　チンパンジーの道具使用（吉原耕一郎）


アルフレッド・クロスビー（小沢千恵子訳）『飛び道具の人類史―火を投げるサルが宇宙を飛ぶまで―』紀伊国屋書店、二〇〇六。


## Ⅲ　石器技術の発展の契機となったもの（大沼克彦）


Breuil, H. and H. Kelley: Les éclats acheuléens à plan de frappe à facettes de Cagny-la-Garenne (Somme), *Bulletin de la Société Préhistorique Française* 53, pp.174-179, 1956.

Cauvin, M.-C.: Du Natoufien au Levant Nord?: Jayroud et Mureybet (Syrie), in O. Bar-Yosef and F.R. Valla eds. *The Natufian Culture in the Levant*, Ann Arbor, Michigan, pp.295-314, 1991.

Hole, F.: The Jarmo Chipped Stone, in L.S. Braidwood, R.J. Braidwood, B. Howe, C.A. Reed and P.J. Watson eds. *Prehistoric Archeology along the Zagros Flanks*, Vol. 105 of the University of Chicago Oriental Institute Publications, Chicago, pp.223-284, 1983.

Howe, B.: Karim Shahir, in L.S. Braidwood, R.J. Braidwood, B. Howe, C.A. Reed and P.J. Watson eds. *Prehistoric Archeology along the Zagros Flanks*, Vol. 105 of the University of Chicago Oriental Institute Publications, Chicago, pp.23-154, 1983.

Leakey, M.D.: *Olduvai Gorge, Vol.3*. Cambridge University Press, London, 1971.

Oakley, K.P.: *Man the Tool-maker* (6th edition). Trustees of the British Museum (Natural Histiry), London, 1972.

大沼克彦『文化としての石器づくり』学生社、二〇〇二。

Solecki, R.L.: *An Early Village Site at Zawi Chemi Shanidar*, Bibliotheca Mesopotamica, Vol.13. Undena Publicaions, Malib, 1981.


## Ⅳ　狩猟具（特に尖頭器）の変遷（安斎正人）


アルフレッド・クロスビー（小沢千恵子訳）『飛び道具の人類史―火を投げるサルが宇宙を飛ぶまで―』紀伊国屋書店、二〇〇六。

安斎正人『旧石器社会の構造変動』同成社、二〇〇三。

安斎正人「石器から見た初期人類の行動的進化」『作業の科学』ｖｏｌ．４、一九−四八頁、協同医書出版社、二〇〇三。
安斎正人「現代型ホモ・サピエンスの出現と〝第二次出アフリカ〟」『作業の科学』ｖｏｌ．５、一三−四四頁、協同医書出版社、二〇〇五。
鈴木道之助「縄文時代草創期初頭の狩猟活動—有舌尖頭器の終焉と石鏃の出現をめぐって—」『考古学ジャーナル』Ｎｏ76、一〇−二〇頁、一九七二。
Gamble, C. and M. Porr (eds.): *The Hominid Individual in Context: Archaeological investigations of Lower and Middle Palaeolithic landscapes, locales and artefacts*. Routledge, 2005.
Knecht, H.(ed.): *Projectile Technology*. Plenum Press, 1997.
Mazza, P.P.A. et al.: A new Palaeolithic discovery: tar-hafted stone tools in a European Mid-Pleistocene bone-baering bed. *Journal of Archaeological Science* 33: 1310-1318, 2006.
Shea, J.J.: The origins of lithic projectile point technology: evidence from Africa, the Levant, and Europe. *Journal of Archaeological Science* 33: 823-846, 2006.

## Ⅴ　石から鉄へ：鉄製手道具の変遷、近世以前の建築技術と道具（渡邉　晶）

太田邦夫『東ヨーロッパの木造建築』相模書房、一九八八。

佐原　眞『日本人の誕生』小学館、一九八七。

渡邉　晶『日本建築技術史の研究』中央公論美術出版、二〇〇四。

村上恭通『倭人と鉄の考古学』青木書店、一九九八。

山田昌久「考古学から見た建築材・構造部材」『先史時代の木造建築技術』木造建築研究フォラム、二〇〇〇。

成田寿一郎『日本木工技術史の研究』法政大学出版局、一九九〇。

日本建築学会・編集『日本建築史図集』彰国社、一九八〇。

内田祥哉『在来構法の研究—木造の継手仕口について—』住宅総合研究財団、一九九三。

渡邉　晶『大工道具の日本史』吉川弘文館、二〇〇四。

遠藤元男『日本職人史の研究　Ⅰ〜Ⅵ』雄山閣、一九八五。

## Ⅵ　人間の身体とテクノロジーの未来（鈴木良次）

F・ヘリッヒ（勝見　勝・訳）『手と機械』科学振興社、一九四四（原著一九三四）。

鈴木良次『手のなかの脳』東京大学出版会、一九九四。

フランク・ウィルソン（藤野邦夫・古賀祥子・訳）『手の五〇〇万年史―手と脳と言語はいかに結びついたか―』新評論、二〇〇五。

久保田競『手と脳―脳の働きを高める脳―』紀伊国屋書店、一九八二。

小野三嗣『手―大脳をきたえる―』玉川選書一四九、玉川大学出版部、一九八二。

山田宗睦他『手は何のためにあるか』風人社、一九九〇。

坂本賢三『機械の現象学』岩波書店、一九七五。

アズビー・ブラウン編著『HAND』金沢工業大学未来デザイン研究所ジャーナル、第2号、二〇〇七。

D・A・ノーマン（佐伯　胖・監訳）『人を賢くする道具』新曜社、一九九六。

D・A・ノーマン（佐伯　胖・監訳）『テクノロジーウオッチング』新曜社、一九九三。

佐原　眞『斧の文化史』東大出版会、一九九四。

渡邉　晶『大工道具の日本史』吉川弘文館、二〇〇四。

関　昌家「作業療法の科学」『作業の科学』vol．1、協同医書出版社、一九九九。

柏木　博『日用品の文化誌』岩波新書、一九九九。

坂本賢三『先端技術のゆくえ』岩波新書、一九八七。

遠藤ケイ『日本の知恵』小学館ライブラリー、一九九六。

D・サドナウ（徳丸喜彦、村田公一、卜田隆嗣・訳）『鍵盤を駆ける手―社会学者による現象学的ジャズ・ピアノ入門』新曜社、一九九三。

デスモンド・モリス（小野嘉明・訳）『美術の生物学―類人猿の画描き行動―』法政大学出版会、一九七五。

グレツィンゲル（鬼丸吉弘・訳）『なぐり描きの発達過程』黎明書房、名古屋、一九八三。

大滝昭一郎『「書」フォルムと身体―良寛・八一・一政を主題として―』西田書店、一九九三。

陸田幸枝（大橋　弘・写真）『日本の手仕事』小学館、一九九七。

野村雅一『身ぶりとしぐさの人類学―身体が示す社会の記憶―』中公新書一三一一、中央公論社、一九九六。

㈱エディト・編『学校で教えない職人の仕事』竹村出版、一九九九。

小関智弘『ものづくりに生きる』岩波ジュニア新書、一九九九。

鈴木良次「21世紀のフロンティアは創造的な「知」のはたらきにある―身体性に着目した「知」のダイナミクスと「知」的人材育成の方策―」『21世紀「知的文明」の構築に向けて』第2版、マスダ教育財団、二〇〇三。

ノバート・ウイナー（鎮目恭夫・訳）『発明』みすず書房、一九九四。

W・カルヴィン（澤口俊之・訳）『知性はいつ生まれるか』草思社、一九九七。

鈴木良次『生物情報システム論』朝倉書店、一九九一。

マイケル・ギボンズ（小林信一・訳）『現代社会と知の創造―モード論とは何か』丸善ライブラリー、一九九七。

国分一太郎『しなやかさというたからもの』晶文社、一九七三。

佐々木正人『知性はどこに生まれるか』講談社現代新書、一九九六。

佐藤文隆・編『知を創造する―新世紀の大学とは―』岩波ブックレット四五七号、一九九八。

長崎　浩『からだの自由と不自由』中公新書、一九九七。

藤沢令夫『ギリシャ哲学と現代』岩波新書、一九八〇。

藤沢令夫『プラトンの哲学』岩波新書、一九九八。

三嶋博之『エコロジカル・マインド―知性と環境をつなぐ心理学』ＮＨＫブックス、二〇〇〇。

スティーヴン・ミズン（松浦俊輔、牧野美佐緒・訳）『心の先史時代』青土社、一九九八。

吉川弘之監修・著『技術知の位相―新工学知1』東大出版会、一九九七。

鈴木良次「思考と身体性」電子情報通信学会ＨＩＰ研究会、琉球大学、二〇〇五、一〇月。

鈴木宏昭編『知性の創発と起源』人工知能学会編集、オーム社、二〇〇六。

鈴木良次「ヒトとテクノロジー―知恵が生む道具、知恵を育てる道具」『作業の科学』ｖｏｌ．３、協同医書出版社、二〇〇一。

平山満紀『コンピュータネットワークの発達と身体諸チャンネルの新たな比重』第七十五回日本社会学会大会、大阪、二〇〇二。

三浦雅士『考える身体』ＮＴＴ出版、一九九九。

下条信輔『〈意識〉とは何だろうか』講談社現代新書、一九九九。

國吉康夫、石黒　浩、開　一夫『身体性と社会性の認知脳科学的理解とアンドロイド構成論』文部科学省科学研究費。

R・カイヨワ（清水幾太郎、霧生和夫・訳）『遊びと人間』岩波書店、一九七〇。

スー・サーベージ－ランボー（加地永都子・訳）『カンジ―言葉を持った天才ザル』日本放送出版協会、一九九三。

ルイス・マンフォード（樋口　清・訳）『機械の神話』河出書房新社、東京、一九七一。

カール・セーガン、アン・ドルーヤン（柏原精一、三浦賢一、佐々木敏裕・訳）『はるかな記憶―人間に刻まれた進化の歩み』上下、朝日新聞社、一九九四。

鈴木良次「言語の起源―「口」か「手」か―」『科学』ｖｏｌ．74、Ｎｏ7、八六七－八七〇頁、岩波書店、二〇〇四。

Christiansen & Kirby: Language evolution: consensus and controversies, *TRENDS in Cognitive Sciences* Vol.7, No.7, July 2003.

Michael C. Corballis: From Hand to Mouth: The Gestural Origins of Language, in Morten H. Christiansen and Simon Kirby ed. "*Language Evolution*", Oxford 2003.
M.Gardiner, The Code in the Fold-Origami as Art and Scienc-in, *HAND* ed. by Azby Brown, KIT Future Design Lab., 2007.

本書は、二〇〇六年六月十七日、金沢市文化ホール大会議室にて実施された作業療法関連科学研究会第十七回学術集会におけるシンポジウム「道具の変遷を通してヒトをみる」の記録をもとに、シンポジストが改めてそれぞれの原稿を作成したものを、シンポジウムの司会者が一冊の書籍として編集したものである。

## ■シンポジウムを実施したグループ

**作業療法関連科学研究会**（さぎょうりょうほうかんれんかがくけんきゅうかい）

「作業療法関連科学研究会（Society for Interdisciplinary Research Works of Occupational Therapy：ＳＩＲＷＯＴ）」は、一九九五年一〇月に発足した。主要なメンバーは精神科で働く作業療法士である。その前身は作業療法関連科学研究会（ＳＩＲＷＯＴ）の代表者である関昌家を中心に精神科領域で働く作業療法士の有志数名が一九八二年に結成した「アクティビティ研究会」である。この二つの研究会の目的は、一貫して作業療法の科学性を明確にすることである。精神疾患と人間、治療手段として使われる作業の本質、作業を行う人間と道具の関係といった最も普遍的かつ人間の本質に関わることがらを理解することを狙いとして研究活動を行ってきた。特に作業療法関連科学研究会（SIRWOT）として組織を改めて以後は、学術活動の柱として作業療法に動物実験を導入すると同時に、関連領域の第一線の研究者との関わりを広げながら、作業実験のデータを検証し、解釈し、実際の治療にその知見を活用する実践的な方法を確立してきた。その成果は一九九九年以降、研究会の編集によるムック『作業の科学 Methodology of Occupational Therapy』に発表されてきた。

二二六頁は、アクティビティ研究会、作業療法関連科学研究会（ＳＩＲＷＯＴ）を通してグループが主催してきた学術集会での特別講演のリストである（敬称略、ご所属は当時のもの）。

## ■シンポジウムの司会者、本書の執筆者、編集者

**関　昌家**（せきまさいえ）　一九四五年に生まれる。

一九六九年　国立療養所東京病院附属リハビリテーション学院作業療法学科卒業。財団法人花園病院作業療法科勤務、金沢大学医療技術短期大学部作業療法学科助教授、平成四年度文部省在外研究員（デンマークの entre International de Recherche Interdisciplinaire eh Psychiatrie で精神分裂病と動物におけるドーパミン作用系の学習障害について研究）、金沢大学医学部保健学科助教授を経て、同大学大学院医学系研究

科准教授として現在に至る。

鈴木良次（すずきりょうじ）　一九三三年に生まれる。

一九五七年　東京大学工学部応用物理学科卒業。一九六五年　東京大学工学博士。

通産省電気試験所研究員、東京医科歯科大学医用器材研究所教授、大阪大学基礎工学部教授、東京大学工学部教授、金沢工業大学工学部教授、同大学人間情報システム研究所所長を経て、同大学特任教授として現在に至る。

## ■シンポジスト、本書の執筆者（執筆順）

吉原耕一郎（よしはらこういちろう）　一九四五年に生まれる。

一九六八年　千葉大学理学部生物学科卒業。一九七〇年　東北大学大学院理学研究科修士課程修了。

東京都立多摩動物公園勤務（飼育課飼育係長）を経て、二〇〇六年に同公園を退職、現在に至る。

大沼克彦（おおぬまかつひこ）　一九四四年に生まれる。

一九八二年　ロンドン大学考古学研究所先史考古学専攻博士課程終了。

国士舘大学イラク古代文化研究所講師、助教授を経て、同研究所教授として現在に至る。

安斎正人（あんざいまさひと）　一九四五年に生まれる。

一九七〇年　東京大学文学部考古学科卒業。

同大文学部助手を経て、東北芸術工科大学東北文化研究センター教授として現在に至る。

渡邉　晶（わたなべあきら）　一九五三年に生まれる。

一九七六年　福井大学工学部建築学科卒業。二〇〇〇年　東京大学大学院工業系研究科にて博士（工学）学位取得。

財団法人文化財建造物保存技術協会勤務を経て、財団法人竹中大工道具館学芸部長兼主席研究員として現在に至る。

| | |
|---|---|
| 第1回学術集会（1993年） | ――特別講演はなし |
| 第2回学術集会（1993年） | ――特別講演はなし |
| 第3回学術集会（1994年） | 「作業と遊び」関　昌家（金沢大学医学部保健学科） |
| 第4回学術集会（1995年） | ――特別講演はなし |
| 第5回学術集会（1995年） | 「Reaction time and stress response」臺　弘（坂本医院） |
| 第6回学術集会（1996年） | 「精神分裂病の生物学的研究の現状」融　道男（東京医科歯科大学医学部） |
| 第7回学術集会（1996年） | ――特別講演はなし |
| 第8回学術集会（1997年） | 「人の行動はどのような計算に基づいて行われるか？」鈴木良次（金沢工業大学人間情報システム研究所） |
| 第9回学術集会（1998年） | 「Interdisciplinary appproach to occupational therapy of psychotic patients : stereotypy, motivation, animal behavior, psychotic behavior, dopamine in brain and ethics」Axel Randrup (Centre International de Recherche Interdisciplinaire eh Psychiatrie) |
| 第10回学術集会（1999年） | 「野生チンパンジーにおける道具使用の発達」松沢哲郎（京都大学霊長類研究所） |
| 第11回学術集会（2000年） | 「小脳の内部モデルと心」川人光男（ATR人間情報通信研究所） |
| 第12回学術集会（2001年） | 「石器の変遷と文化」安斎正人（東京大学大学院） |
| 第13回学術集会（2002年） | 「石器づくり技術の発展」大沼克彦（国士舘大学イラク古代文化研究所） |
| 第14回学術集会（2003年） | 「視覚の脳機能イメージングから意識へ」小林哲生（北海道大学電子科学研究所） |
| 第15回学術集会（2004年） | 「薬物・精神・行動～動物の行動から心の病に迫る」廣中直行（専修大学文学部） |
| 第16回学術集会（2005年） | 「チンパンジーの退屈防止策の変遷」吉原耕一郎（東京都多摩動物公園） |
| 第17回学術集会（2006年） | 「道具の変遷を通してヒトをみる」関　昌家・鈴木良次・吉原耕一郎・大沼克彦・安斎正人・渡邉　晶 |
| 第18回学術集会（2007年） | 「霊長類脳の発達老化を分子レベルから探る」林　基治（京都大学霊長類研究所） |

# 手と道具の人類史～チンパンジーからサイボーグまで

2008年8月18日　初版第1刷発行
定価はカバーに表示

編集者　関　昌家・鈴木良次
執筆者　関　昌家・吉原耕一郎・大沼克彦・安斎正人・渡邉　晶・鈴木良次
発行者　木下　攝
D T P　Kyodoisho DTP Station
印　刷　株式会社 三秀舎
製　本　永瀬製本所
発行所　株式会社 協同医書出版社
〒113-0033　東京都文京区本郷3-21-10
電話 03-3818-2361／ファックス 03-3818-2368
E-mail kyodo-ed@fd5.so-net.ne.jp
郵便振替 00160-1-148631
http://www.kyodo-isho.co.jp/

ISBN978-4-7639-2117-8